U0271427

肝脏疾病疑难与经典病例

第一辑

任　红　主编

科学出版社

北京

内 容 简 介

　　本书共包含 67 例肝脏病病例，以肝脏的常见病、多发病为重点，兼顾少见病及疑难病。内容上以完整临床病例描述为主线，以病例的临床特点及体征、症状为切入点，结合影像学和实验室检查；注重病案与学科新进展结合，并特邀数十位全国知名的肝脏病学专家主审和点评，从多角度分析和解决肝脏病相关临床问题。书中每个病例均体现了诊治过程中的临床思维和治疗原则，讨论病例的相关知识点及诊治过程中的经验及教训。

　　本书可供肝病科医师、研究生，以及其他相关科室医师参考。

图书在版编目（CIP）数据

　　肝脏疾病疑难与经典病例. 第一辑/任红主编. —北京：科学出版社，2015

　　ISBN 978-7-03-046081-3

　　Ⅰ. 肝…　Ⅱ. 任…　Ⅲ. 肝疾病–病案–分析　Ⅳ. R575

　　中国版本图书馆 CIP 数据核字（2015）第 251874 号

责任编辑：沈红芬 / 责任校对：何艳萍
责任印制：肖　兴 / 封面设计：黄华斌

科 学 出 版 社　出版

北京东黄城根北街 16 号
邮政编码：100717

http://www.sciencep.com

北京通州皇家印刷厂 印刷

科学出版社发行　各地新华书店经销

*

2015 年 11 月第　一　版　　开本：787×1092　1/16
2016 年 3 月第二次印刷　　印张：17 1/2
字数：410 000

定价：108.00 元
（如有印装质量问题，我社负责调换）

编 委 会

前　　言

疑难与经典病例报道和研究是临床医师进行疾病诊断与鉴别诊断、培养思维能力的重要方式，深受临床医师的喜欢。

《中华肝脏病杂志》秉承求实创新、追求卓越的办刊理念，以为临床服务为宗旨，从2013年起连续5年主办的全国肝病疑难与经典病例征集与分享活动，获得全国肝病临床医生的积极响应和支持。我们现从2013年8月~2014年12月征集到的全国近千家医院的肝病医师提供的2000多份病例中，组织专家挑选出67份病例编撰而成《肝脏疾病疑难与经典病例　第一辑》，以供全国肝病专业医师参阅。本书以肝脏的常见病、多发病为重点，兼顾少见病及疑难病。内容上以完整临床病例描述为主线，以病例的临床特点及体征、症状为切入点，结合影像学和实验室检查；注重病案与学科新进展结合，并特邀数十位全国知名的肝脏病学专家主审和点评，从多角度分析和解决肝脏病相关临床问题。力求用具体病例体现诊治过程中的临床思维和治疗原则，讨论病例的相关知识点及诊治过程中的体会、经验及教训。期盼能为临床医师及医学生进行疾病诊断与鉴别诊断、临床思维能力培养提供有益的实践训练。

由于篇幅限制和兼顾病种，同道们热情提供的不少病例只能忍痛割爱。在此，对所有提供病例的全国同道表示衷心感谢。热情邀请和恳求你们继续提供支持与帮助，共同培育《肝脏疾病疑难与经典病例》丛书的发展。在此，我要感谢参与病例点评的各位专家，你们的点评，已成为每例经典病例的点睛之笔。同时，也要感谢正大天晴药业集团股份有限公司对本丛书出版所作出的无私奉献。

尽管我们有编写成一套精品经典病例丛书的愿望并尽了最大的努力，但由于疾病临床表现纷繁芜杂，临床工作永无止境，再加之我们的水平和能力有限，书中疏忽、缺点甚至错误难免。因此，真诚祈盼同道和读者不吝赐教，提出宝贵意见和建议，以便《肝脏疾病疑难与经典病例》丛书日益完善。

2015年10月

目　　录

病例 1　拉米夫定抗病毒治疗长达 8 年，停药 24 周后复发并发生基因型耐药 1 例

关键词：拉米夫定；复发；耐药

一、病例介绍

患者男，41 岁，经商，主因"HBsAg 阳性 20 年"就诊。患者 20 年前因常规体检发现 HBV 血清学标志物 HBsAg、HBeAg、抗-HBc 均阳性，肝功能及 HBV DNA 情况不详。曾服用中药、胸腺肽、干扰素（3 个月）等治疗，具体治疗经过不详。11 年前第一次到某医院门诊就诊。患者无乏力、纳差、厌油等消化道症状，无尿黄、眼黄、身黄。一般情况可，精神、睡眠可，大小便正常，体重无明显变化。无输血史，无"慢性乙型肝炎"家族史。查体：无慢性肝病面容，无肝掌及蜘蛛痣，皮肤、巩膜无黄染；心肺无异常；腹平软，肝脾不大，移动性浊音阴性，双下肢无水肿。

实验室检查：肝功能 ALT 302 U/L，AST 239U/L，HBV DNA 7.39 log10 拷贝/ml，HBV 血清学标志物 HBsAg、HBeAg、抗-HBc 阳性，抗-HBs、抗-HBe 阴性。腹部彩超：肝回声密集。

诊断为慢性乙型病毒性肝炎活动期。

临床诊断及治疗：给予拉米夫定（LAM）每天 100 mg 口服抗病毒治疗。3 个月后复查肝功能 ALT 34 U/L，AST 54 U/L，HBV DNA 4.24 log10 拷贝/ml。6 个月后复查肝功能 ALT 86 U/L，AST 62 U/L，HBV DNA 低于检测下限（<3 log10 拷贝/ml）。18 个月后再次复查肝功能 ALT 75 U/L，AST 49U/L，HBV DNA 阴性，HBV 血清学标志物 HBsAg、抗-HBc 阳性，抗-HBs、HBeAg、抗-HBe 阴性。患者定期到某门诊随访，随访内容主要包括肝功能、HBV 血清学标志物、HBV DNA、血图分析、甲胎蛋白（AFP）及腹部彩超。随访过程中肝功能无明显异常，HBV DNA 均低于检测下限，HBV 血清学标志物 HBsAg、抗-HBc 阳性，抗-HBs、HBeAg、抗-HBe 阴性。腹部彩超未提示肝硬化及肝脏占位性病变。3 年前再次复查时 HBV DNA 仍阴性，肝功能正常，HBV 血清学标志物 HBsAg、抗-HBc 阳性，HBeAg、抗-HBe、抗-HBs 阴性。建议停用 LAM 抗病毒治疗，密切随访观察。1 个月后复查 HBV DNA 上升至 6.08 log10 拷贝/ml，肝功能 ALT 111 U/L，AST 68 U/L，HBV 血清学标志物 HBsAg、HBeAg、抗-HBc 阳性，抗-HBs、抗-HBe 阴性。考虑抗病毒治疗后停药复发，立即再次给予 LAM 治疗。之后随访结果如图 1-1 所示。15 个月后 HBV DNA 上升至 6.05 log10 拷贝/ml，转氨酶 ALT 49 U/L，AST 35 U/L，HBV 血清学标志物 HBsAg、HBeAg、抗-HBe、抗-HBc 阳性，抗-HBs 阴性。考虑可能出现耐药，加阿德福韦酯（ADV）10 mg 联合 LAM 抗病毒治疗，3 个月后 HBV DNA 下降至 4.35 log10 拷贝/ml，6 个月后仍为 4.03 log10 拷贝/ml，HBV 血清学标志物 HBsAg、抗-HBe、抗-HBc 阳性，HBeAg、抗-HBs 阴性。行耐药位点检测发现 rtM204V、rtL180M 及 rtV173L 位点变

异。于是更改治疗方案为恩替卡韦（ETV）1.0mg 加 ADV10mg 联合治疗。此后患者 HBV DNA 低于检测下限，病情平稳。

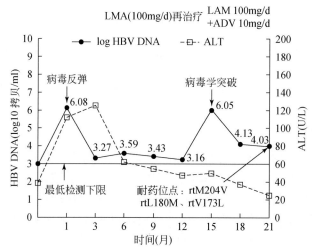

图 1-1 停药后 HBV DNA 定量及 ALT 随着治疗时间的变化情况

明确有基因变异后，治疗方案为 ETV 1.0mg/d+ADV 10mg/d

二、临床诊治思维过程

1. LAM 治疗 8 年持续应答

患者第一次就诊时结合其症状、体征和辅助检查，根据《中国慢性乙型肝炎防治指南》，符合慢性乙型病毒性肝炎（活动期）的诊断。因当时抗病毒药物仅有普通干扰素、LMA 和 ADV。我们选择的治疗方案是 LAM 100 mg/d。在 6 个月内 HBV DNA 下降至检测下限，转氨酶下降至正常，说明病毒学应答完全，LAM 治疗有效。再加上 AFP 不高、腹部彩超无肝硬化征象，说明病情未进一步发展。由于患者 HBeAg 血清学转换不稳定，始终没有达到 HBeAg 阳性患者停药标准，所以一直没有停药。直到抗病毒治疗第 8 年，患者提出停药要求，尽管患者抗病毒疗程较长，可是 HBeAg 转换不稳定，停药后复发风险很高，但是长期服药也不是长久之计，建议可以尝试停药，但是需要密切随访病情变化。

2. 停用 LAM 后病毒学复发

患者停用 LAM 1 个月后发现转氨酶升高，HBV DNA 上升至 6.08 log10 拷贝/ml，即病毒学复发。首先我们考虑可能跟患者 HBeAg 血清学转换不稳定有关。Chang 等报道治疗后 HBeAg 阴转、但未出现抗-HBe 的患者复发率高达 50%[1]。且 LAM 诱导的血清学转换更并不稳定[2]，LAM 治疗后发生 HBeAg 血清学转换或 HBeAg 消失的患者中，有 40%~60.7% 可能在停止治疗后出现复发[3]。因此，该患者停药后立即复发主要考虑跟未达到停药标准有关。理论上只要无初始抗病毒药物耐药突变的证据，那么停药复发后继用 LAM 治疗亦是合理的。所以患者第 次停药复发我们的治疗方案为继用 LAM。

3. 继用 LAM 时病毒学突破

LAM 继续抗病毒治疗第 84 周时发生了病毒学突破，即 HBV DNA 再次升高至

6. 05 log10 拷贝/ml,这时我们主要考虑可能跟病毒耐药有关。很遗憾这里没有做耐药位点检测,我们按照经验性治疗,加用 ADV (10mg/d) 联合 LAM 治疗。HBV DNA 在最初联合的 12 周下降 2 个数量级,但到第 24 周依然是 10^4,说明患者对 LAM 和 ADV 联合治疗方案应答不佳,这里我们最容易想到的就是发生了多重耐药。此时也做了耐药检测,发现与 LAM 相关的 3 个突变位点:rtM204V、rtL180M 及 rtV173L,但是并没有发现 ADV 相关耐药位点变异。为什么对于联合治疗效果还是不佳呢? 首先,我们考虑可能跟出现补偿变异位点有关 (rtL180M 和 rtV173L),因为它们可以使病毒的耐药性及复制活性大大增强,可以使突变株克服自身劣势种群的缺陷最终形成体内的优势株[4]。所以此时 LAM 基本上不能发挥抗病毒作用,而 ADV 自身抗病毒的特点:作用弱、效果缓慢。以上原因综合导致联合治疗方案没有将病毒迅速抑制至检测下限。此时为尽快控制病情,避免肝衰竭等恶性事件发生。我们需要选择一种对 LAM 耐药菌株仍然有效,同时和 ADV 没有交叉耐药位点的强效抗病毒药物。可选的药物有 ETV 和替诺福韦,而替诺福韦和 ADV 为同类药物,二者可只选其一。而大量研究证明 LAM 耐药菌株会诱导 ETV 耐药,只有 ETV 剂量加倍对 LAM 耐药菌株才可能有效。因此,我们将抗病毒方案换为 ETV1.0mg 加 ADV10mg 联合治疗。最终该患者 HBV DNA 检测不出,出现抗-HBe,病情稳定。

三、诊疗体会

1. 心得体会

(1) 对于 HBeAg 阳性患者,若在抗病毒治疗过程中,一直没有发生 HBeAg 血清学转换,是否可以一直用药,患者的获益有多大? 特别是对于口服低基因屏障的核苷 (酸) 类似物的患者来说,长期服用,病毒耐药的危险也同时增加,而 HBeAg 血清学转换的概率并不会随着抗病毒时间的延长而增加。目前国内外指南均没有提到对于这种始终没有达到停药标准的患者,治疗疗程多长就可以考虑停药观察或者是换其他挽救治疗以提高血清学转化率,避免长期服药出现的耐药而导致抗病毒治疗效果大打折扣。

(2) 患者抗病毒治疗 8 年,停药 1 个月病毒再次上升,我们在治疗过程中主要考虑的是停药之后病毒复燃,导致复发,体内还是以野生株为主,所以选择继用 LAM。那么是否存在另外一种可能呢? 患者当时恰好发生了耐药,只是因为我们常规检测 HBV DNA 的方法不能发现少量突变病毒株,所以检测不出这部分病毒株。

(3) 患者在 8 年前开始第一次使用 LAM 抗病毒治疗和停药复发后继用 LAM 治疗过程中,我们发现 HBV DNA 下降的模式不同。第一次病毒下降得迅速,继用时病毒下降缓慢,一直波动 10^3。为什么会出现这种不同? 说明停药前后患者体内的病毒株发生了变化。这种变化在一定程度上提示我们病毒已经发生耐药,若此时行耐药位点检测,或及时更改治疗方案,可能会避免之后病毒学突破的发生。

(4) 目前大家普遍认为的一个观点是 LAM 在 5 年之内不发生耐药,以后基本上不会再发生耐药。该患者抗病毒治疗 8 年后经检测明确发生耐药对上述观点也是一个反驳。

(5) 患者的耐药位点检测中并没有发现 ADV 相关耐药位点,但为什么还是对 LAM 加 ADV 联合治疗效果不佳呢? 我们在治疗过程中主要考虑的是补偿变异位点出现使突变株的复制能力大大增强。因此若出现补偿变异位点,LAM+ADV 这种联合治疗方法的有效性是否会下降,LAM 是否可以换成其他更强效的药物值得思考。

2. 经验教训

（1）对于 HBeAg 阳性患者，若没有发生血清学转换，停药后复发风险较高，要谨慎停药。

（2）对于 HBeAg 阳性患者，若经过长期抗病毒治疗，始终没有发生 HBeAg 血清学转换，也不要让患者长期用原药治疗。因为长期使用原药，特别是低基因屏障的药物如 LAM，抗病毒治疗 HBeAg 转换的概率并不增加，相反长期治疗会使耐药风险增高。或许我们可以考虑换用替比夫定或干扰素类，可能会增加 HBeAg 转换的概率，同时也降低耐药的风险。

（3）患者第一次停药复发和对继用 LAM 效果不佳均没有行耐药位点检测，所以对第一次病毒上升的原因不是很清楚，到底是复发还是病毒反弹，是野生株为主还是突变株为主，我们不能明确。因此耐药位点检测就显得非常重要，不仅可以指导抗病毒药物的选择，同时也利于我们清楚地认识体内病毒株的演变情况。

（4）对于停药后复发的患者，补救治疗方案非常重要，需要谨慎考虑。对于 LAM 这种低基因屏障的药物来说，停药后复发最好不要继用原药。LAM 使用 5 年后不会再发生耐药这个观点可能不准确。

（5）一旦发现再治疗患者病毒下降的模式和初始治疗不同，要提高警惕，此时体内病毒株可能发生变化。若条件许可，可行耐药位点检测。

（6）对于 LAM 耐药患者，若检测发生补偿变异位点，LAM+ADV 联合治疗方案的有效性可能下降，最好将 LAM 换成更加强效的药物，尽快抑制病毒复制，达到再治疗目的。

四、专家点评

该病例 LAM 治疗 8 年持续应答，开始 6 个月内 HBV DNA 下降至检测下限，转氨酶降至正常，达到完全应答。由于患者 HBeAg 血清学转换不稳定，始终没有达到 HBeAg 阳性患者停药标准，一直没有停药。直到抗病毒治疗第 8 年，患者提出停药要求，尝试停药。停用 LAM 1 个月后发现转氨酶升高，HBV DNA 上升至 6.08 log10 拷贝/ml，即病毒学复发，主要与 HBeAg 血清学转换不稳定有关。理论上只要无初始抗病毒药物耐药突变的证据，停药复发继用 LAM 治疗是合理的。所以继用 LAM，抗病毒治疗第 84 周时发生了病毒学突破，HBV DNA 再次升高至 6.05 log10 拷贝/ml，可能跟病毒耐药有关。按照经验性治疗，加用 ADV（10 mg/d）联合 LAM。到第 24 周 HBV DNA 依然是 10^4，说明患者对 LAM 和 ADV 联合治疗方案应答不佳，耐药检测发现与 LAM 相关的 3 个突变位点：rtM204V、rtL180M 及 rtV173L，但没有发现 ADV 相关耐药位点变异。为尽快控制病情，需选择一种对 LAM 耐药株有效，同时和 ADV 没有交叉耐药位点的强效抗病毒药物。可选 ETV 或替诺福韦，替诺福韦和 ADV 为同类药物，而 LAM 耐药株会诱导 ETV 耐药，将抗病毒方案调整为 ETV1.0 mg 加 ADV10 mg 联合治疗。最终 HBV DNA 检测不出，抗-HBe 出现，病情稳定。

该病例提示如考虑病毒已经发生耐药，应尽早进行耐药位点检测，及时更改治疗方案（联合治疗），避免病毒学突破的发生。

作者：刘芬（重庆医科大学附属第二医院感染病科）

点评者：徐小元（北京大学第一医院）

参 考 文 献

［1］ Chang TT, Lai CL, Liaw YF, et al. Incremental increases in HBeAg seroconversion and continued ALT nor-malization in Asian chronic HBV（CHB）patients treated with lamivudine for four years ［J］. Antiviral Therapy, 2000, 5（Suppl 1）: 44.

［2］ Shin JW, Park NH, Park JH, et al. Efficacy of lamivudine retreatment for relapsed patients after an initial lamivudine therapy in HBeAg-positive chronic hepatitis B ［J］. J Viral Hepatitis, 2005, 12: 393-397.

［3］ Jang JW, Bae SH, Choi JY, et al. Early virological response predicts outcome during extended lamivudine retreatment in patients with chronic hepatitis B who relapsed after initial HBeAg responses ［J］. J Gastroenterol Hepatol, 2006, 21: 384-391.

［4］ Zellner B, Sterneck M, WursthornK, et al. Prevalence, incidence, and clinical relevance of the reverse tran-scriptase V207I mutation outside the YMDD motif of the hepatitis B virus polymerase during lamivudine therapy ［J］. J Clin Microbiol, 2005, 43（5）: 2503-2505.

病例 2　阿德福韦酯治疗 HBeAg 阴性慢性乙型肝炎停药复发患者出现 HBsAg 血清学转换 1 例

关键词：肝炎，乙型，慢性；复发；再治疗

一、病例介绍

患者男，40 岁，理发师，体检发现 HBV 感染十余年，肝功能间断异常 2 年余伴乏力、纳差十余天于 2008 年 5 月 27 日来院就诊。有乙型肝炎家族史。患者一般情况尚可，皮肤、巩膜无黄染，无明显阳性病理体征。2008 年 5 月 27 日肝功能：ALT 185 U/L，AST 86 U/L，TBil 15.3 μmol/L；乙型肝炎血清标志物检测：HBsAg（+），抗-HBe（+），抗-HBc（+）；腹部 B 超正常。临床诊断：HBeAg 阴性慢性乙型肝炎（CHB）。门诊予以甘草酸二铵胶囊+复方益肝灵治疗。2008 年 6 月 24 日检查结果：ALT 118 U/L，AST 60 U/L，TBil 17.2μmol/L，HBV DNA $1.23×10^5$ 拷贝/ml。自觉症状减轻，6 月 25 日起开始口服阿德福韦酯胶囊 10 mg/次，每天 1 次。1 个月后肝功能逐渐恢复正常，停用保肝降酶药物，继续服用阿德福韦酯胶囊抗病毒治疗，血清 HBV DNA 载量也逐渐下降至<500 拷贝/ml，HBsAg 滴度逐渐下降。服用阿德福韦酯胶囊 3 年，肝功能稳定和血清 HBV DNA 检测持续<500 拷贝/ml。2 年后，于 2011 年 6 月停止阿德福韦酯胶囊抗病毒治疗。停药 3 个月左右，于 2011 年 10 月初出现疲乏无力、食欲下降和尿黄等临床表现。2011 年 10 月 11 日检查结果：ALT 782 U/L，AST 442 U/L，TBil 62.4 μmol/L，DBil 28.6 μmol/L，HBV DNA $1.003×10^7$ 拷贝/ml，HBsAg >250.0 IU/ml。再次予以阿德福韦酯胶囊抗病毒和保肝治疗。1 个月后，肝功能恢复正常，6 个月后 HBV DNA 检测<500 拷贝/ml。2012 年 12 月 10 日（14 个月后）检测发现 HBsAg 阴性，并出现抗-HBs 阳性。2013 年 4 月 8 日复查 HBsAg 仍为阴性，抗-HBs 阳性。肝功能一直保持正常。目前，仍在抗病毒治疗中。乙型肝炎血清标志物检测见表 2-1，HBV DNA 及患者肝功能治疗前后变化见表 2-2。

表 2-1　乙型肝炎血清标志物治疗前后检测结果

检测时间（年-月-日）	项目和参考值				
	HBsAg（IU/ml）<0.05（−）	抗-HBs（mIU/ml）<10（−）	HBeAg（S/CO）<1.0（−）	抗-HBe（S/CO）>1.0（−）	抗-HBc（S/CO）<1.0（−）
2008-05-27	（+）	（−）	（−）	（+）	（+）
2009-08-07	96.85（+）	0.00（−）	0.425（−）	0.03（+）	13.93（+）
2010-07-13	47.47（+）	0.00（−）	0.556（−）	0.03（+）	10.00（+）
2011-03-08	9.43（+）	0.000（−）	0.468（−）	0.03（+）	11.51（+）
2011-10-11	>250.0（+）	0.000（−）	0.367（−）	0.01（+）	16.79（+）
2012-12-10	0.03（−）	13.40（+）	0.333（−）	0.02（+）	14.52（+）

续表

检测时间 （年-月-日）	项目和参考值				
	HBsAg（IU/ml） <0.05（-）	抗-HBs（mIU/ml） <10（-）	HBeAg（S/CO） <1.0（-）	抗-HBe（S/CO） >1.0（-）	抗-HBc（S/CO） <1.0（-）
2013-01-08	0.01（-）	12.01（+）	0.330（-）	0.02（+）	13.92（+）
2013-04-08	0.04（-）	14.77（+）	0.437（-）	0.02（+）	13.34（+）
2013-10-21	0.02（-）	31.78（+）	0.422（-）	0.01（+）	11.70（+）

表 2-2　HBV DNA 和肝功能治疗前后检测结果

检测时间 （年-月-日）	HBV DNA （拷贝/ml）	肝功能						检测时间 （年-月-日）
		ALT （U/L）	AST （U/L）	TBil （μmol/L）	DBil （μmol/L）	GGT （IU/L）	BUN/ Cr	
		185	86	15.3	4.8			2008-05-27
2008-06-24	$1.23×10^5$	118	60	17.2	5.8		3.9/87	2008-06-24
2008-10-09	$6.56×10^6$	41	31	17.2				2008-10-09
2009-03-11	$1.51×10^3$	48	32					2009-03-11
2009-08-06	<500	32	27					2009-08-06
2010-07-12	<500	20	26				3.0/70	2010-07-12
2011-03-03	<500	16	19					2011-03-03
2011-10-11	$1.003×10^7$	782	442	62.4	28.6	294		2011-10-11
		620	246	51.3	25.1	214		2011-10-24
		34	30	21.1	9.5	95		2011-11-10
		22	26	14	5.6	45		2011-12-12
2012-06-19	<500	20	23					2012-06-19
2012-12-10	<500	13	24				3.1/68	2012-12-10
2013-04-08	<500	20	26				3.2/65	2013-04-08
2013-10-21	<500	10	17				3.3/67	2013-10-21

二、临床诊治思维过程

患者有乙型肝炎家族史、体检发现乙型肝炎病史十余年，就诊时肝功能异常，同时伴有乏力、纳差等消化道症状，乙型肝炎血清标志物检测：HBsAg（+），抗-HBe（+），抗-HBc（+），腹部 B 超正常，符合我国慢性乙型肝炎防治指南（2010 年版）HBeAg 阴性 CHB 诊断标准[1]。因此，患者 HBeAg 阴性 CHB 诊断明确。由于临床症状和肝功能损害并不太重，患者要求门诊保肝治疗，予以甘草酸二铵胶囊+复方益肝灵口服治疗。1 个月后查肝功能等改善不明显，同时查 HBV DNA 显示载量较高，于是建议患者进行抗病毒治疗，服用阿德福韦酯胶囊 10 mg/次，每天 1 次。1 个月后肝功能逐渐恢复正常，停用保肝降酶药物，继续服用阿德福韦酯胶囊抗病毒治疗，血清 HBV DNA 载量也逐渐下降至<500 拷贝/ml，HBsAg 滴度逐渐下降。服用阿德福韦酯胶囊 3 年，考虑到患者肝功能稳定和血清 HBV DNA 检测持续<500 拷贝/ml 已超过 2 年时间，治疗效果满意，于 2011 年 6

月停止阿德福韦酯胶囊抗病毒治疗。停药 3 个月左右，患者出现明显的消化道症状和黄疸，转氨酶明显增高，HBV DNA 载量和 HBsAg 定量高于抗病毒治疗前水平，考虑为停药后以 CHB 复发。考虑到前期患者对阿德福韦酯胶囊治疗效果较好，再次予以同剂量的阿德福韦酯胶囊抗病毒和保肝治疗。1 个月后，肝功能正常，6 个月后 HBV DNA 阴转，14 个月后 HBsAg 阴转，并出现抗-HBs。

三、诊疗体会

阿德福韦为嘌呤类衍生物，是一类新型的环核苷酸抗病毒药物（无环核苷酸磷酸盐衍生物）。本药经过细胞酶磷酸化，形成具有抗病毒活性的产物（阿德福韦二磷酸盐）。其抗 HBV 的作用机制为与三磷酸脱氧腺苷竞争，终止病毒 DNA 链延长，从而抑制 HBV 的转录酶活性，抑制 HBV 复制，发挥抗病毒作用。阿德福韦治疗 CHB 能够有效抑制 HBV DNA，促进 ALT 复常，对改善肝组织学有明显的临床效果，但如果没有其他"外力"的协同作用，要真正完全清除病毒，达到根治的目的［HBsAg 阴转和（或）HBsAg 血清学转换］尚十分困难和少见。原因是阿德福韦对 HBV 并没有直接的杀灭作用，也不能清除和抑制 HBV cccDNA。本例患者服用阿德福韦酯胶囊前后治疗 4 年半多（包括中间停药复发后再治疗）取得满意的效果，出现 HBsAg 阴转和 HBsAg 血清学转换。其原因我们认为可能一方面是阿德福韦酯胶囊的抗病毒作用，该患者对阿德福韦酯胶囊比较敏感，服用半年左右，HBV DNA 即阴转，外周血 HBsAg 滴度也明显下降；另一方面是患者机体自身免疫系统得到激活，产生了机体免疫清除病毒的作用。患者治疗 3 年后，病情稳定并停药，3 个月后严重复发，复发的同时，可能也激活了患者机体自身的免疫功能，机体自身免疫功能的激活和阿德福韦酯胶囊的抗病毒效应，两者的联合作用导致 HBV DNA 的清除和 HBsAg 阴转及 HBsAg 血清学转换。有研究结果显示[2,3]：聚乙二醇干 α-扰素治疗 CHB 可出现 HBsAg 阴转和（或）HBsAg 血清学转换，但转换率仅 3% 左右。Kobayyashi 等[4]在研究 486 例接受拉米夫定治疗（0.1～15.8 年，中位数 4.8 年）的 CHB 患者过程中，随访（3～15 年，中位数 5 年）发现有 3.5%（17/486）患者出现 HBsAg 阴转或血清学转换。国内也有应用核苷（酸）类似物治疗 CHB 出现 HBsAg 阴转患者的报道[5,6]。但这些病例均是连续或者联合治疗后所出现的结果，并不是停药复发后再治疗的结果。抗病毒治疗后出现 HBsAg 阴转和（或）HBsAg 血清学转换，具体原因和作用机制不明，但作者认为治疗前患者血清 HBsAg 低滴度和开始治疗前年龄 ≥50 岁及治疗后血清 HBV DNA 载量迅速下降是重要预测因素[4~6]。临床上，应用阿德福韦酯胶囊等核苷（酸）类似物治疗 CHB，个别患者出现 HBsAg 阴转和 HBsAg 血清学转换的真正原因是机体自身免疫清除的巧合、还是抗病毒药的抗病毒作用或是两者的共同作用的结果，有待进一步探讨。

我国慢性乙型肝炎防治指南（2010 年版）对于 HBeAg 阳性的慢性乙型肝炎抗病毒治疗后，在达到 HBV DNA 低于检测下限，ALT 复常、HBeAg 血清学转换后，再巩固至少 1 年（经过至少 2 次复查，每次间隔 6 个月）仍保持不变，且总疗程至少已达 2 年者，可考虑停药[1]。但对于 HBeAg 阴性的 CHB 抗病毒治疗后，何时可以停药，国内外有关指南和专家尚无明确意见和建议。本例患者抗病毒治疗 3 年多后停药，出现严重复发，说明停药过早，因此，对于 HBeAg 阴性的 CHB 抗病毒治疗，停药时间应该较 HBeAg 阳性的 CHB 更加严格。为了巩固疗效，防止再次复发，我们认为应该坚持长期抗病毒治疗的理念，即使出现了 HBsAg 阴转和血清学转换，也应该继续抗病毒治疗，定期复查抗-HBs 的水平，如果抗-HBs 的水平能达到一个较高的水平，如抗-HBs 的水平达到 100 mIU/ml 以上，可以考虑停药观察。

四、专家点评

本例患者诊断为 HBeAg 阴性慢性乙型肝炎明确，初始治疗选择阿德福韦酯，从治疗后的情况来看，效果是比较理想的。患者服药后第1个月转氨酶开始复常，服药后第14个月 HBV DNA 低于检测下限，服药后第3年 HBsAg 下降到较低水平。此时完全达到了我国现行指南可以考虑停药的条件，然而在停药3个月后，即出现了典型的复发。本例复发后选择单用阿德福韦酯，用药后6个月，HBV DAN 下降至低于检测下限，用药后14个月，已然实现了 HBsAg 的血清学转换。患者先后两次抗病毒治疗，选择的药物相同，但是治疗前 HBV DNA 滴度及其阴转的时间不尽相同。第二次治疗前 HBV DNA 较第一次高两个数量级，但第二次阴转的时间明显短于第一次。推测患者第二次停药后 HBV 的大量复制，激活了机体的免疫清除机制，而且这可能是患者此后病毒能够快速清除，出现 HBsAg 血清学转换的主要因素。核苷（酸）类似物治疗 HBeAg 阴性的慢性乙型肝炎患者的疗程还有待确定，我国现行指南考虑到患者经济因素等提出可以考虑停药的条件，但同时也指出延长疗程可以减少复发，而美国肝病研究学会和欧洲肝病研究学会都推荐长期服药直至达到 HBsAg 阴转。此例患者第一次停药前 HBsAg 已经降到较低的水平，若当时能够坚持治疗，或者能够达到 HBsAg 阴转也未可知。但对于绝大多数使用核苷（酸）类似物治疗的慢性乙型肝炎患者而言，HBsAg 阴转是非常困难的，在达到此目标前较稳妥的做法是尽可能延长疗程。

该患者初治选用阿德福韦酯，最终达到 HBsAg 血清学转换，实属个案，仍建议 HBV 感染者的抗病毒治疗按照相关"指南"进行。

作者：周平　李晓娟（空军总医院感染内科）

点评者：范学工（中南大学湘雅医院）

参 考 文 献

[1] 中华医学会肝病学分会，中华医学会感染病学分会. 慢性乙型肝炎防治指南（2010 年版）[J]. 中华肝脏病杂志，19（1）：12-24.

[2] Lau GK, Piratvisuth T, Luo KX, et al. Peginterferon alfa-2a, lamividine, and the combination for HBeAg-positive chronic hepatitis B [J]. N Engl J Med, 2005, 352: 2682-2695.

[3] 杨方，吴晓枫，李兴海，等. 聚乙二醇干扰素 α-2a 治疗慢性乙型肝炎获得 HbsAg 血清转换 3 例 [J]. 中华肝脏病杂志，2009，17（12）：950-951.

[4] Kobayyashi M, Suzuki F, Akuta N, et al. Loss of hepatitis B surface antigen from the serum of patients with chronic hepatitis treated with lamifudine [J]. J Med Virol, 2007, 79: 1472-1477.

[5] 赵克开，苗千里，毕丽娜. 慢性乙型肝炎患者拉米夫定治疗后血清 HBsAg 阴转 2 例 [J]. 中华肝脏病杂志，2010，18（11）：871.

[6] 许春，李佰君，魏倪. 核苷（酸）类似物治疗慢性乙型肝炎 10 例临床分析 [J]. 中华肝脏病杂志，2012，20（2）：136-138.

病例3 干扰素应答不佳换恩替卡韦治疗慢性乙型肝炎1例

关键词：干扰素；病毒反跳；恩替卡韦

一、病例介绍

患者女，33岁，个体户，主因有6~7年的乙肝病史就诊。患者因个人原因一直未采取治疗，患者无乙肝家族史。首次检查是2011年4月在某人民医院，检查结果：HBsAg阳性，HBV DNA $9.5×10^7$拷贝/ml，PT 28.10s，ALB 32.7g/L，ALT 765U/L，AST 254U/L。患者无明显诱因下感乏力不适、睡眠差、胃纳差，当时未予重视，使用短效干扰素治疗方案。

使用短效干扰素2个月后在某人民医院进行复查，当时复查结果：HBsAg 13451.51 IU/ml，HBV DNA $8.65×10^8$拷贝/ml，PT 27.5s，ALT 123 U/L，AST 67 U/L，ALB 39.9 g/L，AFP 45.19 ng/ml（表3-1）。诊断为慢性乙型病毒性肝炎，综合考虑予以长效干扰素（Peg-IFN 180μg）治疗。治疗中密切随访监测：血常规，第1个月每周1次，后每月1次；肝功能，前12周每4周1次，以后每12周1次。

表3-1　复查结果

检查项目	结果
ALT（U/L）	123
AST（U/L）	67
HBsAg（IU/ml）	13451.51
HBV DNA（拷贝/ml）	$8.65×10^8$

复查病毒学指标：乙肝病毒标志 HBV DNA，前12周每4周1次，以后每12周1次，血糖、TT_3、TT_4每12周1次。治疗1周后患者不良反应严重、发热、恶心、噩梦，血常规指标正常，肝功能恢复正常。治疗32周时患者HBsAg 754.7IU/ml，患者继续治疗，发热等不良反应减少。

治疗36周时患者转氨酶反跳，但考虑其病毒低于检测限，建议继续长效干扰素治疗，继续使用至45周，检查HBV DNA为$3.72×10^6$拷贝/ml，见表3-2。

表3-2　Peg-IFN治疗后各指标检测结果

检查项目	Peg-IFN治疗							
	0周	13周	17周	22周	27周	32周	36周	45周
ALT（U/L）	123	84	65	45	38	25	78	123
AST（U/L）	67	44	39	38	30	28	56	78
HBsAg（IU/ml）	+13451.51	+3147.2	+2133.3	+1643.75	+1274.23	+754.71	+1200.36	+872.76

续表

检查项目	Peg-IFN 治疗							
	0 周	13 周	17 周	22 周	27 周	32 周	36 周	45 周
抗-HBs	0	0	0	0	0	0	0	0
HBeAg（PEIU/ml）		+504.6	+496.9	+325.7	+320	+344	+386.4	298
抗-HBe（PEIU/ml）		23	19.2	18.9	20.45	19.4	21.19	21.4
抗-HBc（PEIU/ml）		0.69	0.19	0.72	0.21	0.03	0.13	0
HBV DNA（拷贝/ml）	$8.65×10^8$	$2.05×10^3$	$<10×10^3$	$<10×10^3$	$<10×10^3$	$<10×10^3$	$<10×10^3$	$3.72×10^6$

　　治疗 45 周时来院复查，发现病毒反跳，转氨酶持续升高，建议换用恩替卡韦（润众）抗病毒治疗。治疗中随访监测：血常规、肝功能前 12 周每 4 周 1 次，以后每 12 周 1 次；病毒学指标，乙肝病毒标志 HBV DNA 前 12 周每 4 周 1 次，以后每 12 周 1 次；血糖、TT_3、TT_4 每 12 周 1 次。在使用恩替卡韦 80 周的治疗过程中，检查结果见表 3-3。

表 3-3　恩替卡韦治疗各指标检测结果

检查项目	恩替卡韦治疗					
	0 周	12 周	36 周	45 周	60 周	80 周
ALT（U/L）	123	73	34	25	38	25
AST（U/L）	78	44	39	28	30	28
Hb（g/L）	120	131	113	139	128	137
PLT（$×10^9$/L）	111	124	135	146	128	139
WBC（$×10^9$/L）	4.6	3.64	3.34	4.15	4.38	4.7
HBV DNA（拷贝/ml）	$3.72×10^6$	$2.05×10^4$	$<10×10^3$	$<10×10^3$	$<10×10^3$	$<10×10^3$

　　恩替卡韦治疗 36 周后 HBV DNA 低于检测限，转氨酶一直低于正常值，持续到第 80 周稳定，患者病情稳定。

二、临床诊治思维过程

　　（1）患者已有 6～7 年的慢乙肝病史，但由于个人原因一直未治疗，并无乙肝家族史。第一次在人民医院进行检查：谷丙转氨酶 765U/L，谷草转氨酶 254U/L，HBV DNA $9.5×10^7$ 拷贝/ml，诊断为慢性乙型病毒性肝炎。当时给予短效干扰素治疗。

　　2 个月后复查显示：ALT 123 U/L，AST 67 U/L，HBsAg 13451.51 IU/ml，HBV DNA $8.65×10^8$ 拷贝/ml。ALT 和 AST 下降明显，乙肝病毒标志 HBV DNA 下降不明显，当时给予的方案是 Peg-IFN 治疗，并随访监测。治疗 1 周时患者不良反应严重，出现发热、恶心、噩梦，血常规指标正常，肝功能恢复正常。一直到 32 周，HBV DNA 都是低于检测限，问题发现于 Peg-IFN 治疗第 36 周，ALT 和 AST 出现反跳，高于正常值。考虑 HBV DNA 低于检测限，此时并未停药，持续监测。

　　（2）使用到第 45 周，来院复查，病毒含量反跳，转氨酶持续升高，换用恩替卡韦抗病毒治疗。期间随访监测各项指标，持续监测 80 周，最终患者转氨酶正常，病毒低于检测限，病情稳定。

三、诊疗体会

目前，慢性乙型肝炎的抗病毒治疗药物主要有干扰素（IFN）和核苷（酸）类似物。干扰素耐药率低，HBeAg/抗-HBe 血清学转换率较高。核苷（酸）类药物仅有抗病毒作用，无免疫调节作用，可因出现耐药而影响疗效。多数学者研究认为两类药物联合应用无交叉耐药，可延缓或阻止耐药突变的发生，疗效比单药治疗好。

恩替卡韦抗病毒作用强，起效快，但 HBeAg 血清转换率低，较少发生耐药，对达到病毒学应答者，继续治疗可保持较高的持续 HBV DNA 阴转效果。

四、专家点评

慢性乙型病毒性肝炎治疗主要包括抗病毒、免疫调节、抗炎和抗氧化、抗纤维化、对症治疗，其中抗病毒治疗是关键。HBeAg 血清学转换、HBsAg 消失或血清学转换是目前公认的"满意"或"理想"治疗终点，是更高的抗病毒治疗目标。而目前抗病毒药物主要包括核苷（酸）类似物及干扰素两大类。多数文献报道干扰素治疗达到 HBe Ag 血清学转换的概率高于核苷（酸）类似物。

2012 年 EASL 慢性乙型肝炎指南指出，HBeAg 阳性患者实现 HBeAg 血清学转换的最佳选择是接受聚乙二醇干扰素治疗。慢性乙型肝炎发病的基本因素是持续的病毒复制和机体对病毒的免疫反应。干扰素具有直接抗病毒和免疫调节的双重作用机制，可实现停药后持久病毒学应答和 HBeAg 血清学转换，并可提高 HBsAg 清除的概率。因此，干扰素治疗慢性乙型肝炎是实现"理想"治疗目标的重要方法。

该病例中患者使用普通干扰素 2 个月后 ALT 和 AST 下降明显，但乙肝病毒标志 HBV DNA 下降不明显，改用长效干扰素治疗，随后定期监测 HBV DNA 都是低于检测限。但 36 周后病毒反跳，转氨酶持续升高，HBV DNA 再次升高，换用恩替卡韦抗病毒治疗。期间随访监测各项指标，持续监测 80 周，最终患者转氨酶正常，病毒低于检测限，病情稳定。在使用干扰素治疗慢性乙型肝炎的时候应当注意，与其他抗病毒治疗药物相比，患者对干扰素治疗反应的个体差异更大，疗效影响因素更复杂。在具体的临床工作中，不能把临床指南当做一成不变的金科玉律，而应该根据患者的具体情况作出调整。对治疗过程中 HBV DNA 下降，继续治疗时出现病毒反跳的患者，应及时复查。排除检测误差者可能提示治疗失败，应及时改变治疗方案。目前已有文献指出，HBeAg 阳性的慢性乙型病毒性肝炎患者停用干扰素后序贯使用核苷类似物的治疗效果较好[1]，安全性可靠，是值得尝试的临床策略。

作者：盛国平（浙江大学附属第一医院感染科）

点评者：盛吉芳（浙江大学医学院附属第一医院）

参 考 文 献

[1] Laug KK, Piratvieut HT, Luo KX, et al. Peginterferon alfa 2a as monotherapy and in combination with HBeAg positive chronic hepatitis B [J]. Hepatology, 2004, 38 (Suppl 1)：171.

病例4 干扰素及多种核苷（酸）类似物抗病毒治疗慢性乙型肝炎1例

关键词：肝炎，乙型，慢性；抗病毒；核苷酸类药物

一、病例介绍

患者男，63岁，退休职员。因乙型肝炎标志物阳性30余年就诊。患者于1981年体检发现乙型肝炎标志物阳性，当时无不适，未予重视。于1991年起反复出现乏力不适、食欲下降、尿色稍黄，肝功能轻度异常，曾使用普通干扰素300万U抗病毒治疗2个月余，自行停药。于2006年5月ALT反复低水平波动，HBV DNA及HBeAg均阳性，予服用阿德福韦酯10mg/d治疗10个多月后HBV DNA下降1个log值。于2008年4月改服恩替卡韦0.5mg/d治疗，3个月后查HBV DNA转阴，坚持服药。于2010年12月又出现HBV DNA转阳，查耐药位点示180L、202S、204M位点突变，HBV基因型为C型。2011年3月肝穿刺病理学检查结果：慢性乙型肝炎G2S1-。于2011年4月起使用阿德福韦酯10mg+恩替卡韦分散片1.0mg治疗，无应答。于2011年8月查HBV DNA 1.97×10^5拷贝/ml，"大三阳"。于2011年9月改阿德福韦+普通干扰素500万U联合抗病毒治疗，治疗8周时HBV DNA下降2个log值。2012年5月复查HBV DNA 2.0×10^3拷贝/ml，"大三阳"。2012年8月复查HBV DNA 1.2×10^3拷贝/ml，HBeAg转阴。于2013年1月出现肝功能受损：ALT 135 U/L，AST 62.7U/L，复查HBV DNA 3.3×10^3拷贝/ml，"大三阳"；HBV耐药位点检测：仍为180L、202S、204M三个位点突变，仅阿德福韦、替诺福韦敏感；继续使用干扰素（500万U）+阿德福韦酯抗病毒治疗，病毒仍波动在10^4拷贝/ml左右，患者强烈要求停用阿德福韦。停药后继续干扰素抗病毒治疗，其病毒学指标反弹，复查HBV DNA 4.66×10^5拷贝/ml，"大三阳"；ALT升高，经予以加强护肝、对症治疗后病情好转，复查肝功能接近正常，患者至湘雅医院就诊。

专家意见：替比夫定+替诺福韦抗病毒治疗，于2013年5月因乏力明显，精神、食欲差，复查肝功能示ALT 323.1U/L，AST 215.7U/L，GGT 216.6U/L，HBV DNA 1.78×10^4拷贝/ml，HBsAg >130IU/ml，HBeAg 144.4 COI，抗-HBe 0.538COI，抗-HBc 0.006COI；继续替比夫定+替诺福韦抗病毒治疗。经积极护肝、降酶等治疗，肝功能好转，2013年8月复查HBV DNA 9.0×10^2拷贝/ml，HBsAg 3027IU/ml，抗-HBe 180.5COI，抗-HBe 0.871COI，抗-HBc 0.004COI；但查心肌酶CK 777.7U/L，明显升高，建议停用替比夫定片治疗。因患者既往多次耐药位点检测提示无阿德福韦酯及替诺福韦耐药可能，故建议单用替诺福韦继续积极抗病毒治疗，一直服药至今。

二、临床诊治思维过程

（1）初始治疗方案的选择：患者第一次就诊时结合其症状、体征、辅助检查，符合

慢性乙型病毒性肝炎（活动期）的诊断。在 20 世纪八九十年代，治疗慢性乙型肝炎的药物有限[1]，未能系统抗病毒治疗，其后曾使用 2 个月干扰素治疗，剂量仅 300 万 U，疗程仅 2 个月，患者自行停药，当时无丰富的干扰素使用经验，导致治疗未能够延续。2006 年出现 ALT 再次低水平波动，HBV DNA 及 HBeAg 均阳性，因当时患者自身条件限制，拒绝肝活检，不考虑使用干扰素治疗，患者考虑经济原因，故选择了阿德福韦酯抗病毒治疗，治疗 10 个多月后 HBV DNA 下降 1 个 log 值，相当于原发性无应答。当时笔者所在医院尚无耐药位点检测手段，仍坚持服用阿德福韦酯治疗达 2 年，直至 2008 年换用恩替卡韦治疗。

（2）核苷（酸）类药物与干扰素的联合治疗：在恩替卡韦 0.5mg/d 治疗 3 个月时 HBV DNA 低于当时检测下限（<10^3 拷贝/ml），其后未复查，约 2 年期间 HBV DNA 情况不详，于 2011 年又出现 HBV DNA 转阳，ALT 仍为低水平波动（<80U/L），查耐药位点示 180L、202S、204M 位点突变，HBV 基因型为 C 型，于 2011 年 3 月 14 日肝穿刺病理学检查结果示慢性乙型肝炎 G2S1-，故予以换用阿德福韦酯 10mg+恩替卡韦分散片 1.0mg 治疗 4 月余，仍无应答。结合患者既往未曾系统使用干扰素治疗，为减少多药耐药发生概率，建议其试行核苷（酸）类药物联合干扰素治疗，在改方案治疗 48 周时 HBV DNA 1.2×10^3 拷贝/ml，HBeAg 转阴，但病毒学仅为部分应答，疗效一般，故建议延长疗程，在治疗约 72 周时病毒载量仅下降 1 个 log 值。应患者要求停用阿德福韦酯，停药后继续干扰素抗病毒治疗，但停用阿德福韦酯后，发生了病毒学、生化学反弹。

（3）替诺福韦的治疗：于 2013 年 5 月已经换用替比夫定+替诺福韦治疗半月余后仍出现肝功能明显波动，考虑为前一方案中停用阿德福韦酯治疗后延续的病毒学反弹导致的肝损伤。经继续控制病毒复制，肝损伤无进一步加重趋势，病情好转。但因肌酸激酶进行性升高，嘱其停用替比夫定，单用替诺福韦治疗。替诺福韦治疗后病毒学应答良好，但 HBeAg 始终未发生血清学转阴及转换。

三、诊疗体会

根据 2010 年版中国慢性乙型肝炎防治指南，慢性乙型肝炎治疗的总体目标是：最大限度地长期抑制 HBV，减轻肝细胞炎症性坏死及肝纤维化，延缓和减少肝脏失代偿、肝硬化、HCC 及其并发症的发生，从而改善生活质量和延长生存时间。

初始治疗：

（1）指征把握：抗病毒治疗的一般适应证包括 3 个方面。①HBeAg 阳性者，HBV DNA ≥10^5 拷贝/ml（相当于 2000 IU/ml）；HBeAg 阴性者，HBV DNA ≥10^4 拷贝/ml（相当于 2000 IU/ml）；②ALT ≥2×ULN；如用干扰素治疗，ALT 应≤10×ULN，血清总胆红素应<2×ULN；③ALT <2 ×ULN，但肝组织学显示 Knodell HAI ≥4，或炎症坏死≥G2，或纤维化≥S2。对持续 HBV DNA 阳性、达不到上述治疗标准但有以下情形之一者，亦应考虑给予抗病毒治疗：①对 ALT 大于正常上限且年龄>40 岁者，也应考虑抗病毒治疗（Ⅲ）。②对 ALT 持续正常但年龄较大者（>40 岁），应密切随访，最好进行肝活检；如果肝组织学显示 Knodell HAI ≥4，或炎症坏死≥G2，或纤维化≥S2，应积极给予抗病毒治疗（Ⅱ）。③动态观察发现有疾病进展的证据（如脾脏增大）者，建议行肝组织学检查，必要时给予抗病毒治疗（Ⅲ）。针对该患者应在治疗前施行肝活检，进一步明确抗病毒治疗指征，再酌情选择治疗方案是必须的。

（2）药物选择：因考虑核苷（酸）类药物治疗的长疗程、耐药及停药反弹等风险问题，而结合患者当时 ALT 处于临界水平，可以考虑先试用干扰素抗病毒治疗，其后停药或者换用核苷（酸）类药仍需参考肝脏病理检查情况酌情安排。严格掌握治疗适应证：对于肝脏炎症病变轻微、难以取得持续应答的患者（如 ALT 正常、HBeAg 阳性的免疫耐受期），特别是当这些患者<30 岁时，应当尽量避免使用核苷（酸）类似物治疗[2]。谨慎选择核苷（酸）类药物：如条件允许，开始治疗时宜选用抗病毒作用强和耐药发生率低的药物。治疗中密切监测、及时联合治疗：定期检测 HBV DNA，以及时发现原发性无应答或病毒学突破。对合并 HIV 感染、肝硬化及高病毒载量等早期应答不佳者，宜尽早采用无交叉耐药位点的核苷（酸）类药物联合治疗[3]。

（3）疗效评估：对于核苷（酸）类似物规范治疗后原发性无应答的患者，即治疗至少 6 个月时血清 HBV DNA 下降幅度<2 log10，应改变治疗方案继续治疗。一些慢性乙型肝炎患者在治疗前体内已有 HBV 耐药突变株，为预存耐药（是指针对一种抗病毒药物出现的耐药突变，导致病毒对另一种或几种抗病毒药物的敏感性也下降，甚至出现耐药）。一旦发现耐药，尽早给予救援治疗：对于接受拉米夫定治疗的患者，一旦检出基因型耐药或 HBV DNA 开始升高时就加用阿德福韦酯联合治疗，抑制病毒更快、耐药发生较少、临床结局较好[4]。关于其他药物耐药患者的治疗临床研究相对较少，有关的治疗推荐意见主要根据体外研究结果。对于替比夫定、恩替卡韦发生耐药者，亦可加用阿德福韦酯联合治疗。对于阿德福韦酯耐药者，可加拉米夫定、替比夫定联合治疗；对于未应用过其他核苷（酸）类似物者，亦可换用恩替卡韦。对于核苷（酸）类发生耐药者，亦可考虑改用或加用干扰素类联合治疗[5]，但应避免替比夫定和聚乙二醇干扰素联合应用，因为可导致外周神经肌肉疾病[6]。

四、点评

本文报告的该例慢性乙型肝炎治疗的经过充分体现出了慢性乙型肝炎的难治性、长期性和复杂性。慢性乙型肝炎的治疗虽然已经进入了抗病毒治疗时代，但由于 HBV 难以清除、慢性乙型肝炎持续进展的疾病特点及目前抗病毒药物不足，因此进行抗病毒治疗前要进行充分的评估，根据患者的年龄、病情特征和药物的可及性等，选择适合的抗病毒药物进行长期或有限疗程治疗；在治疗过程中，要进行定期随访和监测。该病例为老年患者，病情反复波动，在进行细致的包括 FibroScan 测定肝脏硬度的评估后可以考虑抗病毒治疗。鉴于年龄等因素，应尽可能选择低耐药的核苷（酸）类似物进行长期治疗。

患者选择阿德福韦酯后，应注意及时判定疗效和调整治疗。遗憾的是该患者随访不及时，阿德福韦酯疗效不佳未及时换药，换用恩替卡韦后又发生耐药变异，从而增加了治疗的难度和处理的复杂性。采用阿德福韦酯联合恩替卡韦 1.0mg/d 治疗无应答，表明不同于拉米夫定耐药后可选择恩替卡韦加量，恩替卡韦耐药后加量则无效；而此前阿德福韦酯即应答不佳。此时的最佳选择是加用或换用替诺福韦酯，最终的治疗也证明了该选择的有效性。当时在替诺福韦酯不可及的情况下，也只能选用阿德福韦酯联合干扰素或替比夫定或恩替卡韦等经验治疗并配合保肝治疗。另外，以往曾认为阿德福韦酯耐药后可加用拉米夫定，反之亦然；但阿德福韦酯和拉米夫定均可引起

rtA181 位点耐药变异，应引起重视。

作者：杨丽晖（长沙市第一医院感染三科）

点评者：王磊（山东大学第二医院）

参 考 文 献

［1］Fattovich G, Brollo L, Alberti A, et al. Long-term follow-up of anti-HBe-positive chronic active hepatitis B ［J］. Hepatology, 1988, 8（6）：1651-1654.

［2］Chu CM, Liaw YF. Hepatitis B virus-related cirrhosis：natural history and treatment ［J］. Semin Liver Dis, 2006, 26（2）：142-152.

［3］Chen YC, Chu CM, Yeh CT, et al. Natural course following the onset of cirrhosis in patients with chronic hepatitis B：a long-term follow-up study ［J］. Hepatol Int, 2007, 1（1）：267-273.

［4］Hsu YS, Chien RN, Yeh CT, et al. Long-term outcome after spontaneous HBeAg seroconversion in patients with chronic hepatitis B ［J］. Hepatology, 2002, 35（6）：1522-1527.

［5］Chan HL, Leung NW, Hui AY, et al. A randomized, controlled trial of combination therapy for chronic hepatitis B：comparing pegylated interferon-alpha 2b and lamivudine with lamivudine alone ［J］. Ann Intern Med, 2005, 142（4）：240-250.

［6］Lai CL, Gane E, Liaw YF, et al. Telbivudine versus lamivudine in patients with chronic hepatitis B ［J］. N Engl J Med, 2007, 357（25）：2576-2588.

病例 5　恩替卡韦与长效干扰素联合治疗高病毒载量 HBeAg 阳性慢性乙型肝炎

关键词：恩替卡韦；聚乙二醇长效干扰素；HBV DNA HBeAg（+）；联合治疗

慢性乙型肝炎（下称慢乙肝）抗病毒治疗，对于初治者不主张联合治疗。但 2013 年 8 月 *Hepatology* 述评指出，为迅速抑制病毒，对于基线高病毒水平者可联合治疗，并列举 2012 年报道（2011 年美肝会已有交流）的恩替卡韦（ETV）与替诺福韦（TDF）联合治疗获益[1]。笔者受此启发，近 2 年来使用 ETV 和长效干扰素（Peg-IFN-α2a，PEG）治疗高病毒载量、HBeAg（+）的慢乙肝患者，以随访 10 余例、已获较好效果的典型病例报道如下。

一、病例介绍

患者女，19 岁。发现慢乙肝 5 年，大三阳，HBV DNA（+），但 ALT 正常，未治疗。父母均为 HBsAg（−）。2012 年 4 月 ALT>100U/L（院外检查）。笔者所在医院检查 HBV DNA 9.09×10^8 IU/ml，HBsAg 482.6IU/ml（阴性<0.05IU/ml），HBeAg 113.40PEIU/ml，总甲状腺素 143.8nmol/L，总三碘状腺原氨酸 2.24nmol/L，第三代促甲状腺素 3.068mmol/L，空腹血糖 4.35mmol/L。4 月 19 日开始服用恩替卡韦分散片（润众）0.5mg，每日 1 次，同时用长效干扰素（派罗欣）135μg（患者体重 41.5kg）皮下注射，每周 1 次。治疗后 1 周 WBC 2.0×10^9/L，中性粒细胞 1.3×10^9/L，PLT 103×10^9/L，治疗后 4 周，WBC 上升达到正常水平，ALT 132U/L，HBV DNA 1.29×10^4 IU/ml，HBsAg 1825.69IU/ml，抗−HBs 0.4mIU/ml，HBeAg 163.58PEIU/ml，继续治疗。治疗 15 周后 HBV DNA 低于检测限（<1000IU/ml），治疗第 35 周 HBsAg（−）、HBeAg（+），治疗第 50 周（近 1 年）抗−HBs 161.21mIU/ml，HBeAg（+）。治疗第 71 周抗−HBs>1000.00mIU/ml，HBeAg（−），抗−HBc（+）（2013 年 8 月 25 日治疗 1 年 4 个月），长效干扰素治疗 1.5 年后停用，继续恩替卡韦 0.5mg 每日 1 次巩固治疗。治疗过程中除 WBC、中性粒细胞与血小板、体重下降外，甲状腺功能与血糖均正常。随后每 3 个月复查一次，HBV DNA<20IU/ml，随访结果见表 5-1。

表 5-1　治疗 108 周检查结果

检查项目	ETV+长效干扰素						单用 ETV		
	0 周	4 周	16 周	28 周	32 周	48 周	60 周	84 周	108 周
ALT（U/L）	132	64	47	30	22	24	19	27	11
AST（U/L）	108	77	54	40	37	38	34	40	21

续表

检查项目	ETV+长效干扰素						单用 ETV		
	0 周	4 周	16 周	28 周	32 周	48 周	60 周	84 周	108 周
HBsAg	+	+	+	+	−	−	−	−	−
抗-HBs	−	−	−	−	−	+	+	+	+
HBsAg	+	+	+	+	+	+	+	+	+
抗-HBe	+	+	−	−	−	−	−	+	+
抗-HBc	+	+	+	+	+	+	+	+	+
HBV DNA（IU/ml）	9.09×10^8	1.29×10^4	$<10\times10^3$	$<10\times10^3$	$<10\times10^3$	$<10\times10^3$	$<10\times10^3$	<20IU/ml	<20IU/ml

二、临床诊治思维过程

（1）充分了解各抗病毒药物的特点，通过反复仔细学习国内外各种慢性乙型肝病防治指南（共识），特别是中国的指南（2010 版），基本可了解各抗病毒药物的特点，将 ETV、TDF 和 Peg-IFN-α（PEG）列入一线抗病毒药，LAM、ADV 和 LdT 为二线抗病毒药。2013 年更新的 NICE《儿童、青年和成人慢性乙型肝炎诊断和管理指南》，简称英国指南，仅将 PEG 列为一线治疗药物，提出不要用 ADV 治疗乙肝。在我国 ADV 仍有一定的使用价值，因其新一代药物 TDF 现仍不属医保范围。除 PEG 外，其他均属核苷（酸）药物（NA）。为防停药后复发，多长期治疗。2014 年美国肝病年会（美肝会）专题会报告（口头报告）报告，长期使用 TDF 8 年有效与安全，未见有耐药，HBeAg（+）者 HBV DNA<400 拷贝/ml 为 98%（143/146），HBeAg 消失率和血清转换率分别为 47%（55/118）和 31%（36/116），HBsAg 消失除率和血清转换率分别为 13%（N=28）和 10%（N=22）；HBeAg（−）者 HBV DNA<400 拷贝/ml 为 99.6%（263/264），HBsAg 消失率和血清转率分别 1.1%（N=3）和 0.7%（N=2）。肾功能受损（血清肌酐增加≥0.5mg/dl，或血磷<2mg/dl，或肌酐清除率<50ml/min），髋骨、脊柱和骨密度稳定在治疗 4 ~ 8 年[2]。美肝会招贴文摘第 1871 条（NO1871）报道美国用 ETV 治疗 841 例（此属"real-life"队列）治疗 1 ~ 8.3（中位数为 4）年，治疗 5 年 HBV DNA 未检率（文内未指出检测限）82.4%（126/153）。HBeAg 血清消失率和血清转换率为 38.5% 和 29.7%，HBsAg 消失率 4.4%。2 例因肾功能受损减量，肝脏失代偿 10 例（1.3%），肝癌 26 例（3.5%），2 例非致命乳酸酸中毒。TDF 与 ETV 比较，疗效相似（NO1896）。意大利报道 TDF 诱导 2 例范可尼综合征改用 ETV 获益（NO1908）。ETV 和 TDF 治疗慢乙肝 40 个月（中位数）比较，TDF 对肾小管功能影响明显大于 ETV，其中尿视黄醇结合蛋/肌酐（RBP/C）比值增高最明显。而 ETV 与 TDF 对照组比较血磷均有降低（P<0.03），以 TDF 组为重（NO1867）。

（2）联合治疗：早期为防 LAM 耐药进行 ADF 联合使用，或提高疗效按路线进行合用，长期 LAM+ADV 治疗，因 ADV 的肾损伤作用而受阻，已少用。2013 年 Lok 的述评以 ETV 单用和 TDF 与 ETV 联合使用比较，在 HBV DNA>8 log10IU/ml 的组中，治疗 96 周，HBV DNA<50IU/ml，单用为 62%，联合 78.8%（P=0.018），此有力证明高病毒载量需

联合用药。美肝会有口头报告 TDF 与 PEG 联合应用全球随机对照 HBsAg 消失率[3]，7140 例不伴肝硬化慢乙肝初治患者，以 1∶1∶1∶1 分为 A、B、E、D 四组，分别为 TDF+PEG×48 周（186 例），TDF+PEG×16 周其后单用 TDF×32 周（184 例）、TDF（185 例）与 PEG（185 例）单用×48 周，HBsAg 消除率分别为 7.5%、3.0%、0 和 2.4%，A 与 B 组比较 $P=0.002$，A 与 D 组比较 $P=0.007$。B 与 D 组比较 $P=0.7589$，B 与 C 组比较 $P=0.3396$。美肝会还报道了 ETV 与 PEG 联合治疗，治疗对象是 ETV 治疗 1 年以上，HBeAg（+）HBV DNA<2000IU/ml 者随机分为加用 PEG 36 例或仍单药 38 例治疗 48 周，治后 HBsAg 降低 1 个 log 者联合组为 19%，单用者为 0（$P=0.025$），未提及 HBsAg 消失（NO1882）。在临床工作中，较多医院有两种 HBV DNA 检测方法，常用的是卫计委规定方法，检测限为 0～1000IU/ml；另一种是低拷贝检测或称高敏感法检测，检测限<20IU/ml，实质是 Roche Cobas，Ampl∶Prep/Cobas Taqman 系统。对于常规检查小于检测限者仍有 51.63%（222/43）>20IU/ml。有专家认为常规方法与后者差异在 2 log10。

（3）根据本例患者具体情况首次试用 PEG+ETV 治疗，此例基本具有中国指南所提出的 PEG 治疗"可取得较好的疗效"的基础，无禁忌证，患者有 HBV DNA 高载量，属 PEG 不利因素，患者及家属经济条件好，希望短期达到理想的治疗终点。

三、治疗体会

（1）治疗前要充分了解患者的各方面情况，从而谨慎确定治疗方案：应咨询患者病史，特别是乙肝家族史及治疗史，了解有无 PEG 治疗禁忌证，应重视有无抑郁症等精神方面方面表现。治疗前除监测规定项目外，尽可能做多种临床检查，例如血清蛋白电泳、肝纤维指标及肝脏硬度测定，尿中的 RBP/C 等。近期中国香港等提出 HBeAg（+）者应答预测用 PEG 简单基线评分系统，包括 5 个方面：女性（+1），HBsAg<20 000IU/ml（+1），HBV 基因型 A（+2）ALT≥1.5 但<4×ULN（+1），ALT≥4×ULN（+2），HBV DNA<8 log10 IU/ml（+2）。HBV DNA≥8 log10 IU/ml，但<10 log10 IU/ml（+1）。对 443 例治疗效果进行验证，前述评分高分者有好的 HBV DNA 的抑制 HBeAg 血清转换（NO1886），也有人认为年龄小于 30 岁最佳，优于 30～45 岁。基因型 B 和 C 仅次于基因型 A（NO1885）。另有研究者提出血清抗-HBc 定量（NO1891）及 HBc 相关抗原（HBcrAg）水平与 ETV、PEG 治疗应答相关（NO1889），多以 HBsAg 水平为重要。更为重要的是对患者家属要求与经济条件要有较多的了解。多种指标尚难确定是否达到理想的治疗标目标，也应告诉患者及家属。

（2）按规定随访，各实验室结果仔细分析，并与患者讨论可能的后果：在治疗过程中可能有"不测风云"，应反思。治疗后 12 周或 24 周时，血清 HBV DNA 检出，HBeAg 及 HBsAg 定量水平是否下降是重要因素，至今笔者已用 PEG+ETV 治疗 10 余例。本例因非母婴传播等多种有利因素获得理想的结果，但并非多能达到好的疗效。在 24 周内达到 HBV DNA<3 log10 IU/ml，HBsAg 也有快速下降，是好的预兆，在有抗-HBc 也消失，或 PEG 治疗 1 年 HBsAg 消失，甚至出现抗-HBs，HBV DNA<20 IU/ml 但仍 HBeAg（+）或抗-HBe 不出现，此 PEG 应延迟治疗 1/2 年。为了防止严重不良反应，患者可能会出现急躁与不满情绪，笔者认为不要超过 2 年为好。若患者不愿自费用 PEG，可继续长期服用 ETV，多患者仍有 HBeAg 水平继续下降，预示有好的效果。笔者希望患者达 HBV DNA<

20IU/ml，HBsAg 与 HBeAg 消失及血清转换，但能巩固 1 年后停药，期望不再复发，至今这方面资料不多，需积累。

（3）长期使用 NA 治疗，可望清除肝内 ccDNA。中国香港与美国联合研究，对 40 例年龄 24.3～63.2 岁（中位数为 44.2 岁）患者用 NA 治疗 6～11.9 年（中位数 10.5 年），治前分别用 LAM（13 例），LdT（11 例），ETV 0.5mg/d（9 例），克拉夫定 300mg/d（4 例），ADV 10mg/d（10 例），最后为 ETV 0.5～1.0mg/d（23 例），LdT（9 例），LAM+ADV/TDF（2 例）。每一例患者接受治前、中、后，做 2～3 次肝活俭。长期 NA 治疗能显著减少肝内 cccDNA 与肝 DNA，45% 的患者检不出 cccDNA，患者肝内 HBV DNA 可检出，可能是 HBV DNA 整合的来源，故肝内仍可检出 HBV DNA 和 HBsAg。36 例（90%）血清 HDV DNA<20IU/ml，有 1 例检出 HBsAg（NO1855）。还有用 TDF 治疗 96 周后 HBV DNA 均<29IU/ml，继续治疗达 5 年（240 周）。HBeAg（+）或（-）者 HBV DNA<10IU/ml 均有继续下降，现有资料提示长期 NA 治疗有助于 cccDNA 的清除。长期 NA 治疗已成为专家共识，以 ETV 长期巩固治疗为好，长疗程实为下策，要研究短疗程，本联合可望缩短疗程。

结论：高病毒载量 HBeAg 慢乙肝患者需采用联合治疗方案。我们倡导初治进行 PEG+ETV 治疗，48 周 HBsAg 消失可能优于 TDF+PEG 治疗，此尚需积累更多资料，应进行随机、多种、多中心、大样本且与应 PEG+TDF 比较的研究。

四、专家点评

干扰素 α（INF-α）和核苷（酸）类似物（NA）单用在慢性乙型肝炎初治患者抗病毒治疗的应用中均存在局限性。Peg-INF-α 抗病毒作用有限，治疗获得持续病毒学应答（SVR）患者的比例只有 30%～40%，且不良反应大；核苷（酸）类似物（NA）对机体的抗病毒免疫应答影响甚微，治疗期间能够维持病毒检测阴性，要通过 NA 治疗获得 HBsAg 转阴或血清学转换，需要很长时间，比例很低，另有容易耐药且停药易复发的缺点。

为帮助慢乙肝患者能早日实现 HBsAg 清除或血清学转换的理想终点，近年来国内外很多学者尝试 INF 与 NA 联合/序贯的治疗方案。结果显示在长期随访的 SVR 率及 HBeAg、HBsAg 阴转或血清学转换方面，部分试验显示出很有前景的效果，特别是其中 HBeAg 阴性和基线 HBsAg<1500 IU/ml 的优势患者，应答水平更高，血清学转换率达 37.5%，HBsAg 清除率达 25%；也有一些试验结果表明联合/序贯治疗方案并不优于 INF 或 NA 单药治疗，因此尚需多中心的大样本、随机、对照临床试验进一步验证。

该病例为 HBeAg 阳性慢乙肝初治患者，基线 HBV DNA 水平高载量，选用 Peg-INF-α+ETV 联合抗病毒治疗 72 周后单用 ETV。108 周数据显示效果显著，达到了 HBsAg 血清学转换的理想终点。其抗病毒效果显著，分析其因素有：①年轻女性、非母婴传播；②感染 HBV 时间短（5 年）；③基线 ALT、AST 水平；④基线 HBsAg 水平低（482.6IU/ml）⑤获得了 4 周快速病毒学应答；⑥依从性好；⑦无合并感染。

作者：蔡卫民（浙江大学医学院附属第一医院传染病研究所）
点评者：吴君（贵州医科大学附属医院）

参 考 文 献

［1］ Lok AS. Conbination nucleos（t）ide analogue as initial treatment for chronic hepatitis B： have we put this to reast？［J］Hepatology，2013，58（2）；483-485.

［2］ Marcell in D，Gane EJ，Flisiak R，et al. Long term treatment with TDF for chronic hepatitis B infection is safe and well tolerated associated with durable virologic response with no detected resistance：8 year results from two phase 3 trials［J］. Hepatalogy，2014，4（suppl）：313A-314A.

［3］ ASonneveld MJ，Hansen BE，Piratvisuth T，et al. Response-guided peginterferon therapy in HBeAg-positive chronic hepatitis B using serum hepatitis B surface antigen levels ［J］. Hepatology，2013，58（3）：872-880.

病例6 慢性乙型肝炎患者对多种核苷（酸）类似物耐药补救治疗1例

关键词：肝炎，乙型，慢性；肝炎病毒，乙型；耐药；抗病毒药

一、病例介绍：

患者男，41 岁，工人，性情乐观。8 年前因"乏力、纳差 1 个月"就诊于本院。自诉入院前 1 个月无明显诱因出现乏力、食欲下降，无恶寒发热，无腹痛等。既往无肝病项目检查，无输血史，家族中有无肝病史不详。查体：慢性肝病面容，可见肝掌、蜘蛛痣，腹平软，肝肋下未扪及，脾肋下可触及，移动性浊音阴性，双下肢无水肿。入院查肝功能：ALT 986 U/L，AST 656 U/L，TBil 103μmol/L；HBV DNA 1.23×10^7 IU/ml；HBsAg、HBeAg、抗-HBc 均阳性，抗-HCV 阴性。彩超提示：肝脏回声增粗，考虑肝硬化可能。诊断考虑"慢性乙型病毒性肝炎，肝炎后肝硬化（失代偿期）"，予以甘利欣、思美泰、还原型谷胱苷肽等对症治疗，并建议长期服用核苷（酸）类似物抗病毒药治疗，因患者诉经济较为困难而拒用。病情好转后出院，出院后多次复查肝功能示 ALT、AST 均未正常。

7 年前因腹胀、乏力第二次住院。查体：慢性肝病面容，可见肝掌、蜘蛛痣，腹平软，肝肋下未扪及，脾肋下可触及，移动性浊音阳性，双下肢无水肿。查肝功能：ALT 514U/L、AST 356U/L；HBV DNA 2.34×10^6 IU/ ml，AFP 356 μg/ml。彩超提示：肝硬化伴腹水、脾大（肝右叶斜径9.5 cm，门静脉1.45 cm，脾厚4.9 cm）。考虑"慢性乙型病毒性肝炎，肝炎后肝硬化（失代偿期）"，再次予保肝、降酶等治疗，并再次建议口服核苷（酸）类似物抗病毒药治疗，经充分沟通各种抗病毒药物的用法、疗程及费用后，患者同意开始服用阿德福韦酯（国产）10mg，1 次/天；治疗后 3 个月复查肝功能：ALT、AST 均恢复正常，HBV DNA<500 IU/ ml；HBsAg、HBeAg、抗-HBc 阳性。

5 年前第三次住院，复查肝功能：ALT、AST 再次升高，ALT 215U/L，AST 167U/L，TBil 18.0μmol/l，AFP 570 ng/ml。彩超提示：肝实质回声明显增粗，考虑肝硬化可能；肝内弥漫低回声小结节，弥漫型肝 MT 待排。上腹部 CT 平扫：考虑肝硬化。此次入院时考虑肝癌可能，但行肝胆 CT 检查后予以排除。HBsAg、HBeAg、抗-HBc 阳性。HBV DNA 1.05×10^8 IU/ ml，HBV P 区耐药检测：rtA181T 突变 30%，rtA181V、rtN236T 突变 70%，提示阿德福韦酯部分耐药。考虑阿德福韦酯耐药，建议改用恩替卡韦治疗，患者因经济困难拒用，充分沟通后改用拉米夫定 100mg，口服，1 次/天；服药后 2 个月复查：ALT、AST 均正常，AFP 降至 21ng/ml，HBV DAN<500IU/ ml。并嘱每 3 个月复查一次肝功能、HBV DAN。

于 4 年半前因乏力、上腹部不适第四次住院治疗，入院查肝功能：ALT 493U/L，AST 190U/L，TBil 24.0μmol/L，AFP 3.5ng/ml；HBV DNA 3.46×10^7 IU/ ml，HBsAg、抗-

HBe、抗-HBc 均阳性。彩超提示：肝硬化、脾大（肝右叶斜径 15.8 cm、门静脉 1.3cm、脾厚 4.9 cm）。HBV P 区耐药检测提示：rtL180M、rtM204V、rtA181V 突变 100%，提示拉米夫定、阿德福韦酯、恩曲他滨、替比夫定均耐药，恩替卡韦敏感性下降，替诺福韦敏感。考虑多种核苷（酸）类似物耐药，干扰素无适应证，予停用拉米夫定。因替诺福韦本地无药，嘱患者自行购买后服用，并嘱每 3 个月复查一次肝功能、HBV DNA。

4 年前患者因出现乏力第五次住院治疗，查肝功能：ALT 534U/L，AST 375U/L，TBil 52.9μmol/L，AFP 11ng/ml；HBV DNA $1.07×10^5$ IU/ml，HBsAg、HBeAg、抗-HBc 均阳性。彩超：肝实质回声增粗（肝硬化），肝内弥漫性低回声结节，脾肿大（右肝斜径 14.9cm、门静脉 1.2cm、脾厚 4.6cm）。HBV P 区变异检测：rtA181T、rtN236T 基因突变 100%，提示：拉米夫定敏感性下降、阿德福韦酯耐药，恩替卡韦、替比夫定、替诺福韦、恩曲他滨敏感。经详询病史，患者诉前次出院后因经济困难并未购买替诺福韦口服，经充分沟通后，予改用恩替卡韦 0.5mg，口服，1 次/天；并嘱每 3 个月复查一次肝功能、HBV DNA 等。三年半前复查：肝功能正常，HBV DNA<500 IU/ml，HBsAg、抗-HBe、抗-HBc 均阳性；彩超：肝硬化、脾大（肝右叶斜径 13.3cm、门静脉 1.4cm、脾厚 5.0 cm）。之后多次复查肝功能 ALT、AST 均正常，HBV DNA<500IU/ml，HBsAg、抗-HBe、抗-HBc 均阳性，AFP 正常。两年半前彩超：肝硬化、脾大（肝右叶斜径 12.8 cm、门静脉 1.5cm、脾厚 4.3 cm）。一年半前彩超：肝硬化、脾大（肝大小正常、门静脉 1.2cm、脾大小正常）。

二、临床诊治思维过程

患者第一次就诊时结合基本症状、体征、辅助检查，根据《慢性乙型肝炎防治指南》，符合慢性乙型病毒性肝炎、肝炎后肝硬化的诊断，也符合慢性乙型肝炎抗病毒治疗的指征，但因为患者经济困难未能常规治疗。第二次住院时因病情进展严重，经沟通后，患者勉强同意使用阿德福韦酯，阿德福韦酯作用最弱，起效缓慢。治疗 3 个月后，复查肝功能、HBV DNA 均下降至检测下限，说明病毒学、生物化学完全应答，阿德福韦酯治疗有效。

阿德福韦酯治疗 11 个月后，发生了生物化学和病毒学的突破，基因耐药检测：rtA181T 突变 30%，rtA181V、rtN236T 突变 70%，提示阿德福韦酯部分耐药。根据 2005 年《慢性乙型肝炎防治指南》要求，患者在服用核苷（酸）类似物治疗时，一旦发生耐药变异，应及时加用其他已批准的能治疗耐药变异的核苷（酸）类似物。但因为患者经济困难，无法加用拉米夫定或更换恩替卡韦治疗，只同意换拉米夫定继续治疗。治疗 2 个月后复查，生物化学与病毒学均完全完全应答。但口服拉米夫定 9 个月后，患者再次出现了病毒学和生物化学的突破，HBV P 区耐药检测提示：rtL180M、rtM204V、rtA181V 突变 100%，提示拉米夫定、阿德福韦酯、恩曲他滨、替比夫定均耐药，恩替卡韦敏感性下降，替诺福韦敏感。此时出现了多种核苷（酸）类似物的耐药。

国内外随机双盲临床试验结果表明，HBeAg 阳性慢性乙型肝炎患者口服阿德福韦酯可明显抑制 HBV DNA 复制、促进 ALT 复常、改善肝组织炎症坏死和纤维化。对 HBeAg 阳性患者治疗 1、2、3 年时，耐药率分别为 0、1.6% 和 3.1%[1]。拉米夫定不良反应发生率低，随治疗时间延长，病毒耐药突变的发生率增高（第 1、2、3、4 年分别为 14%、

38%、49%和66%)[1]。本例患者在服用阿德福韦酯第一年时即发生了耐药，这是否可以说明阿德福韦酯第一年的耐药率并非为0？服用拉米夫定9个月后发生了耐药，最后导致多种核苷（酸）类似物耐药，这说明在因耐药挽救治疗或因其他原因应用多种核苷（酸）类似物治疗的患者体内，可以发生针对多种核苷（酸）类似物的耐药突变。在用有交叉耐药药物序贯治疗时更易发生耐药。根据基因耐药检测，此时应该选择替诺福韦治疗，很可惜患者再次因经济困难放弃了治疗，直到放弃治疗5个月后再次住院。再次予以基因耐药检测：rtA181T、rtN236T基因突变100%，提示拉米夫定敏感性下降、阿德福韦酯耐药，恩替卡韦、替比夫定、替诺福韦、恩曲他滨敏感。予以恩替卡韦0.5mg口服治疗，治疗9个后患者生物化学与病毒学均完全应答，此后多次复查肝功能、HBV DNA、AFP均在正常检测值下限，E抗体出现并稳定，肝胆彩超提示病情无进展且有好转趋势。

三、诊疗体会

1. 心得体会

（1）本例患者先后序贯使用了阿德福韦酯、拉米夫定并先后耐药，最终导致多种核苷（酸）类似物耐药，最后根据HBV P区位点变异检测选择恩替卡韦治疗，患者病情得到了很好的控制，各项生物化学指标均完全应答，肝脏彩超提示病情有好转趋势。目前由于服用拉米夫定、阿德福韦酯产生病毒耐药的患者已不少见，对于这部分患者如何再选择用药已成为摆在临床医师面前的一个棘手问题。通过这例患者，笔者体会到对于慢性乙型肝炎抗病毒初治患者，为防止耐药，应该加强与患者的沟通，严格掌握治疗适应证，避免低耐药基因屏障药物的单药序贯治疗，选用抗病毒作用强、基因屏障高、耐药风险小的核苷（酸）类似物治疗（如恩替卡韦）。

（2）对失代偿期肝硬化的抗病毒治疗效果尚无一致看法，但失代偿期肝硬化抗病毒治疗的重要性已经被认可[2~5]。多数研究认为1年内抗病毒疗效是肯定的，可改善临床生物化学参数、Child-Pugh评分[6]。本例患者经过长时间的抗病毒治疗，病情稳定且有好转趋势，Child-Pugh评分从C级到A级。因此抗病毒治疗能改善乙型肝炎肝硬化患者的预后和转归，对乙型肝炎肝硬化实施病因治疗（抗病毒治疗）是非常必要的，且必须长期坚持。

（3）应该加强核苷（酸）类似物抗乙型肝炎病毒治疗的耐药管理：目前我国批准用于治疗的核苷（酸）类似物主要有拉米夫定、阿德福韦酯、恩替卡韦、替比夫定。而大多数接受核苷（酸）类似物治疗的患者难以通过短期治疗实现持久应答，而需要长期治疗，这就增加了病毒耐药的风险，同时不规范使用核苷（酸）类似物亦放大了这种风险，强调核苷（酸）类似物从治疗开始后应全程监管，通过优选患者、优选用药、优化疗效来达到优化治疗的目的，从而最大程度地延缓病情进展，预防耐药发生。

2. 经验教训

（1）对于初治患者，初始治疗时选用强效、高耐药基因屏障的抗病毒药物。我国指南建议：如条件允许，初治时宜选用抗病毒作用强和耐药发生率低的药物[1]。初始选择高耐药基因屏障的药物，不仅能降低耐药的发生，减少耐药相关的并发症，同时无需在治疗前进行基因耐药检测，减少治疗监测的次数，并降低挽救治疗的需求和节省相关成本。

（2）患者对疾病的认知和依从性教育。对疾病的认知不足是导致依从性不佳的重要原因。治疗前应该充分了解患者的自身情况，包括文化程度、经济状况，以及不同地区的医疗保险制度和经济发展水平，充分与患者沟通。治疗前应就疾病特点、治疗目的、治疗意义和治疗方案向患者进行充分的解释和说明，治疗中加强与患者的沟通和随访，帮助去除影响患者依从性的不良因素，注意纠正患者的不良用药习惯。

（3）严格掌握治疗适应证，避免低耐药基因屏障药物的单药序贯治疗，避免耐药的发生。

四、专家点评

该例患者的治疗过程和用药选择有点特殊，就该患者在现有经济条件下，医师依据费用和获益比给了他最佳的选择。首先该患者是由 HBV 感染所致的肝硬化，应尽早进行抗病毒治疗，且应首先选用抗病毒作用强和耐药发生率低的恩替卡韦和替诺福韦进行治疗。遗憾的是患者因经济等原因未选用一线治疗药物，而选用了作用弱、起效缓慢的阿德福韦酯。尽管治疗 3 个月后，患者肝功能改善、HBV DNA 水平下降至检测值下限，但在后续的治疗中又出现了耐药问题。按照现有的治疗经验来看，阿德福韦酯耐药后的补救措施应当是加用或换用恩替卡韦或替诺福韦。但患者选用了拉米夫定治疗，后出现耐药和肝功能恶化表现。最后患者选用了恩替卡韦，病毒学获得了完全应答，此后多次肝功能、HBV DNA、AFP 等指标检测结果均在正常检测值下限，抗-HBe 出现并稳定，肝胆彩超提示病情无进展且有好转趋势，获得了满意的效果。从整个治疗过程来看，确实出现了多重耐药的问题，这个患者是不幸的。在目前我国经济发展不平衡且医疗资源有限的情况下，由于费用限制和医保政策，相当一部分医师和患者不得不在初始治疗时选择低效低耐药屏障的核苷（酸）类似物单药治疗。因此，我们的医疗保障制度还需要进一步完善，使更多的人获益。

作者：苏瑞钟（福建省德化县医院感染科）
点评者：陆伦根（上海交通大学附属第一人民医院）

参 考 文 献

［1］中华医学会肝病学分会，中华医学会感染病学分会. 慢性乙型肝炎防治指南（2010 年版）［J］. 中国病毒杂志，2011，1（1）：9-23.

［2］Wang JY. Antiviral therapy for hepatitis B virus-related decompensated cirrhosis［J］. J Dig, 2012, 12：555-557.

［3］Kim IS, Mun JI, Koo JH, et al. Entecavir therapy for patients with hepatitis B virus-related decompensated cirrhosis［J］. Korean J Gasroenterol, 2012, 59：224-231.

［4］Keating GM. Entecavir：a review of its use im the treatment of chronic hepatitis B in patients with decompensated liver disease［J］. Drugs, 2011, 71：2511-2529.

［5］Yyun JJ, Seo YS, Yoon E, et al. Comparison of the efficacies of lamivudine versus entecavir in patients with hepatitis B virus-related decompensated cirrhosis［J］. Liver Int, 2012, 32：656-664.

［6］夏国生，吴子龙，张金龙，等. 拉米夫定初始联合阿德福韦酯治疗失代偿期乙型肝炎肝硬化 1 年的疗效评价［J］. 中华实验和临床病毒学杂志，2011，25：129-131.

病例7 普通干扰素应答不佳、核苷（酸）类似物多药耐药患者1例

关键词：肝炎，乙型，慢性；干扰素；核苷（酸）类药物

一、病例介绍

患者男，生于1970年，农民，身高178cm，体重99kg，无特殊疾病史；无不良嗜好，无手术、输血史；其外祖母、母亲为HBV感染者。1997年5月因"乏力、纳差、尿黄"于当地县医院就诊，查肝功能异常，ALT约900 U/L，HBsAg阳性，住院保肝治疗，肝功能正常后出院。1998年9月无明显诱因病情反复，应用联苯双酯、肝炎灵等治疗，每2～3个月复查肝功能均有异常。

1999年11月开始应用拉米夫定（LAM），治疗前ALT 90 U/L，HBeAg阳性，HBV DNA、HBV M定量情况不详。治疗3个月时查肝功能正常，治疗6个月时HBV DNA低于检测水平，HBeAg 2.12 PEIU/ml，此后一直在笔者所在医院就医。治疗14个月时肝功能：ALT 114 U/L，AST 63 U/L，HBV DNA 3436 fg/ml，HBeAg 14.95 PEIU/ml，YMDD变异阴性。后肝功能持续异常，ALT最高331 U/L，先后两次联合干扰素-α1b 5MU 每日一次4个月、隔日一次6个月，均无病毒学及血清学应答。2002年8月ALT 188 U/L，HBV DNA 2.4×10⁶拷贝/ml，HBeAg 19 PEIU/ml，YMDD变异阳性，给予干扰素-α2b 5MU联合LAM治疗1个月，后干扰素-α2b单药应用共16个月，期间ALT波动于49～139 U/L，HBV DNA处10⁶～10⁷拷贝/ml，HBeAg阳性，但数值逐渐降低。因治疗期间曾有尿潜血阳性，保肝治疗效果差，LAM耐药，阿德福韦酯有肾脏不良反应，无可供选择抗病毒药物，未调整方案。

2004年1月ALT 129 U/L，HBV DNA 1.69×10⁷拷贝/ml，HBeAg升高至274 PEIU/ml，多次查尿常规、肾功能正常，改用阿德福韦酯（ADV）。治疗6个月时效果最佳，ALT正常，HBV DNA 4.98×10³拷贝/ml，HBeAg 4.46 PEIU/ml（+），治疗9个月时HBV DNA 5.43×10⁴拷贝/ml。2005年6月，复查发现肝功能ALT 1384 U/L，AST 768 U/L，TBil 52.75 μmol/ml，HBV DNA 1.68×10⁶拷贝/ml，HBeAg 80.69 S/CO，HBV DNA基因多态性分析示前C区1896、1814位，P区528、552位为野生型，BCP1762、1764位为突变型；耐药分析提示rtN236T突变。ADV继续应用，并给予保肝降酶、胸腺肽等治疗，住院40天余，出院时肝功能ALT 53U/L，HBV DNA 4.85×10³拷贝/ml，HBeAg 1.22S/CO。因肝功能及病毒学指标恢复顺利，未调整抗病毒方案。此后肝功能基本正常，但HBV DNA波动于10³～10⁴拷贝/ml、HBeAg阳性。2008年初开始阿德福韦酯联合LAM治疗，肝功能基本正常，但病毒学、血清学检查无明显改善。

2008年8月复查发现ALT 377 U/L，AST 186 U/L，HBV DNA 1.4×10⁵拷贝/ml，HBsAg>250 IU/ml，HBeAg 254 S/CO；耐药检测：基因C型，rtA181T/S、rtN236T突变，

血常规、自身抗体、甲状腺功能正常，丙型肝炎抗体阴性；腹部超声提示：慢性肝病，轻度脂肪肝。诊断为病毒性肝炎乙型、慢性、中度。给予 LAM、ADV 联合 Peg-IFN-α2a 180μg 治疗，治疗 2 周后 ALT 升至 553U/L，4 周时 ALT 153U/L，HBsAg 93 IU/ml，HBeAg 4.5 S/CO，HBV DNA<1 000 拷贝/ml；16 周时 HBeAg 阴转，HBsAg 持续快速下降，68 周时出现 HBsAg 血清学转换，HBV DNA<12 IU/ml，巩固治疗至 72 周，停用 LAM 及 ADV，继续 Peg-IFN-α2a 治疗 32 周，病毒学应答、HBsAg 血清学转换持续，抗-HBs 升至 59 mIU/ml。治疗期间肝功能始终有异常，未发生 HBeAg 血清转换。停药后密切随访 2 年，肝功持续正常，HBV DNA<12 IU/ml，抗-HBs 最高达 81 mIU/ml，达到治愈，详见表 7-1。

表 7-1　患者治疗过程中检测指标变化

检查项目	Peg-IFN-α2a+拉米夫定+阿德福韦酯											Peg-IFN-α2a		随访	
	0 周	2 周	4 周	16 周	24 周	32 周	44 周	52 周	60 周	68 周	72 周	96 周	104 周	16 周	72 周
ALT（U/L）	377	553	153	64	93	80	100	76	98	79	83	144	178	38	34
HBsAg（IU/ml）	>250	>250	93	58	36	24	7.7	1.1	0.34	0.04	0.15	0.07	0.02	0.02	0.01
抗-HBs（mIU/ml）	0	0	7.9	3.9	4.3	7.0	3.6	3.9	6.18	19.31	14.89	25.51	53.97	81.28	34.42
HBeAg（PEIU/ml）	245	137	4.5	0.3	1.2	1.1	0.4	0.9	0.58	0.72	0.59	0.45	0.59	0.7	0.32
抗-HBe（S/CO）	6.25	3.85	0.9	1.0	1.4	1.4	1.1	1.2	1.3	1.7	1.8	1.6	1.7	1.4	1.2
HBV DNA（拷贝/ml）	1.4×10^5	6.1×10^5	$<10^3$	$<10^3$	$<10^3$	$<10^3$	$<10^3$	<12IU				<12IU		<12IU	<12IU

二、临床诊治思维过程

本例为传染病医院常见患者。患者有乙型肝炎家族史；起病呈慢性经过，反复出现乏力、纳差、肝功能异常等临床表现；有乙型肝炎病毒血清学指标阳性，超声检查可见肝脏损伤表现，病毒性肝炎、乙型、慢性诊断明确。

对 HBV 在疾病进展中的作用，最初的认识有限。1995 年第 4 版的《病毒性肝炎防治方案》在慢性乙型肝炎的治疗中才首次提出抗病毒治疗，但没有提到具体的药物和治疗方法。在基层医院，仍普遍采用中药为主的保肝、降酶治疗，患者病初两年的治疗就是这种情况。1999 年 9 月上市的 LAM 是第一个口服的抗病毒药物，具有作用强而迅速、不良反应少、使用方便等优点，很快为医患所接受，但对于其最佳适应证、耐药性等认识不足，因此本例患者首选了 LAM 而非干扰素。回顾分析可以看出，患者 ALT 升高不显著，并非治疗最佳时机，加之药物耐药屏障低，14 个月即出现肝功能、病毒学指标反复。LAM 耐药变异导致病毒性复制持续存在，肝功能反复异常，采用不同亚型的普通干扰素联合、单药、增加剂量等措施，效果均差。后来 ADV 问世，对其用于 LAM 耐药患者的认识不一，采用了单药序贯治疗，疗效差，再次发生耐药变异，后虽然采用二者联合治疗，病毒清除效果仍差，后出现多重耐药。

对于这样一位普通干扰素应答不佳、核苷多耐药患者，再次出现 ALT 显著异常，该如何治疗呢？只进行保肝降酶治疗可以吗？显然不行，患者病初的治疗已经可以说明。抗病毒治疗如何选择呢？从以往经历可以看出，当时只有恩替卡韦（ETV）和 Peg-IFN 未曾用过。ETV 对于 LAM 耐药的 HBeAg 阳性患者，耐药率显著高于初治患者。对 LAM、ADV 的多重耐药，特别是存在 rt181 位点变异，如采用 ETV + ADV 方案进行治疗，抑制病毒复制效果可能优于原有联合方案，但其血清转换率低，仍需要长期应用，仍存在耐药风险。患者选择该方案，可能还会陷入之前的肝功能反复波动中。Peg-IFN 由于血药浓度稳定，疗效优于普通干扰素；兼有抗病毒及免疫控制作用，相对核苷（酸）类药物，HBeAg 血清学转换率高，并有可能实现 HBsAg 血清转换，达到治愈。患者经济情况好，依从性好，希望摆脱反复住院长期治疗，当时 38 岁，炎症反应明显，ALT 接近 10 倍升高，非 HBV DNA 高载量（10^5），治疗时机好，选择 Peg-IFN 更有希望达到目的。当时尚无有关循证医学证据可参考，考虑其普通干扰素治疗经历，选择未用过的干扰素亚型 α-2a 联合治疗。如治疗应答不佳或不能耐受，ETV+ADV 方案备选。

可供选择的治疗方案及其可能的花费、效果、不良反应均告知患者，表示理解，愿意选择联合 Peg-IFN 治疗。联合 Peg-IFN 治疗 2 周时曾有 ALT 升高，超过 10 倍正常值上限，但胆红素等指标正常，症状轻，肝脏基础好，药物未减量，而采用密切监测。从表7-1 中可以看出，一过性升高后很快出现了 HBV DNA、HBsAg、HBeAg 显著下降，表明 ALT 变化与干扰素增加免疫清除功能有关，此时在确保安全的情况下继续治疗，疗效更好。联合治疗的疗程并非事先设定，而是考虑患者意见及治疗应答确定。联合治疗 24 周出现 HBeAg 阴转，52 周时 HBsAg 处于较低水平，敏感方法检测 HBV DNA 持续阴性，这在之前的治疗中是从未有过的，考虑为 Peg-IFN 免疫控制所达到的效果，非已经耐药的 LAM 和 ADV 作用，建议患者单用 Peg-IFN。沟通后发现患者担心停药复发，不同意。我们认为，患者联合治疗的主要费用和不良反应来自于 Peg-IFN，继续服用核苷（酸）类药物无不利影响，故同意患者意见，至 HBsAg 血清转换并巩固治疗后方停用 LAM 和 ADV；由于治疗中始终有肝功能异常，无法明确是与脂肪肝有关，还是与感染肝细胞的清除有关，未出现抗-HBe 阳转，故 Peg-IFN 巩固治疗时间长达 32 周，抗-HBs 稳定上升，敏感方法检测 HBV DNA 阴性，终止抗病毒治疗。

从患者长期治疗监测可以看出，HBeAg 始终处于较低水平，但抗病毒治疗后始终无阴转，病毒复制存在；后来的联合治疗出现病毒学应答、HBsAg 血清转换而无 HBeAg 血清转换与通常的血清学应答规律不同。分析发现与基因 C 型、nt1762/nt1764 存在突变有关。该变异为 BCP 区常见突变类型，在基因 C 型中较 B 型常见[1~3]。变异可导致 HBeAg 水平下降，但 HBV 复制力增强，甚至可高于野生株[4,5]。该变异对于抗病毒治疗的影响，研究结果不完全一致，倾向于干扰素治疗后容易发生 HBeAg 阴转，但疗效不稳定，更易发生病毒学反跳或复发；降低核苷（酸）类药物抗病毒治疗的效果[6]。正是上述原因，患者治疗时间延长，停药后随访密切。

三、诊疗体会

本例为我国临床常见慢性 HBV 感染者：典型的母婴传播途径感染，经历感染早期的免疫耐受，到成年后进入免疫清除期，肝功能反复波动。其诊疗长达十余年，基本没有间断，尝试多种治疗方案，体现了慢性 HBV 感染的长期性、复杂性；也体现出了对慢性 HBV 感染基础研究及临床治疗的不断进展，堪称经典。

回顾患者治疗过程，有以下几点深刻体会。

首先，良好的医患沟通非常重要。患者最初治疗未在笔者所在医院，后来在笔者所在医院很长时间的治疗效果也并不理想，但医生为患者积极查资料、想办法，患者能理解、配合，按时检查随访，互相信任，从10年来完整的资料中就可以看出来。乙型肝炎治疗具有长期性，依从性是疗效的基础，医生要向患者讲明检查治疗的必要性，取得患者配合，治疗得以完成，医生从中积累了经验，患者取得了良好效果。

其次，充分验证了抗病毒治疗是关键的观点。临床病情的变化与病毒学变化密切相关，每次耐药的发生、病毒量的升高，均伴有肝功能波动，病情反复。同时也提醒我们，遇到病情变化，仅仅检查HBV DNA定量是不够的。例如，ADV治疗中出现两次HBV DNA显著升高，但临床表现轻重不同，检查后发现，一次是ADV的主要作用位点rt236变异，肝损害重；后来在rt236基础上的rt181变异，是次要位点，病毒载量升高不显著，肝损害也相对较轻，但该变异存在，会影响其他核苷类药物疗效，使我们做出选择Peg-IFN联合而非ETV。

再次，选择抗病毒治疗时机和初始治疗药物要慎重。无论是干扰素还是核苷（酸）类似物，均是在免疫清除期炎症反应强、ALT升高显著者效果更好。本例初始治疗时ALT只有90U/L，初始药物为低耐药基因屏障的LAM，不仅治疗效果差，而且影响后续治疗。由于核苷类药物存在交叉耐药位点，选药受限，治疗花费增加，影响患者的生活。患者有多种研究认为影响干扰素疗效的不利因素：男性、母婴感染途径、存在脂肪肝、病毒基因C型、BCP区变异、既往干扰素应答不佳等；但也有相对年轻的、较高的转氨酶、较低的病毒载量的有利因素，无禁忌证，治疗也最终实现了持久免疫控制，达到了停药目标，病情持续稳定。可见对于此类患者，要权衡利弊，全面考虑，争取最佳疗效。

最后，应用RGT策略，制定个体化治疗方案。根据患者前期治疗情况，未选择既往无应答的普通干扰素，而是不同亚型的Peg-IFN加药联合应用；治疗过程中生化学应答不佳，未出现HBeAg血清转换，因此缩短随访间隔，延长疗程，未按常规固定48周疗程。治疗、随访、疗程等均为个体化方案，确保了安全停药。

四、专家点评

该患者经历了长达十余年的抗病毒治疗。虽然治疗之初是符合抗病毒适应证的，限于当时的条件和理念，初治药物选择了低耐药基因屏障的LAM，1年后发生了病毒学突破和YMDD变异，在ADV还没有上市之前，继续LAM和联合普通干扰素，然而并没有效果，随之改为ADV序贯治疗，9个月后发生了ADV耐药变异（rtA181T/S、rtN236T突变），改为联合LAM治疗，仍不能控制病毒低于检测值下限，最终是在LAM+ADV基础上联合Peg-IFN 72周，获得很好的HBV DNA和HBsAg的应答，再继续单用Peg-IFN巩固32周，最终实现HBsAg血清学转换，停药2年不复发。

该病例启示：首选低耐药基因屏障的药物LAM，会有YMDD变异的高风险，而低效低耐药基因屏障的ADV序贯治疗则诱发多重耐药，导致再治疗药物选择余地缩小。Peg-IFN与核苷类药物联合或序贯治疗，可对多重耐药患者有效，且提高HBsAg血清学转换机会，实现临床治愈。如果在现有条件下，该患者即使有家族史和男性不利因素，但ALT较高、年轻、HBeAg阳性，值得初治药物试一试Peg-INF，或者初治首选强效低耐药ETV，在病毒控制后而尚未出现血清学转换时，可考虑Peg-INF+ETV争取获得血清学转换，实现免疫控制。对于 LAM 耐药的最佳方案是 ETV + ADV，或者转换成替诺福韦酯（TDF），而多重耐药的最佳方案是 ETV+TDF+Peg-INF。

作者：王晶波（济南市传染病医院三科）

点评者：江建宁（广西医科大学第一附属医院）

参 考 文 献

［1］WatanabeK，TakahashiT，TakahashiS，et al. Comparative study of genotype B and C hepatitis B virus-induced chronic hepatitis in relation to the basic core promoter and precore mutations ［J］. J Gastroenterol Hepatol，2005，20：441-449.

［2］Huy TT，Ushijima H，Quang VX，et al. Characteristics of core promoter and precore stopcodon mutants of hepatitis B virus in Vietnam ［J］. J Med Virol，2004，74：228-236.

［3］TanakaY，HasegawaI，KatoT，et al. A case-control study for differences among hepatitis B virus infections of genotypes A（subtypes Aa and Ae）and D ［J］. Hepatology，2004，40：747-755.

［4］Buckwold VE1，Xu Z，Chen M，et al. effects of a naturally occurring mutation in the hepatitis b virus basal core promoter on precore gene expression and viral replication ［J］. J Virol，1996，70：5845.

［5］Tang H，Banks KE，Anderson AL，et al. Hepatitis B virus transcription and replication ［J］. Drug News Perspect，2001，14：325-334.

［6］苏明华，江建宁，周元平，等. 乙型肝炎病毒基因型、BCP 及 PC 区变异与拉米夫定治疗后 HBV DNA 反弹的关系 ［J］. 世界华人消化杂志，2007，15：3507-3513.

病例 8 乙型肝炎病毒多药耐药 1 例

关键词：肝炎病毒，乙型；耐药

一、病例介绍

患者男，42 岁，教师，有乙型肝炎家族史，弟弟患有肝癌，无饮酒史，无慢性疾病史，近期无服用肝毒性药物史。主因"乙型肝炎病史 14 年、乏力、腹胀 1 周"于 2014 年 1 月 1 日至笔者所在科室就诊。患者 14 年前发现乙型肝炎，2000 年至笔者所在医院就诊，肝功能示 ALT、AST 升高（具体不详），乙型肝炎病毒标志物示 HBsAg（+）、抗-HBs（−）、HBeAg（+）、抗-HBe（−）、抗-HBc（+），HBV DNA 10^6 拷贝/ml，彩超提示慢性肝炎表现。给予干扰素 α-1b（500 万 U）治疗 3 个月后，因 HBV DNA 无变化停用干扰素。2001 年开始服用拉米夫定治疗，2001～2002 年 2 年间，患者多次实验室检查显示肝功能均正常，HBV DNA 均低于检测下限（10^3 拷贝/ml），但乙型肝炎病毒标志物一直无变化。服用拉米夫定 2 年后复查 HBV DNA 出现反弹（10^5 拷贝/ml），停用拉米夫定，2003～2004 年间患者一直未应用抗病毒药物。2005 年患者开始服用阿德福韦酯治疗，2005～2007 年间多次检测显示 HBV DNA 一直低于检测下限，HBsAg（+），HBeAg（+），肝脏超声检查提示肝脏大小、形态正常，回声稍粗，脾脏大小正常。2008 年患者再次出现 HBV DNA 反弹，于 2008～2013 年服用拉米夫定联合阿德福韦酯治疗 5 年，但 5 年间患者的 HBV DNA 始终在 10^5～10^6 拷贝/ml，HBsAg（+），HBeAg（+）。2013 年 2～12 月患者应用干扰素 α-1b（500 万 U）联合阿德福韦酯治疗 9 个月，HBV DNA 保持在 10^4 拷贝/ml 水平。

入院时查体：体温 36.5℃，呼吸 18 次/分，脉搏 72 次/分，血压 116/78 mmHg。神志清楚，精神可，全身皮肤、巩膜均未见明显黄染，浅表淋巴结未触及肿大，心肺未闻及明显异常，腹部平软，肝脾肋下均未触及，肝区叩击痛阴性，肝相对浊音界在正常范围，腹部移动性浊音阴性，双下肢均无水肿。

辅助检查：血常规示白细胞 $4.63×10^9$/L，中性粒细胞 $2.64×10^9$/L，血红蛋白 127 g/L，血小板 $146×10^9$/L；肝功能 TBil 12.6μmol/L、DBil 9.7μmol/L、ALT 169 U/L、AST 128 U/L、GGT 25 U/L、ALB 47.8g/L；HBsAg（+）、抗-HBs（−）、HBeAg（+）、抗-HBe（−）、抗-HBc（+）；HBV DNA $9.08×10^4$ 拷贝/ml；PTA 96.8%；AFP 13.6 ng/ml；彩超示右肝斜径 125 mm，肝区实质回声增强、稍粗，脾大，长径 125 mm；甲、丙、戊型肝炎抗体均阴性；肝脏硬度值 4.8kPa；HBV 耐药位点检测示 rtA181T 和 rtN236T 位点变异。

给予恩替卡韦（0.5mg）联合阿德福韦酯（10mg）治疗 1 个月后，HBV DNA 阴转。随访至今，患者 HBV DNA 一直低于检测下限，HBeAg 始终阳性。

二、临床诊治思维过程

（1）第一次抗 HBV 治疗首选干扰素：患者第一次就诊时彩超提示慢性肝炎表现，肝功能示 ALT、AST 中度升高，HBV DNA 呈复制表现，依据病毒性肝炎防治指南，可明确诊断为慢性乙型病毒性肝炎（中度），有抗病毒治疗指征。当时国内的抗 HBV 药物仅有拉米夫定和国产干扰素，因患者为首次就诊，当时较年轻，考虑到停药问题，选择国产干扰素进行抗病毒治疗。患者应用干扰素 3 个月后，HBV DNA 未出现降低，考虑应答不佳，停用干扰素治疗。

（2）2001 年应用拉米夫定治疗：患者给予国产干扰素治疗无效，故给予拉米夫定抗病毒治疗（100 mg/d）。患者服用拉米夫定后，持续 2 年时间肝功能正常，HBV DNA 低于检测下限，拉米夫定治疗有效，但一直未出现 HBeAg 阴转，服药第 3 年时出现病毒学突破停药，因拉米夫定长期服药耐药率较高，考虑患者出现病毒学突破与拉米夫定耐药有关，但患者当时未进行 HBV 耐药基因检查，故具体耐药情况不详。因 2003 年时阿德福韦酯尚未在国内上市，故患者停用拉米夫定后未再服用抗病毒药物治疗。

（3）2005 年应用阿德福韦酯治疗：2005 年时阿德福韦酯上市，但当时国内抗病毒治疗经验尚不足，优化治疗方案未出台，当时的观点认为患者出现拉米夫定耐药，继续服用无效，可给予阿德福韦酯单药治疗[1]。开始服用阿德福韦酯的 2 年，患者肝功能正常，HBV DNA 低于检测下限，彩超检查未出现肝硬化表现，说明阿德福韦酯治疗有效。但服药第 3 年时，患者再次出现 HBV DNA 阳性，证实拉米夫定耐药后单独应用阿德福韦酯疗效不佳。

（4）2008 年开始应用拉米夫定联合阿德福韦酯治疗：患者虽然 5 年前曾出现拉米夫定耐药，但此时患者已停用拉米夫定 5 年，并且拉米夫定和阿德福韦酯无交叉耐药位点，因此可加用拉米夫定抗病毒治疗。彭官清等[2]曾观察 172 例拉米夫定经治出现病毒学突破的患者，其中 40 例换用阿德福韦酯疗效欠佳者改为拉米夫定联合阿德福韦酯治疗后，取得了与初始联合治疗相当的疗效。该患者应用此方案治疗长达 5 年，但 HBV DNA 一直处于中度复制状态，未达到预期疗效。遗憾的是患者在此期间仍未进行基因耐药检查，根据治疗过程，推测患者治疗效果欠佳可能与拉米夫定耐药有关。

（5）干扰素联合阿德福韦酯治疗：干扰素抗 HBV 的机制不同于核苷（酸）类药物，它主要是通过激活细胞干扰素受体诱导细胞产生干扰素效应蛋白和增强免疫系统的功能而抑制 HBV 复制。当干扰素与阿德福韦酯联用后，可加快 HBV DNA 的阴转。该例患者应用此方案治疗后，HBV DNA 较前减低，说明此方案有效，但一直未出现 HBV DNA 的阴转，推测与阿德福韦酯耐药有关。

（6）恩替卡韦联合阿德福韦酯治疗：患者行 HBV 耐药基因检查证实为 rtA181T 和 rtN236T 位点变异，此 2 位点为阿德福韦酯耐药相关位点。Bartholomeusz 和 Locarnini[3] 的体外实验结果表明，单一 rtAl81V 或 rtN236T 突变可使 HBV 对阿德福韦酯敏感性分别下降至 10/43 和 1/7，而 rtA181V 与 rtN236T 联合突变可使药物敏感性下降至 1/18。恩替卡韦对于此 2 位点耐药的 HBV 仍是敏感，但因该患者曾发生过拉米夫定耐药，恩替卡韦与拉米夫定有交叉耐药位点，因此我们选择恩替卡韦联合阿德福韦酯抗 HBV 治疗。患者 1 年的随访证实该方案有效，HBV DNA 阴转。

三、诊疗体会

1. 心得体会

（1）对于出现拉米夫定耐药的慢性乙肝患者，换用阿德福韦酯单药治疗时，出现阿德福韦酯耐药的风险较高。

（2）虽然有学者报道拉米夫定耐药患者单独应用阿德福韦酯出现耐药时，可再次应用拉米夫定联合阿德福韦酯抗病毒治疗，但由于患者曾出现拉米夫定耐药，再次出现拉米夫定耐药的可能性较大。当时因为没有其他的抗病毒药物选择，所以患者曾应用拉米夫定联合阿德福韦酯治疗 5 年，HBV DNA 未出现下降，该患者治疗经历可证实曾出现拉米夫定耐药的患者，出现其他抗病毒药物耐药时，不宜再次选择拉米夫定合用。

（3）干扰素联合阿德福韦酯抗病毒治疗对于部分核苷类药物耐药的慢性乙型肝炎患者有效，但疗效因人而异，目前的抗病毒治疗强调个体化治疗。该患者已出现阿德福韦酯耐药，因此选择此治疗方案有不当之处。

（4）对于单独应用拉米夫定和阿德福韦酯均出现耐药患者，可选择恩替卡韦联合阿德福韦酯或替诺福韦抗病毒治疗。范平等[4]对 22 例出现此耐药情况的患者应用该治疗方案，取得了满意的疗效。

2. 经验教训

（1）慢性乙型肝炎患者应用核苷（酸）类抗病毒药物治疗时，需定期复查 HBV DNA，一旦出现病毒学突破或生化学突破，即应进行 HBV 耐药基因检测，根据耐药位点选择合适的抗病毒药物。

（2）阿德福韦酯单药应用耐药风险较高，不宜首选或单药应用于拉米夫定耐药的患者。

（3）慢性乙型肝炎患者既往应用某种核苷（酸）出现耐药后，再次治疗时不宜选择曾出现耐药的药物。该患者曾应用拉米夫定联合阿德福韦酯治疗 5 年，此时患者对拉米夫定和阿德福韦酯均已出现耐药，故 HBV DNA 未下降。患者还应用干扰素联合阿德福韦酯抗病毒治疗，如果患者当时选择恩替卡韦联合干扰素，可能治疗效果大不同。

四、专家点评

该患者的治疗经过具有一定的代表性，在我国间断、序贯使用耐药率高的核苷（酸）类似物的现象较为多见，出现乙肝病毒多药耐药的概率大幅增加，导致后续治疗成本增加。

本例中患者病程较长，期间有间断使用核苷（酸）类抗病毒经过，最后根据患者的乙肝病毒耐药变异位点检测结果，调整治疗方案为恩替卡韦联合阿德福韦酯治疗，取得了较好的治疗效果，将有助于维持前期治疗疗效，控制患者病情进展。

作者：李莎莎　谭林　尹超（安徽省阜阳市第二人民医院）

点评者：张大志（重庆医科大学附属第二医院）

参 考 文 献

［1］中华医学会肝病学分会，中华医学会感染病学分会. 慢性乙型肝炎防治指南［J］. 国际流行病学传染病学杂志，2006，33（1）：2-11.

［2］彭官清，张长. 换用或联用阿德福韦酯治疗拉米夫定耐药慢性乙型肝炎的疗效比较［J］. 国际流行病学传染病学杂志，2013，40（2）：98-101.

［3］Bartholomeusz A，Locarnini SA. Antiviral drug resistance：clinical consequences and molecular aspects ［J］. Semin Liver Dis，2006，26（2）：162-170.

［4］范平，陈仕祥，何维新，等 . 恩替卡韦联合阿德福韦酯治疗双重耐药慢性乙型肝炎 22 例 ［J］. 医药导报，2012，31（4）：431-433.

病例9 干扰素致严重精神障碍1例

关键词：干扰素；药物不良反应；精神病，药物诱发性

一、病历介绍

患者女，21岁，从事美容职业，未婚育。因"肝功能异常8个月，行为异常2周"于2014年7月住院。2013年11月体检发现ALT 112 U/L，HBsAg、HBeAg、抗-HBc均阳性，患者无不适。在当地医院诊治，诊断"慢性乙型肝炎"，给予口服阿德福韦酯治疗1周后自行停药，自服中草药治疗4月余，疗效欠佳，肝功能持续异常。2014年4月7日在笔者所在医院复查肝功能：ALT 71.4 U/L、AST 44.4 U/L、TBil、DBil正常，HBsAg 210.09 ng/ml、HBeAg 364.71 PEIU/ml、抗-HBc 8.46 DRU/ml、HBV DNA 3.76×10^{7}拷贝/ml。患者要求换用普通干扰素6 MU，皮下注射，隔日一次。2014年5月12日HBV DNA 3.59×10^{6}拷贝/ml、ALT 139.9 U/L、AST 79.6 U/L、ALB 47.7g/L。6月9日ALT 112.9 U/L，AST 60.6 U/L，之后至发病前未来复查。2周前患者无诱因出现行为异常，言语过多，易怒，未引起家人注意。3天来患者行为异常加重，胡言乱语增多，洗澡次数多，持续时间长，夜间不眠，问答不切题，有扯头发、捶打他人等攻击性行为，其家人遂陪送来住院。患者既往史、个人史、家族史无特殊；平素性格开朗，无精神病史及重大精神创伤史；月经正常。

入院查体：生命征正常，神志欠清，胡言乱语，不能对答，检查不合作。皮肤、巩膜无黄染，未见肝掌、蜘蛛痣。双侧瞳孔等大等圆，对光反射灵敏。颈软，无抵抗。心肺查体无异常。腹平软，全腹无压痛、反跳痛，肝脾肋下未及，移动性浊音阴性，肠鸣音正常。双下肢无水肿。肌张力正常，无肌震颤及肢体抖动。

辅助检查：血钾2.91 mmol/L、白细胞4.19×10^9/L、中性粒细胞数1.79×10^9/L、红细胞4.52×10^{12}/L、血红蛋白125 g/L、血小板136×10^9/L、ALT 21 U/L、AST 39.9 U/L、TBil 9.5μmol/L、DBil 3.8μmol/L、IBil 5.7μmol/L、GLB 31.8 g/L、ALB 44.5g/L、凝血酶原时间11.6s、血氨59μmol/L，甲状腺功能正常。

二、治疗及转归

入院后予停用干扰素、护肝、纠正电解质紊乱、营养支持治疗并予地西泮镇静治疗。患者仍狂躁不安、尖叫、打人骂人，拒绝配合治疗。入院第3天请精神病院专家会诊，考虑患者为急性精神分裂样精神急性障碍。建议予氟哌啶醇5mg肌内注射，每天2次。用药后患者病情较前好转，问答基本切题，无攻击性行为，但偶有胡言乱语，能自行进食及如厕。患者父母及姐姐拒绝转外院治疗，要求继续在笔者所在医院科室住院治疗。次日早上7时患者无诱因出现四肢颤抖，表情呆滞，颈强直，呼之不应；查体：生命征正常，神志不清，颈项强直，四肢颤抖，咽部闻及痰鸣音，两肺呼吸音清，无啰音，心腹未见异

常，四肢颤抖。患者出现上述反应考虑是使用氟哌啶醇后出现锥体外系反应，予东莨菪碱对症治疗后症状逐渐缓解。将氟哌啶醇减量至 2.5 mg 并联合东莨菪碱防治锥体外系反应，患者未再出现锥体外系反应，生活基本能自理，精神、睡眠、胃纳好，无恶心、呕吐，二便正常。目前患者仍有轻度欣快感，但问答切题。抗病毒治疗改为应用阿德福韦酯。

三、诊治体会

患者既往无精神病史，无精神病家族史，近期无精神创伤史，使用干扰素治疗 3 个月后出现精神症状，停用干扰素并加用氟哌啶醇抗精神异常后症状缓解，因此考虑患者的精神障碍与干扰素的应用有关。

干扰素引起精神障碍的类型主要包括：失眠、抑郁、企图自杀、躁狂性精神病等。据报道，约有 30% 的患者应用干扰素后可出现重度抑郁症，但是绝大部分患者经适当治疗可以继续用药，干扰素引起的抑郁可以经处理缓解后而使患者继续抗病毒治疗，只有少部分患者会出现严重的精神改变，甚至自杀倾向，而不能继续原治疗。出现如本病例以严重的急性精神分裂样精神急性障碍较少见。该患者入院前 2 周开始出现轻微精神改变后，未引起家人注意，亦不告知专科医生而继续应用干扰素，直至病情突然加重，出现精神病症状、躁动伤人，才就诊住院。可见对于干扰素引起的精神改变，早期发现、正确处理可以避免严重后果。

四、专家点评

该病例为慢性乙型肝炎应用干扰素（短效）抗病毒治疗过程中出现严重的精神障碍。应用干扰素时应考虑到可能的不良反应，特别是精神障碍的出现，对于慢性乙型肝炎应用干扰素治疗前应进行精神状态评估，治疗期间必须定期复诊检测各项指标变化，以及观察精神状态，及早发现不良反应并及时处理。该病例是目前基层应用干扰素抗 HBV 治疗出现精神异常的典型病例，后续处理治疗较恰当，对临床有一定的借鉴作用。

作者：姜春华（南宁市第四人民医院肝病科）

点评者：高志良（中山大学附属第三医院）

病例 10 干扰素治疗出现急性小脑共济失调 1 例

关键词：干扰素；小脑共济失调，急性

一、病例介绍

患者女，22 岁，因四肢无力伴发音障碍 1 天入院。患者于 1 天前无明显诱因出现左下肢无力，行走费力，继而出现四肢无力、走路不稳、站立不稳继而行走不能，同时出现言语不流利，上述症状逐渐加重，入院治疗。入院后四肢无力、行走困难无明显改善，字音不准、语流缓慢、言语间断但能准确理解他人言语，对答准确。既往 HBV 携带十余年，1 年前因反复肝功能异常 1 年在本科门诊以"HBeAg 阳性慢性乙型病毒性肝炎"收入住院，入院后给予肝穿活组织检查：慢性乙型病毒性肝炎、中度、G3S2，并给予干扰素 α-2b 500MIU 治疗至今。治疗 6 个后 HBV DNA 500 拷贝/ml，11 个后 HBeAg 发生转换。无饮酒和抽烟史；家族无特殊疾病记载及类似疾病史；无其他药物服药史。

入院时体格检查：体温 36.4℃，呼吸频率 19 次/分，血压 110/70mm Hg。神志清，营养中等，发育正常，查体合作；双肺呼吸音清，未闻及干湿啰音，心率 72 次/分，心律齐，各瓣膜听诊区未闻及病理性杂音；腹平软，无压痛，肠鸣音正常，双下肢无水肿。专科检查：神志清，语言笨拙，双瞳孔等大等圆，光反射（+），视力可，眼球活动好，眼震可疑阳性，眼底检查未见异常，伸舌居中，双侧软腭对称，双侧咽反射（±），颈软无抵抗，四肢肌张力正常，四肢肌力 V 级。双侧腱反射对称（+），双上肢指鼻试验、轮替试验（+），双侧跟膝腱试验不稳，以左侧为著。深、浅感觉与复合感觉未见明显异常，腹壁反射未引出，双侧巴氏征（-），步态为阔底步态，Romberg 征（+）。

入院第一天急请神经内科会诊，诊断：①急性小脑共济失调（原因待查）；②HBeAg 阳性慢性乙型病毒性肝炎、G3S2。建议：①予改善神经代谢和缺氧。拜阿司匹林 0.1g，1 次/天，加小牛血去蛋白提取物。②建议查 ANCA、TPPA、HIV。辅助检查：血生化、血常规、凝血四项、DIC 系列、血清维生素 B_{12} 的检测结果均基本正常；CSF 示压力 120mm H_2O，细胞学示白细胞 $6 \times 10^6/L$；血沉、ANCA、免疫全套均阴性。HIV、TPPA、TRUST 均阴性。双下肢肌电图检查：左胫神经运动传导异常。复查头颅 MRI+弥散+MRI（入院 5 天后）示未见明显异常。入院后停用干扰素并给予拜阿司匹林和小牛血去蛋白提取物治疗，4 天后患者上述症状逐渐减轻，可独立行走，但长时间独立行走双下肢无力。构音无障碍，饮水无呛咳；指鼻、轮替试验（-）。入院 9 天后行走正常，可长时间独立行走，构音无障碍，饮水无呛咳，患者出院。

二、临床诊治思维过程

年轻女性患者，因"四肢无力伴发音障碍 1 天"入院。入院诊断：①急性小脑共济失调（原因待查）；②HBeAg 阳性慢性乙型病毒性肝炎、G3S2。急性小脑共济失调

（acute cerebellar ataxia，ACA）是一组少见的临床综合征，病变以小脑为主，少数可累及脑干。考虑引起 ACA 常见的原因有：①常见的病毒为水痘病毒和柯萨奇病毒，常发生在儿童，尤其是 3 岁以内。脊髓灰质炎病毒、埃克病毒、疱疹病毒、腮腺炎病毒、人细小病毒 B19 也可见[1,2]。但在成人则多为 EB 病毒和支原体感染。②本病还可继发于细菌感染，如伤寒、百日咳等[3~5]。③接触某些化学物质（如 DDT）也可继发。国外有学者报道接种水痘疫苗、重组乙型肝炎疫苗后发生 ACA[6,7]。

　　ACA 临床主要表现：①躯干共济失调，表现为突然发生的躯体的急动，阔底步态，不能独立行走，当患者坐立时，躯体可能前后左右偏移；②肢体共济失调；③眼球震颤；④构音障碍。辅助检查：腰穿查脑脊液多正常或细胞、蛋白轻度升高。影像学多数正常。异常表现为：①小脑水肿和钆注射后软脑膜异常增强；②小脑水肿和小脑半球异常信号区周围有钆注射后增强；③小脑水肿和小脑皮质信号增强；④小脑白质或小脑角高信号。脑白质病变提示脱髓鞘过程与自身免疫机制有关[8,9]。ACA 一般预后良好，多数患者在 1~6 周内恢复正常，但约 1/5 的患者在数年后仍遗留有共济失调、震颤、眼辨距不良和智能障碍[10]。Klockgether 等[2,9]认为年龄大者预后较差，大多良好，个别遗留运动或行为异常。治疗上有病因者应用脑代谢剂有利于恢复。

　　鉴别诊断：

　　（1）药物中毒：药物中毒引起的共济失调常见于苯妥英钠、苯巴比妥等抗癫痫的药物过量。根据病史和测定血中药物浓度可协助诊断。

　　（2）神经系统感染：需要脑脊液病原学检查确诊。

　　（3）先天性代谢异常：常见高氨血症、色胺酸转运异常等，可反复发生。可根据家族史、代谢特点、智力低下等诊断。

　　（4）占位性病变：肿瘤、脓肿、血肿有时表现为急性小脑症状，可根据影像学、颅内高压等症状进行鉴别。

　　（5）其他原因：低血糖、缺氧、脑外伤等也可以引起。

三、诊疗体会

　　ACA 大部分病例发生前 1~3 周有前驱感染史，且一半病例有皮疹，起病急，多以躯干和四肢开始，表现为站立不稳，步态蹒跚，易于跌倒，严重者不能坐立和行走。体检表现为指鼻试验、轮替实验不能，伴构音障碍，感觉正常，脑神经多不受累。脑电图多正常，MRI 检查可排除占位。本例年轻女性患者发病前无感染史，且智能正常，体检：四肢肌张力正常，四肢肌力 V 级。双侧腱反射对称（+），双上肢指鼻试验、轮替试验（+），双侧跟膝胫试验不稳，以左侧为著。深、浅感觉与复合感觉未见明显异常，腹壁反射未引出，双侧巴氏征（−），阔底步态，Romberg 征（+）。复查头部 MRI 均未见小脑器质性病变，ANCA、TPPA、HIV 均阴性。头颅磁共振和脑电图未见异常。脑脊液检查未见明显异常。患者原有慢性乙型病毒性肝炎病史，慢性乙型肝炎时循环免疫复合物沉积在血管壁，常见关节炎和肾炎；且急性重型肝炎患者有多种神经系统表现，急性肝炎患者少见，慢性患者鲜见报道神经系统改变。因此，该患者临床不支持神经系统感染、先天性代谢异常及占位性病变，也不支持遗传性显性共济失调和乙型肝炎免疫复合物。患者使用干扰素 1 年，停用干扰素 9 天后症状基本消失，故诊断为干扰素所致的小脑共济失调。

目前报道较多的与 ACA 相关的药物见于苯妥英钠、苯巴比妥等抗癫痫药物，罕见干扰素致 ACA 报道。本病确切的病因及发病机制尚不清楚，可能为病毒直接侵犯脑组织引起急性病毒性小脑炎，其依据是曾从该病患者的血或脑脊液中分离出各种病毒；或由于免疫反应引起的脱髓鞘性疾病，其免疫过程主要发生在小脑系统[11]。

干扰素是一类具有生物活性的糖蛋白，具有抗病毒、抗肿瘤和免疫调节功能。目前临床用于各种病毒感染（尤其是乙型和丙型肝炎）性疾病、恶性肿瘤、血液病等的治疗。由于干扰素的治疗量和中毒量很接近，所以在用药过程中很容易引发不良反应，虽发生率较低，但危害性大。干扰素常见的不良反应为流感样综合征，流感样综合征可随着用药次数的增加而在体内产生耐受性或消失。有报道患者应用干扰素后偶见溶血性贫血、局部缺血性结肠炎、三叉感觉异常、静坐不能等，小脑共济失调尚鲜见报道。此患者在应用干扰素 1 年后出现四肢无力、行走不能、构音障碍，经及时诊断、停用干扰素、改善神经代谢治疗后患者很快痊愈。临床医师在干扰素长期大量治疗过程中应注意干扰素罕见的并发症，及时给予诊断和治疗。

四、专家点评

干扰素治疗有一定的不良反应，尤其是神经系统的不良反应时有报道，该病例对干扰素治疗导致的 ACA 进行分析，意在提醒临床医师注意干扰素长期治疗过程中的不良反应。

患者因慢性中度乙型病毒性肝炎（G3S2）给予干扰素 α 治疗 1 年时，出现走路不稳、站立不能，字音不准、语流缓慢，眼震可疑阳性，双上肢指鼻试验、轮替试验阳性，阔底步态等 ACA 的表现。患者无小脑或脑干的乙型肝炎免疫复合物沉积等变态反应的证据；无病毒或细菌或真菌等病原体对中枢神经系统（尤其小脑）直接侵犯或其他原因引起原体内潜在性病毒活跃的依据；无后颅凹脓肿、血肿、肿瘤等占位性病变的特征；无先天性代谢异常及低血糖、缺氧、脑外伤等征象；也无服用苯妥英钠、苯巴比妥等抗癫痫的药物史；而在使用干扰素 α 过程出现 ACA 表现，且停用干扰素 α、改善神经代谢治疗后短时间内症状消失，临床符合干扰素 α 不良反应所致 ACA 的基本特点。不过，本例患者恢复得太快，还应注意与癔症鉴别，尤其是年轻女性患者。

干扰素 α 的不良反应发生率较高。常见的是流感样综合征、骨髓抑制、食欲减退、体重减轻、皮疹、脱发等，较少见的有腹泻、精神异常、甲状腺疾病及注射部位无菌性炎症等，偶见溶血性贫血、缺血性结肠炎、支气管哮喘等；小脑共济失调尚鲜见报道。

干扰素常用于丙型肝炎、乙型肝炎的抗病毒治疗。本病例提示，在使用干扰素过程中，除注意防治常见与少见的不良反应外，还应注意观察包括小脑共济失调在内的罕见并发症，及时给予诊治。

作者：薛秀兰　吴晓鹭 刘家俊（厦门大学附属第一医院感染科）

点评者：唐红（四川大学华西医院）

参 考 文 献

[1] 丛志强．急性小脑性共济失调[J]．国外医学·神经病学神经外科学分册，1990，7（6）：295.

[2] Shimizu Y, Ueno T, Komatsu H, et al. Acute cerebellar ataxia with human parvovirus B19 infection [J].

Arch Dis Child，1999，80（1）：72-73.

[3] Ito H，Sayama S，Irie S，et al. Antineuronal antibodies in acute cerebellar ataxia following Epstein-Barr virus infection［J］. Neurology，1994，44：1506-1507.

[4] 陈干生. 急性小脑共济失调综合征 1 例［J］. 武汉医学院学报，1982，11（4）：84.

[5] Murthy JM，Kishore LT. MR findings in cerebellar ataxia after enteric fever［J］. J Comput Assist Tomogr，1997，21（2）：216.

[6] Sunaga Y，Hikima A，Ostuka T，et al. Acute cerebellar ataxia with abnomal MRI lession after varicella vaccination［J］. Pediatr Neurol，1995，13（4）：341.

[7] Deisenhammer F，Pohl P，Bosch S，et al. Acute cerebellar ataxia after immunization with recombinant hepatitis B vaccine［J］. Acta Neurol Scand，1994，89（6）：462.

[8] De Bruecker Y，Claus F，Demaerel P，et al. MRI findings in acute cerebellitis［J］. Eur Radiol，2004，14（8）：1478-1483.

[9] Ishida S，Yasuda H，Isotani H，et al. Acute cerebellar ataxia with an MRI abnormality：a sequential imaging study［J］. Eur Neurol，2002，48（2）：121-122.

[10] 郭斌，余平，郭丽华，等. 成人急性小脑共济失调 16 例分析［J］. 中国神经精神疾病杂志，1999，25（2）：115.

[11] 陈怀玉，耿昱，程源深. 急性小脑共济失调临床分析［J］. 浙江医学，1999，21（4）：221-222.

病例 11　慢性乙型肝炎合并遗传性球形红细胞增多症 1 例

关键词：肝炎，乙型，慢性；遗传性球形红细胞增多症；诊疗

一、病例介绍

患者男，16 岁，汉族，江西籍，学生，因"发现 HBsAg 阳性 10 年，乏力、尿黄一年半"于两年半前入院。患者 10 年前在当地医院体检显示：HBsAg、HBeAg、抗-HBc 阳性，肝功能正常，未感特殊不适，诊断为 HBV 携带，未予特殊治疗。5 年前无明显诱因出现乏力、尿黄，无发热，至笔者所在医院住院检查：HBsAg、HBeAg、抗-HBc 阳性。血生化：ALT 146U/L，AST 81U/L；总胆红素 106.7μmol/L，直接胆红素 22.6μmol/L。HBV DNA 5.5×10^{8}拷贝/ml。当时诊断为慢性乙型肝炎，予拉米夫定片抗病毒及护肝治疗 1 月余，症状及肝功能好转出院。后继续服用拉米夫定片抗病毒，半年时复查血生化：ALT 30U/L，AST 35U/L；总胆红素 68.7μmol/L，直接胆红素 10.6μmol/L，HBV DNA 5.0×10^{5}拷贝/ml；未感特殊不适，故联合阿德福韦酯片抗病毒治疗 1 年；患者感尿黄较前更明显，未感其他不适，于 3 年前复查血生化：ALT 35U/L，AST 32U/L；总胆红素 103.7μmol/L，直接胆红素 21.1μmol/L，白蛋白 50.8g/L，HBV DNA <5.0×10^{2}拷贝/ml，故收入住院。患者既往体健，无明确 HBV 接触史，无手术及外伤史，无输血史。入院查体：体温 36.5℃，脉搏 88 次/分，呼吸 20 次/分，血压 120/60mmHg，神志清楚，慢性肝病面容，轻度贫血外貌，皮肤、巩膜深度黄染，未见肝掌及蜘蛛痣；心肺听诊无异常，腹平坦，全腹无压痛、反跳痛，肝肋缘下及剑突下未触及，墨菲征阴性，脾肋下约 5cm、质中、表面光滑、边钝、无触痛。肝浊音界上界位于右侧锁骨中线第 6 肋间隙，肝区无叩击痛；移动性浊音阴性，双下肢无水肿。入院诊断：①病毒性肝炎、乙型、慢性、中度；②黄疸原因待查。

二、临床诊治思维过程

患者 HBV 携带 10 年，"慢性乙型肝炎"病史一年半，经拉米夫定及阿德福韦酯联合抗 HBV 治疗，HBV 复制逐渐减弱，转氨酶降至正常，但总胆红素持续在较高水平不降，且以间接胆红素升高为主，故该患者需重点考虑是否合并存在其他病因引起的黄疸。那么该患者可能为哪种原因的黄疸：①肝细胞性黄疸？②肝外梗阻性黄疸？③先天性非溶血性黄疸？④溶血性黄疸？故入院后逐渐完善相关检查：HBsAg、HBeAg、抗-HBc 阳性。凝血酶原活动度 120%。丙型肝炎核心抗原阴性，HCV IgG 抗体阴性，HCV IgM 抗体阴性；HDV 抗原阴性，HDV IgG 抗体阴性；HEV IgG 抗体阴性。血常规：白细胞 6.00×10^9/L，红细胞 3.61×10^{12}/L，血红蛋白 105.00g/L，血小板 143.00×10^9/L；中性粒细胞百分率 59.44%；网织红细胞数 0.1846×10^{12}/L，网织红细胞百分率 4.71%，未成熟网织红细胞

分数 8.1%。外周血涂片示球形红细胞增多。IgG、IgM、IgA 均正常。尿液潜血阴性，大便潜血阴性。心电图、胸片未见明显异常。腹部 CT 示肝脏未检出明显异常、脾大。肝脏穿刺活组织检查显示：轻度慢性乙型肝炎（G1S1）。故修正诊断：①病毒性肝炎、乙型、慢性、中度；②遗传性球形红细胞增多症。予拉米夫定、阿德福韦酯抗病毒及还原型谷胱甘肽护肝等治疗；并于 3 年前行脾部分动脉栓塞术，术后恢复顺利，总胆红素持续快速下降，术后第 10 天肝功能：ALT 45U/L，AST 46U/L，总胆红素 34.2μmol/L，直接胆红素 12.9μmol/L，间接胆红素 21.3μmol/L，总蛋白 72.1g/L，白蛋白 41.9g/L。HBV DNA < 5.0×10^2 拷贝/ml。血常规：白细胞 10.93×10^9/L，红细胞 4.64×10^{12}/L，血红蛋白 114.00g/L，血小板 755.00×10^9/L，中性粒细胞百分率 72.34%；网织红细胞数 0.1561×10^{12}/L，网织红细胞百分率 3.36%。腹部 CT 示脾大（脾栓术后改变）。术后第 40 天肝功能：ALT 30U/L，AST 31U/L，总胆红素 20.0μmol/L，直接胆红素 8.2μmol/L，间接胆红素 11.8μmol/L，总蛋白 70.1g/L，白蛋白 42.9g/L；HBV DNA < 5.0×10^2 拷贝/ml；血常规：白细胞 8.9×10^9/L，红细胞 5.3×10^{12}/L，血红蛋白 131.00g/L，血小板 360.00×10^9/L，中性粒细胞百分率 70.34%；网织红细胞数 0.155×10^{12}/L，网织红细胞百分率 3.56%。后定期复查（每 2 个月 1 次）至今，ALT、AST、血红蛋白、总胆红素、间接胆红素持续正常，HBV DNA < 5.0×10^2 拷贝/ml。

三、诊疗体会

该病例患者 HBV 携带时间长达 10 年，HBV 复制活跃，后出现肝功能异常，故一直针对慢性乙型肝炎行抗病毒及护肝治疗，HBV 复制逐渐减弱，转氨酶降至正常，但总胆红素持续较高水平不降，且以间接胆红素升高为主，经肝脏穿刺活组织检查排除肝脏代谢性疾病及免疫性疾病；后结合患者有轻度贫血、黄疸及脾肿大，外周血涂片显示球形红细胞增多等特点，考虑患者在慢性乙型肝炎基础上合并遗传性球形红细胞增多症。遗传性球形红细胞增多症（HS）是一种红细胞膜缺陷，以外周血涂片球形红细胞增多为特征的遗传性溶血性疾病，为北欧家族最常见的遗传性贫血，在我国发病率较低[1]。本病大部分为常染色体显性遗传（极少数为隐性遗传）。常染色体显性型患者临床特征为贫血、黄疸和脾肿大，可分为轻型、中间型及重型。轻型多见于儿童，约占全部病例的1/4，由于骨髓代偿功能好，可无或轻度贫血及脾肿大；中间型，约占全部病例的2/3，多成年发病，有轻至中度贫血及脾肿大；重型，数量少，贫血严重，常依赖输血，生长迟缓，偶尔或 1 年内数次出现溶血或再障危象[2]。常染色体隐性型患者临床上有显著贫血及巨脾，频发黄疸、溶血或再障危象。该病的诊断主要根据临床症状、实验室检查和家族史[3]。本病传统的治疗方法为脾切除。而部分性脾栓塞术治疗该病具有损伤小、并发症少、经济、可重复性好、疗效佳等特点，逐渐成为一种极具前途的替代疗法[4]。该例患者采用部分脾动脉栓塞术（以 PVA 微粒替代明胶海绵颗粒）治疗，患者手术顺利，术后除有一过性发热及轻度脾区疼痛外，无其他明显不适，恢复佳，通过长期随诊发现，部分脾动脉栓塞术缓解了病情，血红蛋白升至正常，总胆红素及间接胆红素降至正常，治疗有效。

四、专家点评

该例患者慢性 HBV 感染长达十余年，发现初期处于免疫耐受期，故当时未抗病毒治疗。入院前 1 年余患者出现肝功能异常，进入免疫激活期，遂开始抗病毒及护肝治疗。HBV 复制逐渐减弱，肝酶降至正常，但总胆红素持续较高水平，且以间接胆红素升高为主，经肝脏穿刺活组织检查排除肝脏代谢性及免疫性疾病后，结合患者有轻度贫血、黄疸及脾肿大，外周血涂片显示球形红细胞增多等特点，考虑患者在慢性乙型肝炎基础上合并遗传性球形红细胞增多症。患者行部分脾动脉栓塞术治疗。通过长期随访发现，该患者血红蛋白升至正常，胆红素均降至正常，治疗有效。

遗传性球形红细胞增多症是一种红细胞膜缺陷，以外周血涂片显示球形红细胞增多为特征的遗传性溶血性疾病，为北欧家族最常见的遗传性贫血，在我国发病率较低。本病大部分为常染色体显性遗传。常染色体显性型患者临床特征为贫血、黄疸和脾肿大。本病传统的治疗方法为脾切除。

该病例给我们提供了很好的警示作用，对于慢性 HBV 感染者应定期检查，以便及时发现抗病毒治疗的起点。在抗病毒治疗过程中同样需要定期随访、监测治疗效果，以便及时发现问题，及时调整治疗方案。对于黄疸待查的患者，我们应及时完善相关检查，以探明黄疸的真正原因，避免"经验主义"造成误诊！

作者：刘金明　张克勤（南昌市第九医院肝五科）

点评者：陈智（浙江大学医学院）

参 考 文 献

［1］Agre P. Hereditary spherocytosis［J］. JAMA, 1989, 262：28.

［2］Smedley JC, Bellingham AJ. Current proplems in hereditary spherocytosis［J］. J Clin Paehol, 1991, 44：441.

［3］陈灏珠. 实用内科学［M］. 第 10 版. 北京：人民卫生出版社, 1997：1903.

［4］刘丙木, 刘艳茹, 甄江涛, 等. 部分脾栓塞术治疗遗传性球形红细胞增多症一例［J］. 介入放射学杂志, 2003, 12（1）：10.

病例 12　慢性乙型肝炎合并肝吸虫感染所致的炎性假瘤 1 例

关键词：肝炎，乙型，慢性；肝吸虫；炎性假瘤

一、病例介绍

患者女，18 岁，学生。因"腹胀、腹痛、纳差、消瘦 1 个月"入院。患者入院前 1 个月无明显诱因出现腹胀、腹痛，以上腹部为主，呈持续钝痛，伴纳差、消瘦，近 1 个月体重减轻 5kg，无发热、畏寒，无呕吐、腹泻。既往史：自幼患慢性乙型病毒性肝炎，有喜食三文鱼鱼生史。入院查体：体温 36.5℃，脉搏 80 次/分，呼吸 19 次/分，血压 100/70 mmHg。全身皮肤及巩膜无黄染，皮肤无出血点、皮疹及瘀斑，未见肝掌、蜘蛛痣，浅表淋巴结无肿大；心肺查体未见异常；腹软，上腹部压痛，无反跳痛，墨菲征阴性，肝脾肋下未触及，移动性浊音阴性，双下肢无水肿。入院检查：血常规示 WBC 15.38g/L，NEU% 27.7%，EOS 9.22g/L，ESO% 59.9%，RBC 4.49T/L，Hb 136g/L，PLT 318g/L；CRP 102.8mg/L，ESR 55mm/h。肝功能：ALT 111U/L，AST 60U/L，ALB 33.2g/L，G 35.1g/L，TBil 56.4μmol/L，IBil 18.7μmol/L，DBil 37.7μmol/L。HBV 标志物：HBsAg（+），抗-HBe（+），抗-HBc（+），HBV DNA $6.25×10^5$拷贝/ml。凝血功能、甲状腺功能五项、肿瘤标志物（AFP、CEA、CA199）均未见明显异常。多次粪浓集检查未见寄生虫虫卵，肝吸虫抗体 IgG 阳性。腹部 B 超：肝实质回声分布不均；肝内胆管轻度扩张（0.57cm）；门静脉左支及矢状部变细；近矢状部低回声区，考虑肝占位病变，肝癌或胆管细胞癌可能；胆囊壁水肿（图 12-1）。腹部增强 CT：肝实质密度不均，可见多发片状稍低密度，动态增强扫描呈渐进性延迟强化；胆总管上段、胆囊管及胆囊壁增厚，肝门区胆管明显增厚并软组织肿块（2.7 cm×2.1 cm），胆管细胞癌可能，并肝左右叶胆管扩张；脾大（图 12-2）。PET-CT：①胆囊增大，胆囊管及胆囊壁弥漫性增厚，代谢增高，考虑慢性胆囊炎急性发作，但不排除恶性肿瘤的可能。②左右肝管及肝内胆管明显扩张。③脾脏稍大，脾脏内未见恶性肿瘤征象。④盆腔少量积液。肝穿刺活组织检查：肝细胞水肿，汇管区少量纤维组织增生伴少量淋巴细胞及较多嗜酸粒细胞浸润（图 12-3）。

二、临床诊治思维过程

患者因"腹胀、腹痛、纳差、消瘦 1 个月"入院，首先，结合患者既往有慢性乙型病毒性肝炎病史，查肝功能异常，HBV DNA 定量明显升高，考虑乙型病毒性肝炎处于活动期，有抗病毒治疗的指征；其次，结合患者喜食三文鱼鱼生，查血常规示嗜酸粒细胞明显升高，肝吸虫抗体阳性，提示存在肝吸虫感染，可考虑驱虫治疗。然而经过逐步完善相关检查，B 超及腹部增强 CT 均提示肝脏占位病变，无法鉴别其良恶性质，进一步完善 PET-CT 及肝穿刺活组织检查，最终明确诊断为慢性乙型病毒性肝炎合并肝吸虫感染所致

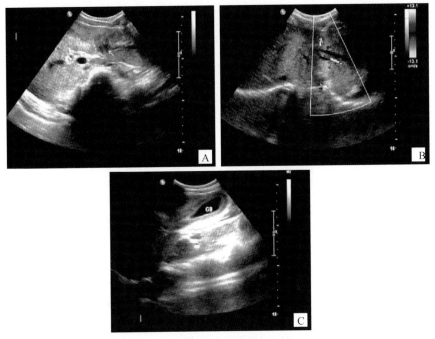

图 12-1　腹部彩超

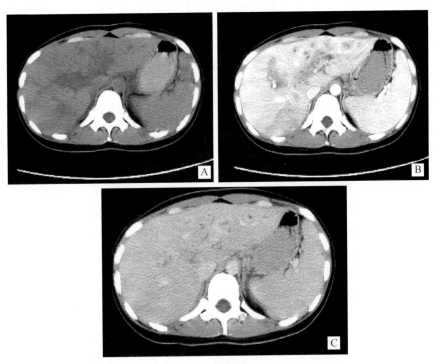

图 12-2　腹部增强 CT

的炎性假瘤。

　　该病例主要根据影像学检查提示肝占位病变予以鉴别诊断：一方面，患者合并慢性乙

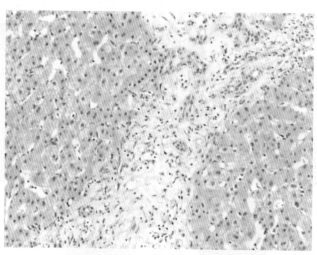

图 12-3　肝穿刺活组织检查

型病毒性肝炎，自幼起病，病史较长，根据乙型肝炎、肝硬化、肝癌发展的"三步曲"，其肝脏占位性病变不能除外原发性肝癌可能；另一方面，患者合并肝吸虫感染，其肝脏占位性病变不能除外良性的瘤样结节或囊性占位。

（1）原发性肝癌：指发生于肝细胞或肝内胆管细胞的恶性肿瘤，在我国发病率甚高，多与病毒性肝炎及肝硬化有关，诊断要点为肝区疼痛不适、消瘦，影像学提示肝内占位病变，甲胎蛋白升高，肝脏穿刺活组织检查发现肝异型细胞。本病例患者伴有纳差、消瘦等临床表现，既往有慢性乙型病毒性肝炎病史，影像学示肝占位病变，但甲胎蛋白未见明显异常，肝脏穿刺病理学检查未发现肝异型细胞，故原发性肝癌可基本排除。

（2）肝血管瘤：是肝脏最常见的良性肿瘤，可发生于任何年龄，以 30 ~ 50 岁女性多见。其发生机制目前尚不完全清楚，一般认为与先天性血管发育异常有关。大多数患者瘤体生长缓慢，症状轻微，增大后主要表现为压迫邻近器官引起的腹部不适、腹痛等症状，结合超声或 CT 检查一般不难诊断。本病例中经超声及腹部增强 CT 检查无明显肝血管瘤征象改变，故可排除。

（3）肝炎性假瘤：指各种炎症因子引起的、以肝脏局部组织炎症细胞浸润和纤维组织增生为病理特征的瘤样病变，其确切病因尚不清楚，可能与感染、自身免疫有关，可发生于任何年龄，以 40 ~ 70 岁多见，多为单发，亦可多发。临床症状轻重不一，主要表现为上腹部疼痛不适、低热、体重减轻、黄疸等，同时可伴有呕吐不适。本病例中，患者有腹胀、腹痛、纳差、消瘦不适，平素喜食三文鱼鱼生史，肝吸虫抗体呈阳性，肝脏占位性病变经肝脏穿刺活组织检查最后明确诊断为肝脏炎性假瘤，考虑肝吸虫感染可能性大。

经上述思维过程明确诊断后，予吡喹酮驱虫，奥硝唑、头孢哌酮他唑巴坦抗感染，恩替卡韦抗病毒及复方甘草酸苷、还原型谷胱甘肽护肝等综合处理，通过 2 周治疗后，腹胀、腹痛、纳差、消瘦等症状消失，病情明显好转，复查肝功能恢复正常；治疗 3 个月后复查 HBV DNA<1000 拷贝/ml，影像学检查发现肝脏占位病变消失，肝实质回声稍增粗，胆、脾、胰未见明显异常。回访 3 年至今无复发。

三、诊疗体会

流行病学研究结果显示我国肝吸虫感染分布广泛[1]，沿海及淡水鱼分布地区感染率高，通过吃生的或未煮熟的含有囊蚴的淡水鱼是人感染肝吸虫的主要原因。本例患者食用三文鱼发病为其特殊性之一，应引起临床重视。由于肝吸虫感染无特异临床表现而多被临床工作者疏忽，往往容易被误诊及漏诊，误诊、漏诊率达 52.5%，多误诊为病毒性肝炎[2]。肝吸虫感染后可引起疲乏、上腹不适、消化不良、腹痛、腹泻、肝区隐痛和肝大等临床症状及体征。粪便中找到肝吸虫虫卵或测定血清肝吸虫抗体是诊断肝吸虫感染的主要依据，同时可有寄生虫感染敏感性指标改变，如嗜酸粒细胞升高，另外肝脏 B 超可提示肝大，肝内胆管扩张及虫体堵塞胆管后出现的胆管炎、胆囊炎征象。

本例患者影像学检查提示肝门区胆管明显增厚并软组织肿块，疑胆管细胞癌。通过 B 超引导下肝脏穿刺未见癌细胞，考虑为寄生虫感染所致的炎性假瘤。肝脏炎性假瘤为临床少见的肝组织在慢性炎症刺激下增生形成的边界清楚的肿瘤样团块，缺乏特异的临床表现及特征性的血液和影像学改变，常误诊为肝细胞癌、胆管细胞癌及转移瘤等，有报道误诊率达 75%[3]。肝脏炎性假瘤可表现为上腹部隐痛、胀痛、间歇性发热、乏力、食欲缺乏、体重减轻等。通过 B 超或 CT 引导下行细针穿刺活组织检查或术后取得病理诊断是诊断肝脏炎性假瘤的"金标准"[4]。该患者自幼有慢性乙型肝炎病史，肝脏占位疑胆管细胞癌，根据乙型肝炎、肝硬化、肝癌发展的"三步曲"，容易被误诊为肝癌。查血清 AFP 不高，故进一步行 B 超引导下肝脏穿刺活组织检查，发现肝细胞水肿，汇管区较多嗜酸粒细胞浸润，未见异型癌细胞，符合慢性病毒性肝炎合并肝吸虫感染所致炎性假瘤的诊断，予内科驱虫、抗病毒、抗炎、对症等保守治疗，避免了不必要的手术治疗。

炎性假瘤的病因尚不清楚，一些学者认为它是一种自身免疫性疾病，与肝内静脉炎有关，由于炎症刺激周围肝组织，激惹而产生增殖性病变[5]；另外一些学者认为其发生是一种外源性或内源性过敏原引起的变态反应，在组织形态学上表现为不同数量的嗜酸粒细胞浸润[6]。针对本例患者，笔者认为肝脏炎性假瘤的形成可能与肝吸虫感染有关。对肝脏炎性假瘤的治疗目前国内外学者仍有争议，多主张手术切除，但有学者认为手术切除肝脏是过度治疗[7]。更有学者提出炎性假瘤属良性病变，可自行缓解，不必处理，只需随访观察[8]；但目前已有报道少数肝脏炎性假瘤可表现为远处转移和治疗后复发等恶性肿瘤的特征[9]。有报道抗生素治疗或糖皮质激素治疗可使明确诊断的炎性假瘤缩小[10]。经充分评估本例患者病因、病情演变可能，予驱虫、抗病毒、抗炎及对症处理后发现其预后良好，避免了外科手术，随访 3 年无复发倾向。

四、专家点评

这是一例慢性乙型病毒性肝炎合并肝吸虫感染所致炎性假瘤的报道。肝吸虫病主要由成虫寄生在肝内胆管致病，可以并发胆管炎、胆石症甚至肝硬化，影像学表现为肝内胆管不同程度的扩张，胆管壁粗糙、增厚。根据粪便或十二指肠引流液中找到虫卵可确诊。虫卵较小，直接粪便镜检阳性率较低，需用多次集卵法；十二指肠引流胆汁发现虫卵的机会多于粪检，但是操作困难，一般不用。免疫学检测不能排除既往感染，但可以作辅助诊断。另外，三文鱼虽属海鱼，但是出生和产卵均在淡水区，不排除进食生三文鱼感染肝吸虫的可能。该患者外周血嗜酸粒细胞比例较高，肝吸虫抗体阳性，病理显示嗜酸粒细胞浸润，彩超和 CT 均提示肝内胆管扩张，胆管壁增厚，抗寄生虫治疗后炎性假瘤消失，均支持肝吸虫病临床诊断。该患者有慢性乙型病毒性肝炎的基础肝病，影像学提示肝脏占位性病变，首先考虑是否合并肝癌，可借助于增强 CT、增强 MRI 或者彩超造影辅助鉴别。肝癌在这些影像学上表现为动脉期高度强化，门静脉期进一步强化，但是与肝实质强化程度接近，延迟期强化程度低于肝实质，一般呈现"快进快出"的特征。该病例增强 CT 表现为延迟强化，不符合肝癌的典型影像学特征，只能借助于肝脏穿刺活组织检病理学检查。最后病理证实为嗜酸粒细胞浸润的炎性假瘤。病例陈述完整，分析思路清晰，诊治规范。病理切片为该报道增色不少。

作者：袁葵　刁娜　郭文（南方医科大学南方医院消化科）

点评者：薛源　张欣欣（上海交通大学医学院附属瑞金医院）

参 考 文 献

[1] Marcos LA, Terashima A and Gotuzzo E, et al. Update on hepatobiliary flukes: fascioliasis, opisthorchiasis and clonorchiasis [J]. Curr Opin Infect Dis, 2008, 21 (5): 523-530.

[2] 李黎，段明，蒋朝东，等. 华支睾吸虫病 40 例临床及误诊、漏诊分析 [J]. 寄生虫病与感染性疾病, 2004, 2 (4): 187-188.

[3] Horiuchi R., Uchida T, Kojima T, et al. Inflammatory pseudotumor of the liver. Clinicopathologic study and review of the literature [J]. Cancer, 1990, 65 (7): 1583-1590.

[4] Kim SR., Hayashi Y, Kudo M, et al. Inflammatory pseudotumor of the liver in a patient with chronic hepatitis C: difficulty in differentiating it from hepatocellular carcinoma [J]. Pathol Int, 1999, 49 (8): 726-730.

[5] Someren A. "Inflammatory pseudotumor" of liver with occlusive phlebitis: report of a case in a child and review of the literature [J]. Am J Clin Pathol, 1978, 69 (2): 176-181.

[6] Kessler E, Turani H, Kayser S, et al. Inflammatory pseudotumor of the liver [J]. Liver, 1988, 8 (1): 17-23.

[7] Torzilli G, Inoue K, Midorikawa Y, et al. Inflammatory pseudotumors of the liver: prevalence and clinical impact in surgical patients [J]. Hepatogastroenterology, 2001, 48 (40): 1118-1123.

[8] Chen KT. Inflammatory pseudotumor of the liver [J]. Hum Pathol, 1984, 15 (7): 694-696.

[9] 杨荣华，于聪慧，余昌中，等. 肝脏炎性假瘤的复发和转移 1 例报告 [J]. 肝胆外科杂志, 2007, 15 (5): 399.

[10] Schmid A, Janiq D, Bohuszlavizki A, et al. Inflammatory pseudotumor of the liver presenting as incidentaloma: report of a case and review of the literature [J]. Hepatogastroenterology, 1996, 43 (10): 1009-1014.

病例 13　病毒性肝炎合并噬血细胞综合征 1 例

关键词：病毒性肝炎，乙型；病毒性肝炎，戊型；噬血细胞综合征

一、病例介绍

患者男，41 岁，汉族，南雄市人。因"乏力、纳差、身目黄染 2 月余"于 4 年前入院。查体：体温 38.5℃，血压 107/67 mmHg，面色晦暗，有肝掌，无蜘蛛痣，可见胸前毛细血管扩张，全身皮肤、巩膜重度黄染。双肺未闻及干湿性啰音，心率 90 次/分，心律齐，各瓣膜听诊区未闻及病理性杂音。腹部平软，压痛及反跳痛阳性，未触及包块，肝脾肋下未扪及，肝区叩击痛阴性，移动性浊音阳性，双下肢未见凹陷性水肿。既往史：患者 15 年前体检发现 HBsAg 阳性，定期检查肝功能，期间发现转氨酶轻度升高（未见检查单），未服药治疗。否认其他慢性病史及其他传染性疾病史。无食物、药物过敏史。流行病学史：无特殊。个人史、婚育史、家族史：嗜酒 3 年，每次 500g 白酒，每周约 2 次，已戒 7 年；其弟弟 HBsAg 阳性，其余无特殊。

入院诊断：① 病毒性肝炎（乙型）、慢性重型重叠病毒性肝炎（戊型）、急性黄疸型；②继发性噬血细胞综合征（HPS）？③肺脓肿。

辅助检查：肝功能：AST 74U/L、ALT 83U/L、ALB 22.6g/L、GLB 48.7g/L、TBil 334.97μmol/L、DBil 263.76μmol/L；凝血功能：PT_{max} 23.6s、PTA 37%。肿瘤标志物：AFP 3.5ng/ml。HBV 标志物：HBV DNA $5.92×10^2$ 拷贝/L，HBsAg（+）、抗-HBe（+）、抗-HBc（+）；肝炎系列 2：HAV IgG（+）、HEV IgG（+）。风湿系列：狼疮四项+ENA+NACA 系列均为阴性；血清 $β_2$-微球蛋白 4.14mg/L；尿本周蛋白阴性；血清蛋白电泳：多克隆升高。血清铁蛋白>1650μg/L。腹部 B 超：左肝上下径 71mm，左肝前后径 54mm，右肝厚度 104mm，弥漫性肝病声像，肝脏无明显增大或缩小；门静脉高压声像；慢性胆囊炎声像；脾增大，脾长径 124mm，脾厚度 39mm；微量腹水。入院后急查胸部 CT：考虑右肺上叶肺脓肿；住院 1 周后复查胸部 CT：肺部脓肿较前增大并周围炎症渗出较前加重；出院前复查胸部 CT：右肺炎治疗后较前吸收、好转。PET-CT：考虑肺部病变为感染性病变可能性大。住院期间在 B 超引导下行经皮肺穿刺检查，术后病理学检查显示：符合肉芽肿性炎，PAS 显示泡沫细胞内有微生物，未见确切真菌菌丝及孢子，抗酸染色（-）。

二、临床诊治思维过程

患者因乏力、纳差及身目黄染入院，根据患者入院前检查，入院时诊断为：①病毒性肝炎；②肺脓肿可基本明确，根据患者病情进展，进一步完善相关检查，住院期间多次复查血常规提示轻度贫血（血红蛋白最低 83g/L）、粒细胞缺乏（中性粒细胞计数最低 $0.33×10^9$/L）；入院后骨髓涂片提示组织细胞增多，可见其吞噬细胞现象，考虑噬血细胞综合征。继发性 HPS 诊断明确。

（1）肝病情况：入院后予拉米夫定抗病毒治疗，予苦参碱、思美泰、阿拓莫兰退黄解毒，补充白蛋白、利尿等治疗，患者肝功能逐步好转。

（2）发热情况：入院前后患者反复高热，胸部 CT 提示右肺上叶肺脓肿（30 mm×55mm），先后给予亚胺培南西司他汀、头孢哌酮舒巴坦、替考拉宁、奥硝唑、氟康唑、莫西沙星治疗；PET/CT 检查提示感染性病变可能性大。经抗感染治疗后，体温下降并维持正常，但复查胸部 CT 提示肺部脓肿较前增大并周围炎症渗出较前加重，转入呼吸内科进一步诊治。转入后予哌拉西林他唑巴坦、奥硝唑抗感染，后行纤维支气管镜检查提示支气管黏膜轻度炎症，吸出少量痰液送检培养示大肠埃希菌（2+），对亚胺培南、头孢西丁、阿米卡星、氯霉素、复方新诺明敏感；之后在 B 超引导下行经皮肺穿刺检查，术后病理学检测显示：符合肉芽肿性炎，PAS 显示泡沫细胞内有微生物，未见确切真菌菌丝及孢子，抗酸染色（−）。根据药敏实验结果予泰能、头孢西丁+阿米卡星抗感染治疗，复查胸部 CT 提示双肺炎较前明显好转；3 周后再次复查胸部 CT 提示右肺炎治疗后较前吸收、好转。

（3）噬血细综合征情况：患者发热超过 1 周，体温最高为 38.5℃；住院期间多次复查血常规提示轻度贫血（Hb 最低 83g/L）、粒细胞缺乏（中性粒细胞计数最低 $0.33×10^9$/L）；骨髓涂片示组织细胞增多，可见其吞噬细胞现象，考虑噬血细胞综合征（图 13-1）；根据患者临床表现、体征及实验室检查结果诊断继发性噬血细胞综合征。经积极抗感染，期间予"瑞白"刺激白细胞生长等处理后，出院前复查血常规示 WBC $3.53×10^9$/L，Hb 128g/L，PLT $150×10^9$/L，NEUT 32%，中性粒细胞绝对值 $1.32×10^9$/L。1 个月后复查骨髓涂片提示噬血细胞综合征治疗后骨髓象噬血细胞较前减少（图 13-2）。

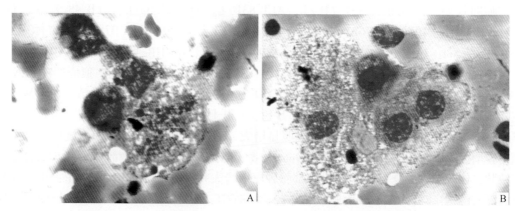

图 13-1　骨髓涂片见吞噬细胞现象

（4）后续随访：1 年后返院复查，肝肾功能、血常规未见明显异常，HBV DNA 定量阴性，AFP 正常；胸部 CT 提示右上肺少量慢性炎症，原病灶吸收，未见新发病灶。

鉴别诊断：

（1）原发性 HPS：为常染色体隐性遗传病，常问不到家族史，更增加了诊断的难度。一般认为，在 2 岁前发病者多提示为原发性 HPS，而 8 岁后发病者，则多考虑为继发性 HPS。在 2～8 岁发病者，则要根据临床表现来判断。

（2）恶性组织细胞病：是组织细胞及其前身细胞异常增生的恶性疾病，主要累及淋

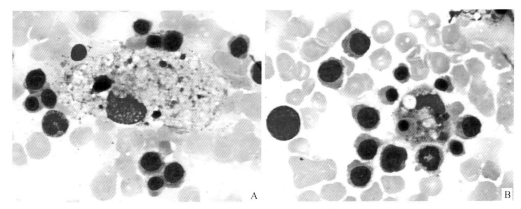

图 13-2　复查骨髓涂片示噬血细胞较前减少

巴和造血器官。临床有高热，肝、脾、淋巴结肿大，全血细胞减少及进行性衰竭。二者在骨髓片上很难鉴别，但 HPS 要比恶性组织细胞病常见得多。

三、诊疗体会

本例患者为中年男性，既往发现 HBsAg 阳性，定期检查肝功能，期间偶见肝功能异常，未予诊治；亚急性起病，乏力、纳差伴身目黄染，体格检查可见面色晦暗，肝掌阳性，可见胸前毛细血管扩张，全身皮肤、巩膜重度黄染。对于该患者，以乏力、黄疸、肝功能损害为主要表现，部分症状、体征具有特异性，但对于噬血细胞综合征的诊断缺乏证据。

辅助检查提示轻度贫血（血红蛋白最低 83g/L）、粒细胞缺乏（中性粒细胞计数最低 $0.33×10^9/L$），住院期间多次复查血常规，嗜肝病毒标志物阳性，HBV DNA $5.92×10^2$ 拷贝/L；胸部 CT 提示右肺上叶肺脓肿；入院后骨髓涂片提示组织细胞增多，可见其吞噬细胞现象，考虑噬血细胞综合征。该患者最后确诊为：①病毒性肝炎（乙型）、慢性重型重叠病毒性肝炎（戊型）、急性黄疸型；②继发性 HPS；③肺脓肿。经抗感染、抗病毒及护肝对症支持治疗后，体温恢复正常，骨髓涂片提示噬血细胞较前减少，肝功能好转，HBV DNA 定量阴性，AFP 正常，肺部原病灶吸收，未见新发病灶。

HPS 是一类以巨噬细胞异常活化导致吞噬大量血细胞为特征的罕见的严重疾病[1]。原发性 HPS 与遗传有关，常发生于 2 岁以下儿童[2]。成人中出现的 HPS 常继发于感染、肿瘤、自身免疫病等[3]。常见临床表现为高热、肝脾轻度肿大、淋巴结肿大、出血，此外部分患者还伴随头痛、四肢肌肉酸痛、皮疹、乏力、纳差等，血细胞有不同程度减少。所有患者实验室检查的指标中，LDH 和铁蛋白均显著升高，多数患者出现凝血功能异常，部分患者还出现严重的低钠低氯血症。继发性 HPS 病因多样，病情凶险，病死率高，生存期短，预后与原发病及是否进行积极治疗有关[4]；联合化疗、糖皮质激素治疗、血液滤过等是治疗本病的有效方法。

四、专家点评

这是一例病毒性肝炎（乙型和戊型肝炎病毒重叠感染）合并肺脓肿和嗜血细胞综合

征的报道。嗜血细胞综合征分为原发性和反应性。反应性嗜血细胞综合征是一种与急性病毒感染有关的良性噬血组织细胞增生症，特点是单核–吞噬细胞增生活跃，可出现高热、贫血、肝脾和淋巴结肿大，易与白血病、传染性单核细胞增多症、恶性组织细胞病、再生障碍性贫血等混淆，可借助于骨髓穿刺检查鉴别，有时需要多次骨髓穿刺。原发病治愈后多可恢复；及时诊断和正确的治疗对预后很重要。该病例是在病毒感染基础上出现发热、脾大、贫血、粒细胞减少、铁蛋白升高，骨髓涂片显示组织细胞增多及吞噬细胞现象，治疗后血常规恢复，骨髓涂片显示噬血现象减少，支持噬血细胞综合征的诊断。另外，本例患者还合并肺脓肿，抗生素的使用是本病例的一大内容。不足之处：全文没有提到咳嗽、咳痰等呼吸道症状，痰液的量和性状，以及反复血培养的情况。

作者：李青青　杨林　高志良（中山大学附属第三医院感染病科）

点评者：薛源　张欣欣（上海交通大学医学院附属瑞金医院）

参 考 文 献

［1］ Basheer A, et al. Hemophagocytic lymphohistiocytosis: an unusual complication of orientia tsutsugamushi disease（scrub typhus）［J］. Mediterr J Hematol Infect Dis, 2015, 7（1）: e2015008.

［2］ Lee HJ, et al. Hemophagocytic lymphohistiocytosis in adults［J］. Korean J Anesthesiol, 2014, 67（Suppl）: S115-117.

［3］ Mimura T, et al. Adult-onset Still's disease with disseminated intravascular coagulation and hemophagocytic syndrome: a case report［J］. BMC Res Notes, 2014, 7: 940.

［4］ Nakamura L. et al. First characterization of platelet secretion defect in patients with familial hemophagocytic lymphohistiocytosis type 3（FHL-3）［J］. Blood, 2015, 125（2）: 412-414.

病例 14　慢性乙型肝炎病毒感染合并卵巢癌伴腹壁转移 1 例

关键词　腹水；腹壁包块；肝硬化

一、病例介绍

患者女，66 岁，农民。因"发现乙肝血清标志物异常 12 年，腹胀半年，加重 1 个月"入院。12 年前患者体检时查出乙肝系列异常，未正规诊治。于 6 年前诊断为"HBeAg 阳性慢性乙肝"，知情同意后开始服用阿德福韦酯片抗病毒治疗，后定期在门诊复查，病毒学、生化学、血清学应答佳。半年前无明显原因及诱因出现上腹部饱胀不适，上腹部 B 超示腹水（大量），住院后行上腹部 CT 检查示肝脏体积略小，表面欠光滑，门静脉略显增宽（1.4cm），腹水。进一步行腹腔穿刺术，腹水常规、生化结果提示腹水性质呈渗出性，故按"乙肝肝硬化、失代偿期、腹水形成、自发性腹膜炎"给予抗病毒、抗感染、利尿等综合治疗后，B 超探查腹水较前明显减少而出院。3 个月后患者再次感上腹部饱胀不适，就建议患者转上一级医院（省传染病医院）进一步住院治疗。主要体征：腹壁韧，全腹可触及大小不等结节，查血清、腹水 TB DNA、血清结核斑点实验阴性，血沉 40mm/h，自免肝谱阴性，腹部 B 超考虑腹壁脂肪瘤、腹水（大量），子宫附件 B 超、胃肠道造影均未见异常，抗病毒、抗感染等综合治疗后效果不佳。后患者转至第四军医大学附属医院唐都医院住院治疗，复查腹水仍为渗出液，肿瘤脱落细胞学未见肿瘤细胞；血 Fer、CA125、CA153 明显升高，泌尿系统、盆腔系统 CT 检查均未见异常，腹壁 B 超示左下腹壁多发实性病变，当时建议患者行包块活检术，患者及其家属拒绝，给予保肝、抗感染等综合治疗后，效果仍不佳。1 个月前腹胀症状较前明显加重，遂再次入住笔者所在科室。有明显乙肝家族聚集史，且一姐因肝硬化去世，否认输血及血制品史，家族中否认有其他遗传病史。查体：T 36.5℃，P 66 次/分，R 19 次/分，BP 110/70mmHg，神志清，精神差，皮肤、巩膜未见明显黄染，腹韧，全腹可触及大小不等结节，质韧、无压痛，活动尚可，肝区、脾区叩击痛阳性，腹部移动性浊音阳性，双下肢明显压陷性水肿。

入院后初步诊断：①乙肝肝硬化、失代偿期、腹水形成；②腹壁包块性质待定，脂肪瘤？转移瘤？

因患者反复腹胀，按"乙肝肝硬化、失代偿期、腹水形成、自发性腹膜炎"一元化诊断常规给予抗病毒、抗感染、支持、利尿等综合治疗后，腹水消退不佳，且随着时间推移患者腹壁包块逐渐出现，并增多、增大、变硬。

辅助检查：肝功能总蛋白 60g/L，A3 5g/L，G 25g/L，ALT 16U/L，TBil 14μmol/L；肿瘤标志物 CA 125 显升高；血清 HBsAg（+）、抗-HBe（+）、抗-HBc（+）；HBV DNA<100IU/ml；甲、丙、丁、戊型肝炎病毒血清标志物均阴性；自免肝谱阴性；血清、腹水

TB DNA、血清结核斑点实验阴性；腹水常规：深黄色，浑浊，无凝块，利凡他试验（+），WBC 0.452×10^9/L，腹水细菌培养阴性；腹水脱落细胞学检查示大量退变间皮细胞、淋巴细胞及中重度核异质细胞；腹壁结节行 B 超检查示皮下低回声结节，考虑脂肪瘤？胸、腹及妇科 B 超示左侧胸腔、腹腔、宫腔积液，子宫右侧实性低回声结节；盆腔增强 CT 示子宫后壁异常强化灶，考虑肌瘤，左下腹壁软组织影；转移瘤？TCT 检查示无上皮内病变或恶性病变，中度炎性改变。上腹部 MR 增强扫描示肝脏表明欠光滑，大量腹水。

为进一步明确诊断，与患者及其家属充分沟通后，行 B 超引导下巴德全自动活检枪腹壁包块穿刺术，病理检查回报：（腹壁）转移性腺癌，结合免疫组化符合卵巢浆液性腺癌转移；免疫组化结果：CK7（+）、CA125（+）、NapsinA、TTF-1（-）、Villin（-）、WT-1（-）、CK20（-）、CR（-）、Ki-67 约 40%（+）（图 14-1）。

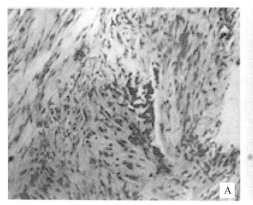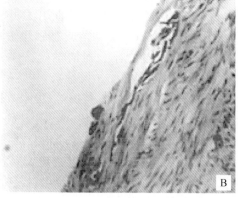

图 14-1　腹壁包块 HE 染色

故患者确诊主要诊断为：①乙肝肝硬化；②卵巢浆液性腺癌Ⅳ期伴腹壁转移。请肿瘤科、妇科会诊后，考虑患者老年、恶性肿瘤晚期，建议患者保守治疗。住院期间患者恶病质明显，患者家属决定放弃治疗自动要求出院。

二、临床诊治思维过程

患者因反复腹胀多次住院治疗，入院时诊断尚不明确，考虑的疾病为腹水原因待查：①自发性腹膜炎；②结核性腹膜炎。引起腹壁包块的疾病有：①脂肪瘤；②腹膜间皮瘤；③恶性肿瘤腹膜转移。根据患者病情进展，逐步完善相关检查，最终明确诊断。

鉴别诊断：

（1）自发性腹膜炎：又称自发性细菌性腹膜炎（spontaneous bacterial peritonitis，SBP）是肝硬化腹水患者的一种常见而严重的并发症，是由致病菌经肠道、血液或淋巴结系统引起的腹腔感染，是在无腹腔内邻近器官直接细菌感染来源（如肠穿孔、肠脓肿）的情况下发生于腹腔的感染。SBP 是肝硬化腹水患者的一种常见而严重的并发症，也可见于重症肝炎、暴发性肝衰竭患者等。此外也可见于肾病综合征、结缔组织病、心源性腹水及恶性肿瘤等。SBP 是导致肝硬化腹水患者死亡的主要原因之一。SBP 的诊断指标为：①病史、症状和（或）体征；②腹水细菌培养阳性；③腹水多形核白细胞（polymorphonuclear neutrophils，PMN）计数 $>0.25 \times 10^9$/L，血性腹水（当腹水中红细胞计数 $>10 \times 10^9$/L，常为恶性肿瘤或结核所致，偶尔也可由穿刺或严重凝血机制障碍所引起）的患者，可致腹水白细胞及 PMN 升高，可用每 250 个红细胞减去 1 个 PMN 计数的校正方法来计算腹水 PMN；④排除继发性感染。在临床工作中对 SBP 常有漏诊、误诊及误治。

（2）结核性腹膜炎：结核性腹膜炎（tuberculous peritinoitis，TBP）是较常见的肺外结核病之一，起病缓慢而隐匿，没有特异性的症状或体征。结核性腹膜炎的临床表现有腹痛、发热、体重减轻、腹泻、便秘，73% 的患者有腹水。但腹水作为一种临床体征，形成原因多而复杂，据报道约 75% 的腹水发生与肝硬化有关，2% 为结核所致。虽然结核性腹膜炎只占全部腹水患者的 2 %，然而在发展中国家，结核性腹膜炎是低血清–腹水白蛋白梯度（SAAG<11g/L）腹水患者的最常见病因，占一半左右。而且结核性腹膜炎是可以用药物治愈的良性疾病，正确诊断很重要。

（3）脂肪瘤：脂肪瘤生长缓慢，一般无疼痛和其他不适感觉，质地较软，可有假囊性感，极少恶变。脂肪瘤可发生于任何部位，好发于颈、肩、背和腹部，亦可见于腹膜后和内脏，最常见于头、颈、臂和胸等部位皮下组织。脂肪瘤分为单发和多发，一般有家族史，大多数长到一定程度时即停止生长。如无明显症状可以不作任何处理。只有在出现局部疼痛不适、瘤体较大影响美观或瘤体影响了肢体的活动功能时，才需要手术切除。对于一般的脂肪瘤，有经验的医生几乎都能作出明确诊断。当然，如果瘤体生长突然加快、增大，怀疑有恶变时，临床医生一定会告知患者，必须立即采取有关治疗措施的。在治疗前，体表肿物一般不需穿刺检查，在皮下相对较深的肿物，凭手摸可能触不准，可以做 B 超检查，通过 B 超可以判断瘤体的位置、大小、质地，是实质性的还是囊性的。如果做彩色 B 超检查，可直接看到肿物的血液供应情况。如果血运丰富，就要考虑恶性的可能。

（4）腹膜间皮瘤：腹膜间皮瘤是唯一原发于腹腔浆膜的间皮和间皮下层细胞的肿瘤，该病临床罕见，起病隐匿，临床表现无特异性，确诊较为困难，误诊多见，预后差，疾病总的生存期不长。本病肿瘤细胞形态多样，常与转移性腺癌、反应性间皮细胞等混淆，临床和病理诊断较困难，迄今尚无有效的治疗方法。诊断依靠病理证实，确诊方式包括细针穿刺活检、腹腔镜下取检、开腹手术。治疗主要有静脉化疗、腹腔灌注化疗、减瘤术等，但总体预后均较差。

（5）恶性肿瘤腹膜转移：腹膜从腹、盆壁移行于脏器，形成了许多腹膜结构，包括网膜、系膜、韧带等。大网膜是连接胃大弯与横结肠的腹膜，由四层腹膜折叠而成，前两层由胃前后壁腹膜自胃大弯向下延续而成，向下悬垂掩盖小肠和横结肠，约至脐水平以下折返向上成为后两层，上达横结肠，包绕横结肠后与横结肠系膜相延续。大网膜位于腹腔浅层，分为上腹型、中腹型和下腹型。其主要血供来源于胃十二指肠动脉或脾动脉发出的胃网膜左、右动脉，通常一条动脉伴随两条静脉，含脂肪、血管、淋巴管、神经组织等，网膜是人体内重要的防御器官，它含有许多吞噬细胞，当腹腔脏器有病变时，它可以向病变处移位并将病灶包绕，网膜上原发肿瘤少见，继发性网膜肿瘤多见，由胃、肠、胰腺、卵巢、肝脏等的恶性肿瘤转移而致。

三、诊疗体会

患者有慢性乙型肝炎病史，反复腹胀，病初按"乙肝肝硬化、失代偿期、腹水形成、自发性腹膜炎"等综合治疗后，效果不佳。面对难以消退的腹水，病初多考虑为肝源性，经治疗后难以解释的病情进展，排除了肝源性腹水。血清、腹水 TB DNA、血清结核斑点实验阴性；腹水常规、生化及血清-腹水白蛋白梯度又继续排除了结核性。随着病情进展，肿瘤血清标志物持续阳性，病程过程中腹壁结节明显变多、变大、变硬，更提示恶性肿瘤腹膜转移的可能，腹壁包块活检已成必行手段。

最后进行腹壁包块病理活检提示（腹壁）转移性腺癌，结合免疫组织化学符合卵巢浆液性腺癌转移；免疫组织化学结果：CK7（+）、CA125（+）、NapsinA、TTF-1（-）、Villin（-）、WT-1（-）、CK20（-）、CR（-）、Ki-67 约 40%（+）。诊断才最终确定。提示我们对腹水患者应拓宽思路，系统、全面检查，以达到早期诊断，为治疗赢得时间和机会。故临床医师对经常规治疗后腹水消退不理想的患者应高度警惕，以免延误诊断及治疗。

卵巢恶性肿瘤病死率高居妇科恶性肿瘤的第一位，卵巢恶性肿瘤各期（Ⅰ~Ⅳ期）平均 5 年生存率仅仅在 20%~40%。卵巢恶性肿瘤的组织类型由于难以判断，很少能在早期准确诊断的[1,2]，75% 的患者在出现明显的症状后才去就医，已经失去最佳的治疗时机，造成疗效不容乐观。肿瘤期别晚，穿透包膜的机会增多，播散种植的范围加大，恶性细胞脱落增加，使细胞阳性率增高，两者呈正相关[3]。多数患者就诊时已为晚期，并常伴有腹水，产生腹水的原因为：广泛的腹膜转移，肿瘤播散致淋巴结堵塞，此外晚期患者常有营养不良、低蛋白血症，这也是腹水产生的原因。卵巢恶性肿瘤的治疗主要采取以手术为主的综合治疗，由于卵巢深居盆腔，发病隐匿，早期诊断率低，多数患者就诊时已是临床中晚期。盆腹腔脏器及腹膜的广泛种植性转移为卵巢恶性肿瘤的一大特点，在这些转移灶的表面会脱落大量的肿瘤细胞和淋巴细胞种植到腹腔，腹膜后淋巴结转移的危险因素有原发肿瘤部位、腹水状况、残留灶大小、临床期别、组织分化程度、组织类型等[4]。

四、专家点评

本文报告了 1 例乙肝肝硬化合并卵巢癌伴腹膜转移的病例。患者为老年女性，有慢性乙型肝炎病史多年，并进入肝硬化阶段。抗病毒治疗已达 6 年，病情已好转并较稳定。当再次出现腹水和病情加重时，首先应考虑的是乙肝肝硬化本身病情变化，应查找是否出现了病毒耐药、是否发生了自发性细菌性腹膜炎等并发症。同时也不要忽视其他因素造成的腹水，如卵巢癌等，以避免出现漏诊和误诊。

该患者经进一步检查，排除了病毒耐药。经保肝、抗感染等综合治疗后，腹水消退不理想，并可触及腹部结节，腹部影像学检查提示下腹部有占位性病变，最终经病理证实为卵巢浆液性腺癌Ⅳ期伴腹壁转移。该病例提示，对肝硬化腹水患者，应考虑到可能的鉴别诊断。在临床思维中，应拓宽思路，系统、全面检查，以期早诊断、尽早治疗。注意肝硬化与卵巢癌性腹水的鉴别。

作者：刘娜　陈延平　徐光华（延安大学附属医院感染病科）

点评者：王磊（山东大学第二医院）

参 考 文 献

［1］李琴. 卵巢平滑肌瘤玻璃样变性 1 例［J］. 肿瘤学杂志，2001，7（1）：13.

［2］杨连卫，张义红，胡波. 卵巢硬化性间质瘤合并成熟性畸胎瘤 1 例［J］. 中国误诊学杂志，2004，4（5）：786.

［3］李东平，张云霞，傅才英，等. 腹腔液细胞学检查在妇科肿瘤诊断中的价值［J］. 解放军医学杂志，2002，27（8）：749.

［4］张媛媛，周萍，程静新，等. 腹水细胞学检查对卵巢恶性肿瘤的诊断价值［J］新疆医科大学学报，2010，33（8）：957-960.

病例15　慢性乙型肝炎重型合并播散性肺曲霉病1例

关键词：肝炎，乙型，慢性；肝功能衰竭；肺曲霉病

一、病例介绍

患者男，31岁，职员，因乏力、纳差、身目黄染15天入院，有HBV感染史7年。2008年4月2日无诱因下出现乏力、身目黄染，在广东某医院住院，诊断为慢性乙型肝炎重型，经治疗症状无改善，逐渐出现发热、腹痛，凝血酶原时间（PT）32s，戊型肝炎抗体（−），给予头孢拉定治疗无缓解，于4月6日转往中山大学第三医院传染科住院，诊断为慢性乙型肝炎重型，胆道感染，自发性腹膜炎。复查戊型肝炎抗体（−），胸片未见异常，给予思美泰、双益健、甘利欣、血浆支持治疗及美罗培南、替硝唑抗感染治疗，体温恢复正常，腹痛减轻，但黄疸加深，PT延长，于4月12日转笔者所在科室住院治疗。

体格检查：T 36.5℃，慢性肝病面容，皮肤、巩膜重度黄染，无肝掌及蜘蛛痣，心肺听诊无异常，腹稍饱满，无压痛，反跳痛轻，肝脾肋下未触及，有移动性浊音，双下肢无水肿。

入院诊断：病毒性肝炎乙型，慢性，重型；自发性腹膜炎。

辅助检查：入院肝功能：TBil 609 μmol/L、DBil 382.3 μmol/L、ALB 28.2 g/L、ALT 117 U/L、AST 121 U/L、胆固醇1.45 mmol/L、空腹血糖2.48 mmol/L、PT 23.3s、HBV DNA定量4.5×10⁵拷贝/ml；B超示肝实质弥漫性病变，胆囊继发性改变，大量腹水，双侧少量胸腔积液。入院后行诊断性腹穿，腹水有核细胞计数296×10⁶个/L，N 10%，给予哌拉西林钠舒巴坦钠、替硝唑抗感染治疗，甘利欣、凯时等护肝治疗，拉米夫定抗病毒治疗，每日输注血浆200 ml补充凝血因子及营养支持治疗，于4月17日、4月25日及5月4日行人工肝血浆置换，每次置换3000 ml血浆，术中共使用地塞米松注射液25 mg，病情有所改善，精神及消化道症状均好转，复查腹水常规正常，感染控制，胸腹腔积液消退，但黄疸仍加深。5月4日复查肝功能TBil 798.3μmol/L、DBil 447.8 μmol/L、ALB 35.4 g/L、ALT 53 U/L、AST 93 U/L、胆固醇3.88 mmol/L、空腹血糖3.38 mmol/L、PT 16s。从5月5日起每日加用地塞米松注射液5mg足三里穴位注射，5月14日复查肝功能TBil 680μmol/L、DBil 440μmol/L、ALB 33.6 g/L、ALT 84 U/L、AST 78U/L、PT 15.7s。于5月15日静脉予地塞米松注射液10mg，5月16日出现腹痛、发热、畏寒，体温波动在38.8~39.2℃，查体见双肺呼吸音粗，未闻及干湿性啰音，血常规示WBC 19.92×10⁹/L、N 91.9%。复查肝功能：TBil 969.5μmol/L、DBil 597.5μmol/L、ALB 29.5g/L、ALT 70 U/L、AST 61 U/L、胆固醇2.28 mmol/L、PT 19.7s。行诊断性腹穿，腹水检查发现有核细胞计数580×10⁶个/L，N 76%，考虑腹腔感染，给予哌拉西林钠舒巴坦

钠抗感染，症状无改善，仍高热并出现呼吸困难。5 月 19 日出现右眼视野缺损，胸片见右中肺野及左中上肺野多发斑片影，行肺部 CT 检查提示两肺多量大小不等结节肿块影，肿块影边缘模糊，内见支气管气像。5 月 20 日逐渐出现咳嗽，咳黄痰或铁锈色黄黑痰，右眼视力下降，视野缺损范围增大。5 月 21 日右眼失明，眼科会诊见右眼球结膜水肿，球结膜下散在小片状出血，角膜水肿混浊，后弹力层皱褶，房水混浊，房角 0.5mm 积脓，瞳孔见灰白渗出膜，对光反射消失，眼底不能见，眼压 T-1；左结膜无充血，角膜透明，房水正常，瞳孔正圆，眼压 Tn，视网膜及视乳头正常。考虑真菌感染致右眼葡萄膜炎，给予人免疫球蛋白 10g 静脉滴注连用 3 天，加用胸腺肽 α1。5 月 20 日痰培养示大肠埃希菌（ESBLs 阳性）50%，口腔链球菌及干燥奈瑟菌占 45%，真菌生长 5%，但血、大便、腹水培养均阴性，给予泰能抗细菌感染，5 月 22 日痰培养示真菌生长，为毛霉菌属某种，5 月 23 日改用特治星抗细菌感染，5 月 24 日痰培养示真菌生长 80%，为毛霉菌属某种，口腔链球菌及干燥奈瑟菌占 20%，加用脂质体两性霉素 B 静脉滴注及雾化吸入，体温下降，复查血常规示 WBC 10.68 ×10⁹/L，N 74.9%，5 月 27 日因经济原因改用哌拉西林钠舒巴坦钠、克林霉素抗细菌感染，停用美能、还原型谷胱甘肽、思美泰、凯时等药物，继续给予血浆、拉米夫定、胸腺肽 α1。加用脂质体两性霉素 B 后患者出现恶心、一过性高热且肾功能损害（BUN 6.8 mmol/L、Cr 115μmol/L），5 月 24 日停用两性霉素 B 静脉滴注但继续给予雾化吸入至 28 日停用。将 5 月 22 日、24 日痰培养标本送广西医科大学第一附属医院实验室作菌种鉴定，28 日鉴定回报均为曲霉菌（图 15-1），改用伊曲康唑口服（200mg 每日 2 次）抗真菌治疗，体温逐渐恢复正常，咳嗽减轻，但出现神志改变，处于嗜睡状态，大小便失禁，双侧球结膜充血水肿明显，予甘露醇静脉滴注 125 ml 每 8h 一次，6 月 9 日神志转清，右侧肢体肌力 2 级，左侧肢体瘫痪，二便失禁，大量腹水。11 日出现呼吸困难，予放腹水后仍反复发作，心界向左扩大，双肺呼吸音粗，无干湿性啰音，16 日复查肺部 CT 示右下肺及左上肺空洞影见空气新月征，双肺散在小结节影，双侧胸腔少量积液，大量心包积液。18 日行心包积液穿刺置管引流、胸腔穿刺术，共引出淡黄色清胸腔积液 300 ml 和暗红色血性心包积液 1490 ml，心包积液常规生化检查示李凡他试验阴性，有核细胞计数 400×10⁶个/L，N 20%，蛋白 31.5g/L，LDH 388U/L，涂片中可见部分细胞肿胀，胸腔及心包积液培养均阴性。6 月 21 日复查心脏彩超示缩窄性心包炎，少量心包积液，予拔除心包引流管后未再出现呼吸困难，右侧肢体肌力正常，仍左侧肢体瘫痪，能自解大小便。查头颅 CT 见双侧大脑半球多发低密度影，行腰椎穿刺测颅压 50 mmH₂O，脑脊液培养阴性，停用甘露醇，改用胞二磷胆碱并加用针灸，加强肢体康复训练，7 月 8 日左侧肌力及肌张力恢复正常，无咳嗽、呼吸困难，右眼仍失明，25 日复查心脏彩超未见异常，肺部 CT 示两肺野散在分布小片状密度增高影，左侧少量胸腔积液，肝功能 TBil 66.2μmol/L、DBil 37μmol/L、ALB 32.7g/L、ALT 53 U/L、AST 70 U/L、PT 14.1s。血常规示 WBC 5.61×10⁹/L、N 46%，于 8 月 2 日出院。抗真菌疗程为伊曲康唑胶囊口服（5 月 12 日至出院）、脂质体两性霉素 B 静脉滴注（5 月 24 日为 5.7mg 起步，5 月 25 日为 10mg）及雾化吸入（5 月 26 日至 5 月 28 日，每次 12mg，每日 2 次）。

二、临床诊治思维过程

患者感染 HBV 7 年，本次以乏力、纳差、身目黄染起病，入院诊断明确，入院后按

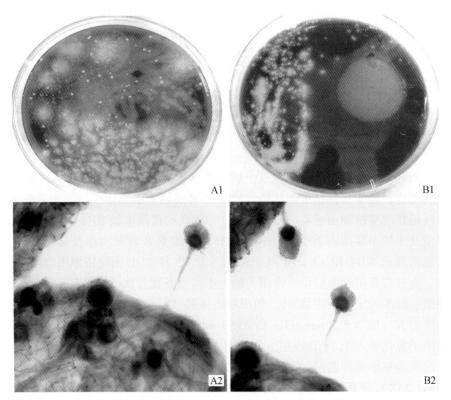

图 15-1　A1、A2、5 月 24 日痰培养基，B1、B2、5 月 22 日痰培养基，鉴定均为曲霉菌

重型肝炎予护肝、抗病毒及补充凝血因子等治疗，联合人工肝血浆置换，病情有所控制，但黄疸反复不退，考虑肝脏炎症损伤重。在控制 HBV 及感染的基础上，加用了地塞米松减轻免疫损伤。复查提示肝功能改善，黄疸缓解。随后突然出现发热、畏寒，腹胀、腹痛，病情迅速恶化，行腹腔穿刺提示腹腔感染加重，经验性用药予哌拉西林钠舒巴坦钠抗感染症状无改善，同时出现眼部及呼吸道症状。此时胸部 CT 发现肺内占位，考虑真菌二重感染可能，但病原菌未明确，行痰培养提示真菌生长，初步考虑毛霉菌。因实验室条件限制未能明确菌种，考虑重症肝炎患者免疫功能低下，予免疫球蛋白静脉滴注，两性霉素 B 抗真菌，哌拉西林他唑巴坦钠抗细菌感染。同时进一步请眼科、呼吸内科会诊，再次送菌种鉴定明确为曲霉菌感染。因两性霉素 B 不良反应较大，患者不能耐受，拒绝继续静脉滴注，改用伊曲康唑。查阅相关资料无两性霉素 B 可雾化吸入说明，但两性霉素 B 覆盖真菌菌种广，疗效确切，患者肺部病变突出，予继续使用两性霉素 B 雾化吸入减轻不良反应。感染有所控制，但患者眼部病变不可逆，同时出现神经系统、心脏等部位病变，请神经内科及心血管内科医生会诊，予穿刺引流及减轻脑水肿等处理，病情逐渐稳定。本例重型肝炎合并曲霉感染，具有涉及部位多、感染重、变化快等特点，需要多学科协作及患者家属理解支持。

三、诊疗体会

播散性肺曲霉病是指侵袭性肺真菌病扩散和累及肺外器官，或发生真菌血症的临床疾病。病情危重，未治疗病死率高达 100%，经治疗后病死率可降至 40% ~60%。田沂等[1]报道 12 例重型肝炎合并侵袭性肺曲霉病，仅存活 1 例，病死率达 91.7%。本例患者基础疾病为重型肝炎，有应用激素及长期应用抗生素史，但无粒细胞减少或缺乏，起病急，病情迅速恶化，表现为发热、腹痛、咳嗽、患眼视野缺损、肝损害加重，初次痰培养示多重耐药细菌感染，在细菌感染控制后，两次痰培养均发现曲霉菌，且临床过程表现为眼、心包、脑等多器官损害，符合播散性肺曲霉病临床诊断。患者起病前有激素使用史，糖皮质激素减弱巨噬细胞、单核细胞和中性粒细胞杀灭曲菌孢子、菌丝的功能，并导致重症患者侵袭性霉菌感染风险增加的皮质醇阈剂量比其他患者低[2]。激素是本例发病的重要诱因，同时存在细菌、真菌二重感染，提示在慢性重型肝炎患者中应谨慎使用激素，特别是在病程中有严重细菌感染病史者。早期发现肺曲霉病对于提高救治的成功率有重要意义，在病程中出现高热、咳嗽、咳痰者应及时行胸片、痰培养等检查。由于肺曲霉病患者往往伴有免疫功能受损，因此恢复或重建宿主免疫功能是治疗的根本，临床上在还未获得明确真菌感染证据但高度怀疑时，及时加用人免疫球蛋白或胸腺肽有助于病情的控制。

　　近年研究显示，曲霉菌在肺真菌感染中占首位[3]，肺曲霉病的病理表现主要为急性坏死性出血性肺炎、炎性浸润、化脓，进而形成肉芽肿，CT 扫描是早期诊断肺曲霉病的重要手段。同时行 GM 试验检测半乳甘露聚糖抗原是侵袭性曲霉菌病的真菌学检测标准之一，行床旁纤维支气管镜检查刷取气管支气管炎性分泌物培养明确病原菌可确诊，本例在发病后第 3 天行肺部 CT 检查可见晕轮征，但肺毛霉病的 CT 表现与侵袭性肺曲霉病类似，常需通过穿刺活检以证实。本例初次痰培养为大肠埃希菌（ESBLs 阳性），但痰涂片找见真菌孢子及菌丝，给予泰能抗感染后痰培养才发现为曲霉菌，表明临床上多次痰培养是必要的，同时最好进行菌种鉴定明确诊断以进一步指导治疗，有条件者可进一步行支气管纤维镜检查或肺穿刺活体组织检查。本例患者病情进展迅速，同时出现多器官功能损害，凝血功能障碍，相关科室拒绝行支气管纤维镜检查，因此无法通过支气管纤维镜检查明确病原菌。

　　氟康唑对肺曲霉菌感染无效，两性霉素 B 是治疗肺曲霉病的一线药物，毒性反应相对较大，本例初始治疗采用静脉滴注两性霉素 B 脂质体，由于患者有肝衰竭基础，患者仍不能耐受其消化道反应、高热等不良反应，而将余下的两性霉素 B 脂质体改为雾化吸入，两性霉素 B 脂质体雾化吸入较静脉滴注毒性反应减少，同时加用伊曲康唑口服，伊曲康唑属于吡咯类抗真菌药物，主要在肝脏代谢，具有代谢稳定、低毒、高生物利用度、低蛋白质结合率、在组织和体液（脑脊液、尿）中分布广泛，以及有较好的耐受和疗效等优点，不良反应少于两性霉素 B，患者易于耐受。朱利平等[4]研究发现其有较好的肝脏安全性，可使曲霉菌感染逐步得以控制，同时在停用护肝药物后，随着真菌感染的控制，肝功能改善，使用伊曲康唑未出现肝损害加重。

四、专家点评

　　肺部真菌感染（局限性和播散性）占全部真菌感染的 60% 以上，而其中以曲霉菌感染最多，占 60% 以上，其次是念珠菌，接近 20%，其他（包括混合性真菌感染）亦约占 20%，重型肝炎时自身免疫功能极其低下，加上激素、广谱抗生素及有创操作的应用给肺曲霉菌感染提供了机会。

综合来讲，该病例病情重、病程长、并发症多、治疗难度极大，该患者的成功救治实属不易，其治疗成功的关键在于能够快速准确地发现并发症并及时处理，需要高度的责任心和严谨的临床思维，在出现各种并发症时能够处理好主要矛盾和次要矛盾，对真菌感染的判断准确而及时，诊治水平较高。

作者：陈黎　何善明　张红星　张玲　涂燕云（广西中医药大学附属瑞康医院肝病科）
点评者：甘建和（苏州大学附属第一医院）

参 考 文 献

[1] 田沂，唐晓鹏，李慧. 重型肝炎合并肺曲霉感染的临床特点与治疗 [J]. 中华肝脏病杂志，2007，15（9）：697-698.

[2] Ikawa H, Hayashi Y, OhbayashiC, et al. Autopsy case of alcoholic hepatitis and cirrhosis treated with corticosteroids and affected by pneumocystis carinii and cytomegalovirus pneumonia [J]. Pathl Int, 2001, 51（8）:629-632

[3] 曹彬，蔡柏蔷，王辉，等. 肺部真菌感染 152 例病原谱再评价 [J]. 中华结核和呼吸杂志，2007，30（4）：279-283.

[4] 朱利平，杨飞飞，翁心华，等. 伊曲康唑注射液治疗侵袭性真菌感染的肝脏安全性研究. 中华医学杂志，2006，86（29）：2028-2031.

病例16　历经多阶段多药物抗病毒治疗使肝硬化逆转1例

关键词： 肝硬化；肝病理；多阶段，抗病毒

一、病例介绍

患者男，43岁，公务员，因HBsAg阳性12年、反复肝功能异常2年余，2005年9月13日在笔者所在医院肝病科就治。患者于1993年发现HBsAg阳性，2003年1月在某医院检查：TBil 10μmol/L，ALT 160 U/L，AST 140 U/L，HBsAg（+）、HBeAg（-）、抗-HBc（+），HBV DNA 1.3×10^{6}拷贝/ml，诊断为慢性乙型病毒性肝炎，给予护肝和拉米夫定治疗。2005年5月查过2次HBV DNA均低于检测限，肝功能正常。患者因需要生育而自主停服拉米夫定。2005年9月13日因出现乏力、纳差、肝功能异常半个月入住笔者所在医院。

入院时查体：慢性肝病容，皮肤、巩膜黄染，无肝掌、蜘蛛痣，肝脾未触及，肝区轻叩痛。肝功能：TBil 241.1μmol/L，ALT 146 U/L，AST 109 U/L，TP 57.0g/L，ALB 33.1g/L，PT 15s，INR 1.25，HBsAg（+）、HBeAg（-）、抗-HBc（+），HBV DNA 9.72×10^{6}拷贝/ml；B超示肝实质光点密集，脾厚38mm。

肝活体组织检查显示肝组织结构破坏，小叶内大量点灶性坏死，汇管区较多淋巴细胞浸润，重度界面性炎症，见亚小叶融合性坏死，汇管区坏死区纤维化，形成纤维间隔及弓形纤维，可见到不完全性假小叶，病理诊断为慢性肝炎，G4S4（图16-1）；早期肝硬化。

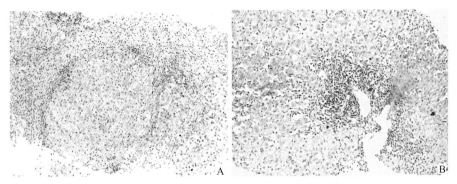

图16-1　第一次（2005年）肝活检病理片

（HE染色，×100）

临床诊断：病毒性（乙型）肝硬化，活动型，代偿期（G4S4）。

治疗：给予甘草酸二铵、还原型谷胱苷肽、大黄䗪虫丸等治疗6个月肝功能恢复正常，妻子受孕成功后，于2006年5月开始服恩替卡韦治疗，服药1个月复查HBV DNA<

$1.0×10^3$拷贝/ml，2007 年 5 月开始加用普通干扰素 600 万 U 治疗 1 年，HBV DNA 继续保持低于检测限。

2008 年 5 月在干扰素治疗结束时自主停用服恩替卡韦，停服 3 个月时 HBV DNA $3.13×10^3$ IU/ml，由于经济困难，改用阿德福韦酯重新抗病毒治疗，3 个月后复查 HBV DNA<$5.0×10^2$ IU/ml。之后多次复查肝功能正常，HBV DNA 持续低于检测限。2014 年 6 月 11 日行第二次肝活体组织检查显示：肝板排列整齐，见 20%～30% 肝细胞大脂滴性脂肪变性，小叶内少量点灶性坏死，汇管区少量淋巴细胞浸润，见轻度界面性炎症，未见明显桥状坏死及融合性坏死，汇管区坏死区纤维化，形成少量芒状纤维及纤维间隔，未见到假小叶，病理诊断为慢性肝炎，G2S2F1（图 16-2）；B 超示肝脏形态规则，表面平整，肝实质光点增粗，脾厚 28mm；用高敏感法（COBAS TaqMan）没有检测到 HBV DNA；HBsAg 1076 IU/ml（雅培化学发光法）；HBeAg 阴性，PLT $215×10^9$/L，肝功能正常；诊断病毒性肝炎，乙型，慢性中度（G2S2F1），建议今后长期抗病毒治疗。

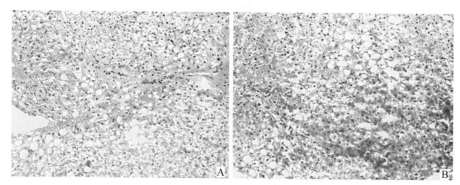

图 16-2　第二次（2014 年）肝活检病理片

（HE 染色，×200）

二、诊疗体会

本例患者 HBeAg 阴性，HBV 复制指标阳性，属于 C 区变异的慢性乙型肝炎患者[1]，首次肝活体组织检查显示肝病理 G4S4，可诊断为病毒性（乙型）肝硬化，活动型，代偿期，治疗历程至今已有 11 年，患者的治疗大致可分成三个阶段。第一阶段为 2003 年 1 月至 2005 年 5 月，此阶段初始应用了拉米夫定，治疗前患者的 ALT 160 U/L，AST 140 U/L，HBsAg 阳性、HBeAg 阴性、抗-HBc 阳性，HBV DNA $1.3×10^6$ 拷贝/ml，治疗 2 年后在获得肝功能正常以及 HBV DNA 低于检测限情况下自主终止治疗。第二阶段为 2006 年 5 月至 2008 年 5 月，在复发后选用强效的恩替卡韦治疗 1 年，之后再联用干扰素治疗 1 年，也获得肝功能正常，HBV DNA 低于检测限，再次自主终止治疗。第三阶段为 2008 年 8 月停药后复发至今，在 HBV DNA 低载量情况下使用阿德福韦酯治疗，疗程长达 6 年，患者的肝功能保持正常，用敏感法（COBAS TaqMan）检测血清 HBV DNA 并没有检测到，第二次肝活体组织检查显示肝病理 G2S2F1，肝硬化已获得逆转。目前应用雅培化学发光法查 HBsAg 1076 IU/ml，提示肝脏内仍有一定数量的 HBV cccDNA 存在[2,3]，抗病毒治疗还不能停止。

综观患者的治疗过程，患者的三个阶段治疗用药均不相同，似乎与慢性乙型肝炎防治指南主张长期抗病毒治疗选用强效低耐药的恩替卡韦、替诺福韦等有些相违，尤其是第三阶段应用效力较弱的阿德福韦酯治疗存在耐药风险[4,5]，但本例疗程长达 6 年没有出现耐药，而且肝硬化获得了逆转，这主要原因可能如下：

（1）患者曾出现过重度肝炎活动，说明患者曾有较强的免疫清除过程，随着较多的肝细胞坏死和继后纤维化，残存的肝细胞数量减少，感染的 HBV 总量也随之减少。

（2）第二阶段应用恩替卡韦治疗 1 年，之后再联用干扰素治疗 1 年，使病毒复制得到良好的抑制和进一步清除，体内余留病毒数量已不多。

（3）在体内余留病毒数量已不多的情况下，阿德福韦酯的药效正好能控制 HBV 复制，再经过 6 年的控制，使肝硬化获得了逆转，这种长期有效控制 HBV 复制是肝硬化获得逆转的关键因素。

香港黎青龙教授[6]报告了长期（>10 年）核苷（酸）类药抗病毒治疗的研究结果：①HBV DNA 不可测几乎达 100%；②肝纤维化和肝硬化可逆转；③显著降低肝硬化或非肝硬化患者发生 HCC 风险；④显著降低 HCC 术后复发风险；⑤HBVcccDNA 降低 98.8%。提示通过长期有效抑制 HBV 能够达到硬终点。

但不是每个患者都有充裕的经济条件依从长期使用强效低耐药的恩替卡韦、替诺福韦等治疗，尤其是对于低收入的患者来说要维持长期的治疗极不现实，而本例提示：不论何种方法，只要能够长期有效抑制病毒的复制而又不发生耐药就是好方法。对于具有较强免疫清除力但经济条件差的 HBV 感染患者，在病毒复制强盛的情况下，首阶段可先选用强效的恩替卡韦、替诺福韦等治疗。在病情得到有效控制和病毒复制低弱后，如果实在无经济能力，后阶段可试着改用价格低廉的阿德福韦酯作为长期巩固治疗，当然，这是个无奈的治疗方案，疗效与风险还需进一步了解。

三、专家点评

本例患者系 HBeAg 阴性慢性乙型肝炎，从提供的数据分析，该例患者在第一次接受拉米夫定治疗时可能已存在肝硬化（早期），遗憾的是当时未做 MRI 和（或）肝活检等进一步明确。

针对早期肝硬化患者，临床研究结果已证实，需要长期使用核苷（酸）类似物抗病毒治疗，以延缓疾病进展；停药后复发率高，出现肝衰竭风险较大，因此治疗前应充分与患者沟通，强调长期治疗的重要性和停药后复发的危害性，保证良好的依从性。

另外，患者目前接受阿德福韦酯治疗获得了较好的抗病毒疗效，但应注意前期治疗过程中出现肾损害等不良反应，需定期随访。

作者：莫穆隆　钟大明　梁柱石（广西梧州市第三人民医院肝病科）

点评者：张大志（重庆医科大学附属第二医院）

参 考 文 献

[1] 苏荣，罗娜，杨延斌，等．HBeAg 阴性慢性乙型肝炎患者乙肝病毒基因变异和分型研究［J］．南方医科大学学报，2012，32（12）：1804-1806.

[2] Deguchi M, Yamashita N, Kagita M, et al. Quantitation of hepatitis B surface antigen by an automated

chemiluminescent microparticle immunoassay ［J］. J Virol Methods, 2004, 115 (2)：217-222.

［3］ Warsthorn K, Lutgehetmann M, Dandri M, et al. Peginterferon alpha- 2b plus adefovir induce strong cccDNA declne and HBsAg reduction in patients with chronic hepatitis B ［J］. Hepatology, 2006, 44 (3):675-684.

［4］ 慢杨松，邢卉春，王琦，等. 慢性乙型肝炎患者阿德福韦酯治疗出现病毒学突破的耐药分析 ［J］, 中华实验和临床感染病杂志 (电子版), 2014, 8 (3)：403-406.

［5］ 中华医学会肝病分会，中华医学会感染病学分会. 慢性乙型肝炎防治指南 (2010 年版) ［J］. 中华肝脏病杂志, 2011, 19 (1)：13-24.

［6］ 黎青龙. 从替代终点到硬终点 ［R］. 第八届聚焦乙肝论坛, 2014-5-17.

病例 17 肝硬化患者并发细菌及真菌感染 1 例

关键词：肝硬化；发热；败血症；真菌感染

一、病例介绍

患者男，45 岁，农民。主诉因"反复畏寒、发热 7 天，右上腹痛 5 天"于 1 年前入院。患者于入院前 7 天开始出现发热，伴发热前畏寒、寒战，未伴有鼻塞、流涕，无咳嗽、咳痰，无尿频、尿急、尿痛，无腹泻。当地医院予"退热、抗炎"等治疗（具体用药不详）后，体温可降至正常，但发热症状反复波动，最高体温达 40.1℃。入院前 5 天出现右上腹胀痛不适，非绞痛，未向他处放射，未伴有恶心、呕吐。外院住院期间 CT 检查报告：发现肝内多发占位，考虑弥漫性肝癌。由于外院治疗期间复查肝功能提示转氨酶进行性上升，为进一步诊治收入院。既往史：7 年前诊断"乙型肝炎肝硬化"、"肝癌"，分别于 9 年前的 8 月、9 月行"肝癌消融、脾切除+EVL 术"、"TACE 术"。个人史：吸烟 30 余年，每天一包；偶有少量饮酒 23 年，已戒酒 7 年。家族史、婚育史无特殊。

入院查体：T 37.2℃，BP 95/57mmHg，HR 100 次/分，R 17 次/分。面色晦暗，肝病面容，对答不切题，计算力下降，定向力下降，皮肤、巩膜轻度黄染，肝掌征阳性，见蜘蛛痣，心肺查体无特殊异常发现，腹部稍膨隆，腹肌紧，全腹有压痛及反跳痛，肝区叩击痛阳性，移动性浊音阴性，扑翼样震颤（+）。

辅助检查：血常规：WBC 19.84×10^9/L、N% 83.8%、RBC 3.59×10^{12}/L、PLT 44×10^9/L；肝功能：AST 1113 U/L、ALT 628 U/L、ALB 28 g/L、GLB 35.1 g/L、TBil 28.6 μmol/L、DBil 11.7 μmol/L、GLU 21.75mmol/L、Cr 108μmol/L；凝血功能：PT 18.5s、PTA 52%。CA-199 19.66 U/ml、CA-125 32.8 U/ml、AFP 3.9ng/ml、CEA 4.4 μg/L。胸片：心肺未见明显异常。

入院诊断：①发热原因待查；②乙型肝炎肝硬化（活动期、失代偿期），肝性脑病Ⅱ度，自发性腹膜炎；③原发性肝细胞癌消融及 TACE 术后；④脾切除术后。

二、临床诊治思维过程

（1）经验治疗，抗生素疗效明显：患者为中年男性，辅助检查提示随机血糖明显升高，因此诊断为合并有"2 型糖尿病"。分析患者的发热病因：

1）细菌性感染：患者有肝硬化及 2 型糖尿病基础，本次急性发热，有明显的感染中毒症状，辅助检查提示有明显的白细胞及中性粒细胞比例升高，因此，主要考虑为细菌感染。至于具体感染部位不能确定，尽管患者有腹膜炎表现，但临床上所见的原发性腹膜炎感染患者，其全身感染中毒症状不甚明显，且往往外周血白细胞水平正常或轻度升高，因此考虑伴有其他部位的感染。

2）肿瘤性发热：患者有肝硬化基础，且既往有"肝癌"病史，本次发病后影像学检查提示有"肝内多发占位",因此需要考虑肿瘤性发热可能。但该患者呈高热，伴有明显感染中毒症状，且 AFP 水平不高，白细胞升高明显，因此考虑肿瘤性发热可能性小。

3）真菌感染：患者有肝硬化及糖尿病基础，因此发热需注意真菌感染可能。但真菌感染患者中毒症状相对较轻，外周血白细胞较少出现明显升高，因此考虑真菌感染可能性小。入院后经验性使用头孢地嗪抗感染，并予以常规综合护肝、抗肝性脑病、恩替卡韦分散片抗病毒、胰岛素调控血糖及对症支持治疗。患者体温逐步下降，并于入院后第 5 天恢复正常，自觉症状明显改善，白细胞及中性粒细胞比例较前明显下降。入院后第 7 天血培养结果：肺炎克雷伯杆菌，药敏实验提示仅对氨苄西林耐药。至此，诊断"细菌性败血症"明确。

（2）"山重水复"，方案调整难奏效：在持续抗感染治疗过程中，患者于入院后第 10 天再次出现发热，体温波动于 38.5～39℃，一般情况良好，未伴有畏寒、咳嗽、咳痰等不适，由于不排除耐药细菌感染可能，遂将头孢地嗪换为哌拉西林他唑巴坦抗感染治疗，同时复查相关检查。调整抗生素治疗 4 天，患者体温仍反复波动。查真菌 D-葡聚糖 24 pg/ml（0～100pg/ml）；血常规：WBC $7.73×10^9$/L、N% 61%；胸片：心肺未见明显异常。考虑患者经抗细菌治疗后血象明显好转、临床症状改善，多次血培养均阴性，且升级抗生素后疗效欠佳，因此考虑细菌感染所致再次发热可能性不大，不除外合并真菌感染可能。

（3）"柳暗花明"，抗真菌终定乾坤：于患者入院后第 18 天加用氟康唑口服抗真菌治疗。患者体温较前有所好转，但降至 38.0℃ 水平后未能进一步下降。由于抗真菌治疗后病情有所好转，因此考虑合并真菌感染的诊断成立。至于氟康唑疗效欠佳的原因，主要考虑为病原体对氟康唑敏感度下降或耐药可能。为了明确感染部位及病原体，多次行血培养，但结果均为阴性；由于患者无咳痰，因此无法进行痰培养；同时安排胸部 CT、腹部 MRI 检查，动态复查真菌 D-葡聚糖。检查结果显示：真菌 D-葡聚糖 > 1000pg/ml。胸部 CT 平扫+增强：双肺炎性病变，双肺及胸膜下区多发结节影考虑为炎性结节，考虑合并真菌感染。上腹部 MR 平扫+增强：肝癌射频消融术后改变，肝内多发结节灶，考虑炎性结节并脓肿形成，可与肿瘤相鉴别，以前者可能性大。综合上述资料，考虑患者为"侵袭性真菌感染"。针对病原体方面未能获取直接的证据，但胸部 CT 可见"晕轮征"、胸膜下密度增高的结节实变影及实变区域内出现空腔等相对等特征性的改变（图 17-1），提示病原体为曲霉菌。因此，根据《桑福德抗微生物治疗指南》，将氟康唑改为伏立康唑抗真菌治疗。经伏立康唑治疗后第 5 天，患者体温基本恢复正常，无特殊不适。复查胸部 CT 提示：双肺炎性病变，考虑合并真菌感染，较前吸收、

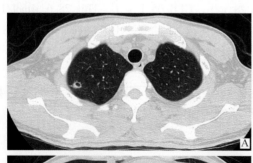
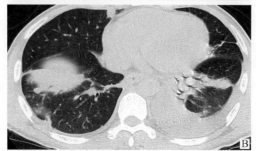

图 17-1 胸部 CT 检查

好转，遂调整为伏立康唑口服治疗，予以办理带药出院，门诊随诊，患者病情恢复良好。

三、诊疗体会

肝硬化、重型肝炎患者易并发各种感染[1]。这可能由于肝硬化、重型肝炎患者由于肝细胞广泛坏死，肝内单核细胞系统严重受损，免疫功能下降，同时可出现白细胞数目、功能异常，肠壁通透性增加，肠道细菌分布异常等，导致各种感染发生率的升高。

本例患者的初始发热，伴有明显的毒血症状，白细胞及中性粒细胞比例明显升高，血培养提示为肺炎克雷伯杆菌，因此细菌败性血症的诊断明确，抗细菌治疗有效亦进一步证明诊断的正确性。患者出现败血症的基础因素除肝硬化外，合并有 2 型糖尿病也是重要因素。既往已经有大量的研究证明糖尿病是感染的高危因素。近年来由于抗生素广泛且不规则地应用，特别是第三、四代头孢菌素的大量不合理使用，使大肠埃希菌和肺炎克雷伯菌的耐药率逐年上升，目前认为主要原因是产生了超广谱 β-内酰胺酶（ESBLs）[2]；因此有研究者建议青霉素类、头孢菌素类、喹诺酮类和磺胺类已不宜作为肝硬化并发 SBP 腹水感染 ESBLs 阳性的大肠埃希菌和肺炎克雷伯菌感染的首选用药。[3]。而本例患者在使用头孢地嗪时获得良好的效果，而且药敏试验仅提示氨苄西林耐药，考虑患者为社区获得性感染，与既往无长期使用广谱抗生素有关。

深部真菌感染一旦发生，则会加重病情，使病情及治疗变得复杂，病死率高，亦称"临终感染"[4]。乙型肝炎肝衰竭患者合并院内真菌感染的病死率显著高于未合并真菌感染者[5]。本例患者虽然未获得确切的病原学证明存在有真菌感染，但在经有效抗细菌感染且病情好转情况下，再次出现发热，真菌 D-葡聚糖较前显著升高，同时有影像学资料的支持，因此临床诊断多器官的深部真菌感染成立，这与既往文献报道相一致[6]。对于肝硬化患者出现真菌感染，其病原菌考虑主要为念珠菌属，其比例占全部真菌感染一半以上[7,8]，因此该患者首选氟康唑治疗。从治疗反应上判断，氟康唑有一定的有效性，但未能彻底控制病情。研究报道约有一半的白色念珠菌对氟康唑耐药[9]；且影像学检查提示有曲霉菌感染相对特征性的表现，因此改用为伏立康唑继续抗真菌治疗。调整抗真菌方案后，患者病情得到进一步控制，最后获得痊愈。

本例肝硬化患者先后出现细菌性败血症及多器官真菌感染，最终能获得成功，其主要经验在于积极、及时、强效的治疗措施，争取在最短的时间内控制病情；同时在病情变化时能及时安排相关检查及调整治疗方案，把握治疗时机；临床医师对于合并肝硬化、糖尿病及广谱抗生素使用等高危因素存在时，需要警惕真菌感染的可能。

四、专家点评

感染是肝硬化、糖尿病患者的常见并发症，包括自发性菌血症、肺与肝等脏器感染及腹腔、尿路、软组织感染等，早期识别及经验性治疗是挽救患者生命的重要措施。由于该类患者存在机体免疫功能低下、低蛋白血症、肠道屏障功能减退及微生态失调等因素，在应用广谱抗生素治疗细菌感染的同时，易并发其他条件致病菌感染或真菌感染。

该例为肝硬化合并糖尿病患者，既往曾患原发性肝癌，提示机体免疫功能明显低下，此次发病为急性起病，以反复高热（体温达 40.1℃）伴肝区胀痛，查体见腹部膨隆，腹肌紧张，全腹压痛及反跳痛，肝区叩击痛阳性，血象 WBC 19.84×10^9/L、N% 83.8%，为严重感染的征象；并有慢性肝病加重、肝性脑病的表现，肝脏生化明显异常，提示肝损伤恶化，亦支持感染的存在。第三代头孢菌素为肝硬化合并细菌感染的一线抗生素，该例患者经验性使用头孢地嗪抗感染，联合应用保肝降酶、降血氨药物，病情逐渐好转，并经血培养证实为肺炎克雷伯杆菌感染。

真菌感染是继发于抗生素应用后的常见且严重的感染，普通抗生素效果不佳、原有疾病再次加重常为其特征。该例患者在病情一度好转后再次出现发热，更换抗生素及经验性应用氟康唑，疗效欠佳。经结合真菌 D-葡聚糖动态检测、胸部 CT 晕轮征和肝脏 MRI 多发炎性结节等诊断为侵袭性真菌感染，经伏立康唑治疗病情趋于稳定。

综合该例治疗经验及肝硬化合并感染的常见特点及诊治进展，细菌感染可以多种形式出现，及早识别及相关检查确定感染部位、采用有效抗生素为治愈的关键；尽早留取相应标本进行病原学分离、鉴定及获取药敏实验结果，可为有效的抗真菌感染提供依据。此外，加强口腔护理及全身营养支持、调整肠道微生态，加用静脉滴注人免疫球蛋白及胸腺肽 α1 等增强免疫治疗，可提高疗效，缩短住院时间。

作者：莫志硕 雷姿颖 谢冬英（中山大学附属第三医院感染科）
点评者：南月敏（河北医科大学第三医院）

参 考 文 献

［1］赵丽娟，张力，岳莉，等.210 例肝硬化住院患者合并感染的临床分析［J］.中华医院感染学杂志，2008，18（4）：555.

［2］杨玉英，张锦前，王慧珠，等.肝硬化合并自发性细菌性腹膜炎患者腹水培养阳性的病原菌分析［J］.中华传染病杂志，2005，23（6）：402-405.

［3］郑临，杨益大，孔海深，等.肝硬化患者自发性腹膜炎细菌学及耐药性的变迁［J］.中华传染病杂志，2001，19（3）：181-182.

［4］4 张春兰，陈万山，范慧敏，等.150 例重症肝病合并院内真菌感染的病例分析［J］.热带医学杂志，2005，5（5）：589-592.

［5］彭亮，刘静，高志良，等.中国南方地区乙肝肝衰竭患者医院内真菌感染的临床特征分析.新医学，2011，42（5）：287-290.

［6］张学海，张光海，满昌军，等.重型肝炎患者并发医院真菌感染相关因素的研究［J］.中华肝脏病杂志，2004，12（7）：389-391.

［7］谢奇峰，李媚，林炳亮，等.肝病患者消化道真菌定植危险因素的前瞻性研究［J］.中华医院感染学杂志，2004，14（12）：1344-1346.

［8］胡爱荣，张静静.慢性重型病毒性肝炎合并曲霉病的临床分析［J］.中华医院感染学杂志，2008，18（2）：207-209.

［9］方央.乙肝性肝硬化合并院内真菌感染 51 例回顾分析［J/CD］.中华危重症医学杂志：电子版，2011，4（5）：320-322.

病例 18 乙型肝炎肝硬化并发阿米巴腹膜炎 1 例

关键词：肝炎，乙型，慢性；肝硬化；腹膜炎；阿米巴

一、病例介绍

患者男，50 岁，2 年前因胃溃疡行手术切除，伴肝硬化，无腹水。术后恢复较好，2 个月后感腹胀，进行性加重，按肝硬化住院治疗，效果欠佳，后转至省肿瘤医院住院治疗 20 天，期间行肝脏 CT、MRI、PT-CT 等检查排除肝癌，考虑肝内结节为肝脏血管瘤；出院后转至当地传染病医院，查 HBV DNA 5.6×10^6 拷贝/ml，HBV 标志物（HBsAg、抗–HBs、HBeAg、抗–HBe、抗–HBc）检查示 HBeAg 阳性；血清肝脏功能：总蛋白 53.8 g/L，白蛋白 32.5 g/L，TBil 6.9 μmol/L，GT 71 U/L，ALP 105 U/L，AST 84 U/L，ALT 89 U/L。彩超：门静脉性肝硬化并大量腹水（8cm）；腹水常规：有核细胞计数 1.2×10^9/L，单个核细胞百分率 70%；李凡他实验阴性，蛋白定性++++，外观黄色混浊。给予保肝、利尿及恩替卡韦（润众）抗病毒、抗感染等治疗后，腹水未见减少，腹水细胞计数未见明显减少。2 个月后复查：HBV DNA 2.5×10^2 拷贝/ml，HBeAg 阳性；血清肝功能：总蛋白 53.8 g/L，白蛋白 36.5 g/L，TBil 8.5 μmol/L，GGT 67 U/L，ALP 121 U/L，AST 67 U/L，ALT 72 U/L；彩超：门静脉性肝硬化并大量腹水（10cm）；腹水常规：有核细胞计数 1.0×10^9/L，单个核细胞百分率 72%，李凡他实验阴性，蛋白定性+++，外观黄色混浊。

初按肝硬化并自发性腹膜炎先后给予头孢噻肟钠 3.0g，2 次/天，连用 7 天；美罗培南，0.5g，2 次/天，连用 14 天，并继续给予抗病毒、保肝、应用白蛋白提高胶体渗透压等联合治疗，腹水未见减少。后行腹水病理学检查及镜检，发现阿米巴滋养体（图 18-1）。给予替硝唑 0.8g，2 次/天，连用 14 天，疗效较差，后加用替硝唑隔日腹腔内灌注，腹水进行性减少并消失，腹水细胞计数进行性下降并最终降至正常，患者病情痊愈出院。

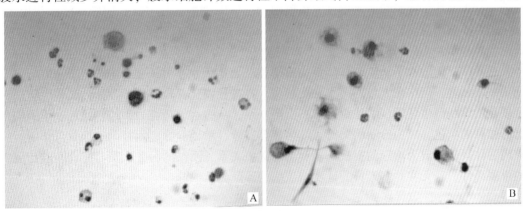

图 18-1 阿米巴滋养体

二、临床诊治思维过程

自发性腹膜炎是肝炎肝硬化失代偿期最常见的并发症，多为 G^- 细菌感染导致，应用三代头孢及美罗培南等药物有效。该患者应用后疗效欠佳，且肝功能改善明显，白蛋白水平较高，不符合肝硬化低蛋白导致的腹水，考虑：①肿瘤，如肝癌、肠道肿瘤及卵巢部位的肿瘤；②特殊病原体导致的感染，如结核。

进行肿瘤的相关检查（彩超及 CT，检测肿瘤标志物等）未发现肿瘤相关迹象，在抽取腹水的过程中发现其颜色为巧克力果酱样，联想以前诊治过的阿米巴肝脓肿患者出现过该种颜色的脓液，联系病理科及化验室的相关人员进行病理学检查及腹水快速送检后，发现阿米巴滋养体，明确为阿米巴腹膜炎，进行结肠镜及肝脏、肺部、颅内 CT 检查，未发现其他部位感染灶，大便查阿米巴包囊未见。

治疗过程中，单纯应用替硝唑静脉滴注，连续两个疗程，患者的症状及腹胀情况未见好转，考虑药物进入腹腔的过程困难，联合腹腔内注射替硝唑，患者症状逐渐改善，腹水进行性减少，并最终治愈出院。

三、诊疗体会

阿米巴感染近年少见，易漏诊和误诊[1]。近年来，有阿米巴痢疾误诊为结肠癌的报道[2]，以及胸腔阿米巴[3]和阿米巴肝脓肿[4]的报道。阿米巴痢疾后，导致的阿米巴肠外并发症以阿米巴肝脓肿最常见，阿米巴性腹膜炎较少见，多为肝脓肿破溃或肠穿孔后导致腹膜炎，单纯阿米巴腹膜炎更为少见，阿米巴滋养体病理学及化验室因少见，易误诊及漏诊。肝硬化自发性腹膜炎治疗效果欠佳时，需根据患者的具体病情分析，排除肿瘤和其他病原菌的感染，如结核和阿米巴等合并感染。阿米巴的治疗过程中有合并 G^- 细菌感染的可能，临床上可出现脓毒血症[5]，在抗阿米巴的基础上注意治疗。硝基咪唑类抗生素对阿米巴滋养体有强大的杀灭作用[6]，是目前治疗肠内和肠外阿米巴的首选药物。

在治疗过程中，由于患者本身有慢性乙型肝炎，且合并有腹水，所以很容易联想到肝硬化导致的腹水，并自发性腹膜炎，从而使治疗进入误区；治疗效果并不明显，而在诊断出阿米巴腹膜炎以后，在治疗过程中，单纯静脉应用替硝唑疗效不好，患者的症状并未见改善，在无既往治疗经验的基础上，借鉴阿米巴肝脓肿的治疗方式，腹腔内灌注替硝唑，最终患者痊愈出院。

经验总结：①针对患者具体分析，仔细观察患者病情，找出病情的不同点，仔细分析，患者白蛋白的水平从未明显降低，白细胞及血小板水平并不低，且彩超及 CT 影像肝硬化并不显著，但出现大量的腹水并腹膜炎，且按肝硬化并腹膜炎治疗疗效欠佳，从而对肝硬化的诊断产生怀疑。②注重细节，广泛联系，从腹水的巧克力果酱样颜色联系到阿米巴肝脓肿的颜色，成为诊断的关键。③治疗无经验，单纯静脉应用替硝唑疗效欠佳时，腹腔内灌注替硝唑成为治疗的突破。④和谐的医患关系、团结的医务人员与配合是治疗成功的重要条件。若无实验室人员的证实，该病的诊断无从谈起。

四、专家点评

原发性腹膜炎是失代偿期肝硬化的常见病并发症，其发生机制主要与两个因素有关：

①肝脏是一个免疫器官，当严重受损时，肝脏本身单核-吞噬细胞系统功能遭到破坏，肝脏清除来自肠系膜静脉血液中细菌的能力降低，而低蛋白血症导致补体不足、免疫球蛋白浓度降低及白细胞趋化功能减弱等，为细菌侵入腹腔创造条件。②肝功能严重受损时，肠道菌群失调，细菌大量繁殖。而门静脉高压使内脏静脉充血，可引起肠黏膜充血、水肿或糜烂，使肠黏膜通透性增加，细菌易从肠腔侵入腹腔；同时，肠道、门静脉内细菌与带菌的淋巴液还可从淤血的肝窦壁溢出，经肝门淋巴丛漏入腹腔，或经门静脉与肝静脉吻合支或经门-体循环短路直接进入体循环，以致引起菌血症及腹腔感染。因此，肝硬化并发的腹膜炎以细菌性、真菌性腹膜炎多见。阿米巴原虫感染的部位主要在肠道（阿米巴痢疾）、肝脏（阿米巴肝脓肿），如果发生阿米巴腹膜炎多数是阿米巴肝脓肿穿破引起。该病例在没有阿米巴肝脓肿的情况下发生阿米巴腹膜炎，给临床医师启示：有肝硬化背景的患者，由于上述机制，不仅细菌、真菌可以穿透肠壁，寄生虫尤其是阿米巴原虫也能穿过肠壁侵入腹腔引起腹膜炎。对于巧克力样或血性腹水，除腹水查找肿瘤细胞外，还应关注阿米巴滋养体。在常规抗细菌、抗真菌治疗仍未见改善时，即使不是血性、巧克力样腹水，也应送腹水沉渣找阿米巴原虫，甚至可以在抗感染的基础上予以抗阿米巴试验性治疗和予以口服乳果糖、肠道益生菌调整肠道菌群。

作者：孙建华（山东省烟台市莱阳中心医院感染科）

点评者：江建宁（广西医科大学附属第一医院感染科）

参 考 文 献

[1] 李兰娟，任红. 传染病学 [M]. 第 8 版. 北京：人民卫生出版社，2013：272-277.

[2] 郑娅明. 阿米巴痢疾误诊为结肠癌一例 [J]. 临床误诊误治，2009：96.

[3] 李树奇，薛青，焦维克，等. 胸腔阿米巴病并厌氧菌感染性脓胸的诊疗体会 [J]. 临床肺科杂志，2012：575.

[4] 宫玉香. 我国肺胸阿米巴（附 2 例报告）[J]. 青岛大学医学院学报，2003，39（1）；93-94.

[5] 王左，蒋栋能. 厌氧菌内源性感染的临床研究进展 [J]. 检验医学与临床，2010，7（14）：1517-2168.

[6] Haque R,, Kabir M, Noor Z. Diagnosis of amebie liver abseess and emebie eolitis by deteetion of Entamoeba histolytiea DNA in blood, urine, and saliva by a real-time PCR assay [J]. J Clin Mierohiol, 2010, 48（8）：2798-2801.

病例19 隐匿性慢性乙型肝炎患者行肝癌切除术后的疗效

关键词：肝炎，乙型，慢性；癌，肝细胞；抗病毒治疗

一、病例介绍

患者男，53岁，汉族，浙江慈溪人。长期务农，既往身体健康状况良好，无高血压、糖尿病、心脏病等慢性疾患。体重71kg，身高172cm，体质指数24.0kg/m²。因"右上腹隐痛不适1月余"就诊，就诊时间：2013年4月5日。查体发现患者肝区轻叩痛，肝界大小正常，腹部无明显压痛，胆囊、脾脏、肝均未触及。肠鸣音良好，每分钟3~4次，双下肢无水肿，右下肢可见轻度静脉曲张。追问病史，患者否认肝炎史，否认血吸虫感染史。6年前曾因肛周脓肿行手术治疗，后无再次发作。无献血、输血史。抽烟，每日约20支，不嗜酒。长期居住于出生地农村，无异地长期生活史。儿时未接受疫苗接种。

辅助检查：门诊行B超检查发现患者右肝低回声占位，大小约为5.6cm×4.5cm，边界清晰；肝脏呈肝硬化样表现，脾脏略增大。进一步查甲胎蛋白为165.3μg/L，CA 199为3.2IU/L，乙型肝炎血清病毒标志物HBsAg（−），抗−HBs（−），HBeAg（−），抗−HBe（+），抗−HBc（+）。肝功能：总胆红素13.6μmol/L，直接胆红素10.5μmol/L，白蛋白42.3g/L，前白蛋白234mg/dl，ALT 67IU/L，AST 56 IU/L。HBV DNA 6.33×10⁵拷贝/ml。肝增强CT提示：肝表面欠光滑，肝裂增宽，平扫期见右肝下段低密度占位，大小约为5.5cm×5.0cm，边缘尚清，动脉期可见占位不均匀强化，门静脉期及延迟期退出，门静脉、肝静脉显影清晰；影像学诊断考虑原发性肝癌、肝硬化（图19-1）。

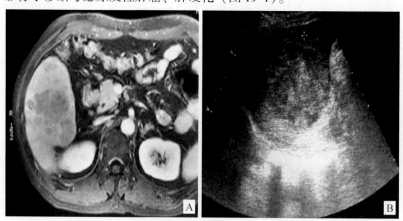

图19-1　A. 右肝下段肝细胞癌，动脉期呈现不规则
强化；B. 右肝下段低回声占位，内回声不均匀

入院治疗：患者遂住院手术治疗，术前予以恩替卡韦口服治疗，0.5mg 每日一次，上

午九点空胃口服，并辅以甘草酸二胺保肝治疗，胸腺肽 α1 免疫增强治疗，治疗 5 天后复查 HBV DNA 3.15×10^4 拷贝/ml，ALT 39IU/L，AST 42IU/L。手术探查发现患者肝脏呈小结节型肝硬化改变，右肝下段 S_5、S_6 交界处一大小约 5.0cm×5.0cm 肿瘤，质硬，包膜不完整，境界尚清（图 19-2）。施行选择性右半肝入肝血流阻断下肝 5、6 段切除术，手术顺利。术后病理诊断：①肝细胞癌，粗梁型，3 级；②慢性肝炎，G2S3，肝硬化改变。

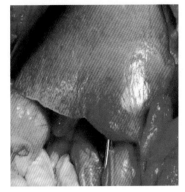

图 19-2　选择性右肝入肝血流阻断后，肝表面出现左右肝分界

术后 8 天患者顺利出院，继续口服恩替卡韦治疗。术后 1 个月行介入治疗一次，造影未见肝内占位性病变。介入治疗后 1 个月随诊时复查 HBV DNA<1.0×10^3 拷贝/ml，肝功能正常。随访至今，患者无瘤生存，每月复查一次 HBV DNA 均无反跳，转氨酶保持在正常范围内。

二、临床诊治思维过程

隐匿性慢性乙型肝炎是指血清 HBsAg 阴性，但血清和（或）肝组织中 HBV DNA 阳性，并有慢性乙型肝炎临床表现的一类慢性乙型肝炎。此类肝炎除了 HBV DNA 阳性外，患者可有血清抗-HBs、抗-HBe 和（或）抗-HBc 阳性，但约20%隐匿性慢性乙型肝炎患者的血清学标志物均为阴性。诊断时需要排除其他病毒及非病毒因素引起的肝损伤[1]。隐匿性慢性乙型肝炎导致的肝细胞癌并不少见，并且因为其病症的"隐匿性"，常常使患者疏于进一步检查，而使由此发生的肝硬化、肝癌难以早期诊断。在临床工作中应不断加深慢性肝炎对肝脏恶性肿瘤促发作用的理解，重视诊治肝脏肿瘤过程中慢性乙型肝炎的治疗，最大程度改善肝癌患者的预后。恩替卡韦是目前治疗乙型肝炎的核苷（酸）类药物中耐压率最低的一种，恩替卡韦从治疗的第 1 周起即能迅速降低 HBV DNA 载量，24 周时即有 75% 以上阴转率，48 周时达到 95.24% 以上阴转率，部分 HBeAg 阳性患者出现血清学转换，疗程结束时 HBeAg 阴转率 26.83%，血清学转换率达到 21.95%[2]。针对乙型肝炎相关性肝细胞癌患者，术后抗病毒治疗可以减少肝内炎症活动，延缓肿瘤复发，目前已成为肝细胞癌术后常规治疗。

目前国内流行的"精准肝切除"概念，其本质是在依据肝脏本身段、叶分区的基础上，完整切除病灶所在区域性肝组织，力求做到肝脏外科的"R0 切除"。这种肝脏外科的"R0 切除"观念，是有别于其他脏器的 R0 切除的。它要求手术医生对于肝脏段、叶分区的空间概念、血管供血引流范围达到非常深入的理解，唯有这样才能做到真正的肝脏外科"R0 切除"。本例采用右肝入肝血流阻断法，一方面精准区分了左右半肝，更主要的是保护了左半肝的血流，不会造成左半肝的热缺血损伤。这种方法值得在临床手术中推广，但是同样地，其对于手术医生的技术要求较高，依旧要建立在对于肝脏解剖学深刻的认知和熟练的操作之上。

三、诊疗体会

国内95%以上的肝细胞癌患者因感染 HBV 所导致，针对慢性乙型肝炎患者的抗 HBV

治疗不断受到重视。但是在已发生肝细胞癌的患者，手术治疗后抗病毒治疗的问题往往被忽视。乙型肝炎相关性肝细胞癌手术后积极抗病毒治疗可以降低肿瘤复发率的观念已被广泛接受[3]。该例患者术前使用恩替卡韦分散片抗 HBV 治疗，病毒载量从 6.33×10^5 拷贝/ml 降至 3.15×10^4 拷贝/ml，抗病毒作用十分明显。随着核苷（酸）类药物在乙型肝炎相关性肝癌患者中术前、术后的使用，肝细胞癌手术后生存期也得到了明显的改善[4]，这对肝细胞癌的治疗十分重要。

四、专家点评

本病例介绍简明扼要、重点突出、条理清晰。

本病例为男性患者、53 岁，检查发现"肝硬化、肝癌"，尽管 HBsAg 阴性，但考虑到我国是乙型肝炎高发国家，且患者无嗜酒、无代谢综合征表现，无长期使用药物史等，需考虑隐匿性 HBV 感染的可能，进一步检查发现 HBV DNA 阳性，证实了该诊断。这一诊断的确立对后续患者接受 HBV 相关肝细胞癌（HCC）的综合治疗至关重要。作为肝脏外科医师，能从多学科角度进行诊疗分析，对患者病情做出准确的判断，的确难能可贵。

HBV 相关性 HCC 患者多有肝硬化背景，对这类患者尽早给予抗病毒治疗，长期抑制病毒复制，将病毒载量降至最低水平，有助于预防 HBV 再激活、保护患者肝功能、阻止肝病终末期事件的发生，为患者接受规范化 HCC 综合治疗创造了良好条件，从而提高 HBV 相关 HCC 患者的生存率。至于是否应长期使用强效高耐药屏障药物，欧美指南给出了明确肯定的建议，国内基于国情等原因仍有争议。但从乙型肝炎肝硬化抗病毒治疗的角度出发，长期使用强效高耐药屏障药物无疑可以降低 HBV 发生耐药变异的风险、持续稳定地抑制病毒，使患者的肝功能长期稳定正常，这将有助于患者今后的 HBV 相关肝癌的长期防治。

隐匿性慢性 HBV 感染的诊断在临床上容易被漏诊；这类患者发生 HCC 后，如不能及时诊断、给予抗病毒治疗，可能因治疗 HCC 等因素导致 HBV 再激活，造成肝炎活动、肝功能失代偿而影响患者的 HCC 综合治疗。因此，从我国国情出发，对发生肝硬化、肝癌的患者，应常规筛查 HBV 标志物，对 HBsAg 阴性的患者，如果无法解释其肝硬化、肝癌的病因，建议进一步检查 HBV DNA，以避免漏诊隐匿性 HBV 感染的可能。

作者：施长鹰　谢峰　杨甲梅（东方肝胆外科医院特需一科）

点评者：江家骥（福建医科大学第一附属医院）

参 考 文 献

[1] 中华医学会肝病分会，中华医学会感染病学分会. 慢性乙型肝炎防治指南（2010 年版）[J]. 中华肝脏病杂志，2010，19：12-24.

[2] 李敏基. 恩替卡韦治疗慢性乙型肝炎临床疗效分析 [J]. 河北医学，2010，3（16）：293-295.

[3] Yang Ke, Lin Wang, Le-Qun Li, et al. Nucleos（t）ide analogues to treat hepatitis B virus-related hepatocellular carcinoma after radical resection [J]. World J Hepatol, 2014, 6：652-659.

[4] Urata Y, Kubo S, Takemura S, et al Effects of antiviral therapy on long-term outcome after liver resection for hepatitis B virus-related hepatocellularcarcinoma [J]. J Hepatobiliary Pancreat Sci, 2012, 19（6）：685-696.

病例 20 恩替卡韦治疗失代偿期
乙型肝炎肝硬化 1 例

关键词： 肝硬化；肝炎，乙型，慢性；恩替卡韦

一、病例介绍

患者男，56 岁，退休。主因"腹胀、下肢水肿、尿少 10 天"于 5 年前就诊。患者于 1998 年体检发现 HBsAg（+），ALT 正常，当时由体检医师告知为"健康携带"，因无自觉症状，未再进一步诊治及定期复查。6 年后体检提示：ALT 126 U/L、TBil 25μmol/L，乙型肝炎病毒标志物 HBsAg、HBeAg、抗–HBc 均为阳性，HBV DNA 5.3×10^6 拷贝/ml。超声提示：肝脏回声增粗、增强、不均匀，脾厚 4.0 cm。诊断：病毒性肝炎，乙型，慢性型。给予口服甘草酸制剂、拉米夫定治疗。服用拉米夫定 1 个月即出现严重皮疹，经多家医院皮肤科医师诊断为拉米夫定引起的"过敏性皮炎"，故停用；由于当时无其他口服核苷（酸）类药物，且患者不同意应用干扰素抗病毒治疗，故未再使用其他抗病毒药物。此后不规律监测肝功能仍有异常，HBV DNA 载量为 $10^5 \sim 10^6$ 拷贝/ml。本次入院 10 天前出现腹胀、下肢水肿、尿少。入院查体：慢性肝病面容，皮肤、巩膜轻度黄染，肝掌、蜘蛛痣阳性；心肺查体未见异常，腹软，无压痛、反跳痛，肝肋下未触及，脾肋下 3cm，质中，无触痛，移动性浊音阳性，下肢轻度指凹性水肿。肝功能：ALT 108 U/L，AST 127 U/L，ALB 30.2 g/L，TBil 45μmol/L；外周血 WBC 3.4×10^9/L，PLT 76×10^9/L；乙型肝炎病毒标志物 HBsAg、HBeAg、抗–HBc 均为阳性；HBV DNA 4.9×10^5 拷贝/ml。超声提示：肝硬化，门静脉 1.4 cm，脾肋下 3.0 cm，少量腹水。

患者既往无输血及血制品使用史；未合并其他慢性疾病；未合并其他肝炎病毒感染；偶尔饮酒，无慢性肝病家族史。

入院诊断：乙型肝炎肝硬化（失代偿期），Child-Pugh 评分 9 分（B 级）。

入院后给予静脉输注保肝药物、利尿、补充白蛋白治疗。胃镜检查提示：食管胃底静脉曲张，门静脉高压性胃病。患者于胃镜检查当日发生上消化道出血，急诊行食管胃底静脉介入栓塞术。术后继续给予静脉输注保肝药物、利尿、补充白蛋白治疗，病情平稳后开始服用恩替卡韦抗病毒治疗。服用恩替卡韦后也出现少量皮疹但不严重，故坚持服用并门诊定期随访。

门诊随访血常规、肝功能、乙型肝炎病毒标志物、HBV DNA，前 12 周每 4 周 1 次，以后每 12 周 1 次；凝血酶原时间（PT）、甲胎蛋白（AFP）、超声每 24 周 1 次；分别于 96 周和 144 周进行 FibroScan 检测。

随访结果显示患者在恩替卡韦抗病毒治疗 8 周时 HBV DNA<500 拷贝/ml，获得病毒学应答并保持至 144 周；24 周时获得 HBeAg 阴转及 ALT 复常并持续至 144 周；外周血白细胞、血小板、PT 呈上升趋势；AFP 每 24 周检测 1 次均正常；超声仍提示肝硬化，脾大

变化不大，但 FibroScan 检测肝脏硬度值自 96 周时的 17.8kPa 下降至 144 周时的 12.6kPa；Child-Pugh 评分自基线的 9 分在 24 周时降至 6 分，48 周时降至 5 分，达到 A 级并保持至 144 周（表 20-1 和表 20-2）。

表 20-1　患者常规、生物化学、病毒学指标检测的门诊随访结果

指标	0周	4周	8周	12周	24周	36周	48周	60周	72周	96周	120周	144周
ALT（U/L）	275.0	67.0	54.0	44.0	37.0	35.0	30.0	31.0	29.0	27.0	29.0	28.0
TBiL（μmol/L）	48	45	38	37	35	34	32	29	28	29	29	26
ALB（g/L）	29.5	33.0	34.0	34.0	37.0	38.0	37.0	40.0	40.0	42.0	41.0	42.0
HBsAg	+	+	+	+	+	+	+	+	+	+	+	+
抗–HBs	–	–	–	–	–	–	–	–	–	–	–	–
HBeAg	+	+	+	–	–	–	–	–	–	–	–	–
抗–HBe	–	–	–	–	–	–	–	–	–	–	–	–
HBV DNA（拷贝/ml）	4.9×10^5	8×10^2	< 500	< 500	< 500	< 500	< 500	< 500	< 500	< 500	< 500	< 500
WBC（$\times 10^9$/L）	3.2	3.1	3.3	3.2	3.1	3.4	3.5	3.4	3.6	3.5	3.6	3.7
PLT（$\times 10^9$/L）	65.0	67.0	70.0	69.0	71.0	73.0	72.0	74.0	75.0	75.0	77.0	78.0
PT（s）	17.2				15.7		14.5		14.1	13.9	14.3	14.0
AFP	每24周检测1次，均正常											

表 20-2　患者超声及 FibroScan 检查的门诊随访结果

检查方式	0周	24周	48周	72周	96周	120周	144周
超声	肝硬化 门静脉 1.4cm 脾肋下 3.0cm 少量腹水	肝硬化 门静脉 1.2cm 脾肋下 2.8cm 无腹水	肝硬化 门静脉 1.1cm 脾肋下 2.5cm 无腹水	肝硬化 门静脉 1.2cm 脾肋下 2.9cm 无腹水	肝硬化 门静脉 1.2cm 脾肋下 3.0cm 无腹水	肝硬化 门静脉 1.1cm 脾肋下 2.9cm 无腹水	肝硬化 门静脉 1.2cm 脾肋下 3.0cm 无腹水
FibroScan					肝脏硬度 17.8kPa		肝脏硬度 12.6kPa

二、临床诊治思维过程

高病毒载量是发生慢性乙型肝炎肝硬化的独立风险因素。该患者 HBV 感染后，经历了一个典型的疾病进展过程，自身免疫耐受期发展至免疫清除期，由于在免疫清除期没有得到及时有效的抗病毒治疗，导致肝脏炎症、纤维化持续存在，最终发展到肝硬化阶段。在肝硬化的基础上，又发生了上消化道出血的并发症，但综合评价还没有达到肝病的终末期，所以仍然要积极抗病毒治疗。通过抗病毒治疗可抑制病毒复制，改善肝功能，延缓或减少肝移植的需求，从而改善生活质量，延长患者生存期。

2012 亚太指南[1]指出：对于存在明显肝功能失代偿且为初治患者，选用恩替卡韦或替诺福韦（IA）。Shim 等[2]报道应用恩替卡韦治疗失代偿期乙型肝炎肝硬化初始抗病毒治疗患者，12 个月时 HBV DNA 阴转率近 90%。且随访显示，长期治疗可维持 HBV DNA 抑制，无病毒学反弹或耐药的发生。

　　该病例为乙型肝炎肝硬化失代偿期，虽然服用过拉米夫定，但其疗程短（1 个月），仍属于初治病例。该病例曾对拉米夫定有严重皮肤过敏反应而被迫停药，但并非不能应用其他核苷（酸）类似物，故选用恩替卡韦进行抗 HBV 治疗。

三、诊疗体会

　　恩替卡韦作为一种口服核苷（酸）类似物，其起效快、抗病毒能力强、耐药率低[3]，其对乙型肝炎肝硬化及 CHB 患者的抗病毒疗效已被多项临床试验证实，得到医学界的认可[4~6]。

　　该患者服用恩替卡韦后，进行严格的随访观察，监测结果显示该病例获得了满意的生物化学、病毒学应答。

　　该患者未进行肝脏组织学检查，超声检查在监测过程中均提示为肝硬化，但治疗 96 周、144 周进行了 FibroScan 检测，患者的肝脏硬度值在治疗过程中出现了明显变化，预测该病例肝脏组织学也发生了一定的改变。FibroScan 是一种新型的肝纤维化检测仪器，具有快速、便捷、安全、价廉、可重复性好等优点，有可能成为肝活组织检查的替代技术[7]，对随访患者肝纤维化程度的变化具有重要价值。

　　该患者服用恩替卡韦后也出现少量皮疹但不严重，故坚持服用并严密观察，无严重皮疹及其他不良反应发生。

　　该病例为失代偿期乙型肝炎肝硬化，通过积极的抗病毒治疗和严格随访，收到满意的临床疗效，使患者的疾病进展得到有效控制。说明抗病毒治疗对失代偿期乙型肝炎肝硬化患者也是非常重要的，长期治疗可以改善预后；同时提示恩替卡韦治疗失代偿肝硬化临床疗效肯定，不仅可以有效控制 HBV DNA 复制，还可能使肝组织学得到改善，不良反应轻微；对于失代偿期乙型肝炎肝硬化患者，抗病毒治疗是长期的，需要患者有良好的依从性，医师也要严格随访，以免不良事件发生。

四、专家点评

　　这是一例失代偿期肝硬化患者成功抗病毒治疗的典型案例。该患者在抗病毒治疗之前，6 年时间从慢性 HBV 携带者进展到慢性肝炎，17 年后发展到失代偿期肝硬化。经恩替卡韦抗病毒治疗与综合治疗后，8 周获得了病毒学应答，24 周获得 HBeAg 的血清学转换，而且维持应答长达 3 年，不仅各项生化指标明显改善，肝功能从 B 级恢复到 A 级，甚至 FibroScan 显示肝硬度有下降趋势。给临床医师的启示：对于有抗病毒治疗指征的慢性乙型肝炎患者应该尽早开始抗病毒治疗，以延缓和阻止病情进展；即使病情进展到晚期肝硬化，抗病毒治疗仍是改善预后、延长生存期的重要措施；对于肝硬化患者应首选高效、低耐药的恩替卡韦抗病毒治疗，并定期监测 HBV DNA、HBV 标志物、生物化学指标，以及进行影像学和无创性肝纤维化检查，建议终身抗病毒治疗。

　　作者：何文艳　安红杰　徐金凤（中国石油中心医院感染科）
　　点评者：江建宁（广西医科大学第一附属医院）

参 考 文 献

[1] Liaw YF, Kao JH, Piratvisuth T, et al. Asian-Pacific consensus statement on the management of chronic

hepatitis B：a 2012 update ［J］. Hepatol Int，2012，6：531-561.

［2］ Shim JH, Lee HC , KIM KM, et al. Efficacy of entecavir in treatment-naive pati- ents with hepatitis B virus-related decompensated cirrhosis ［J］. J Hepatol，2010，52：176-182.

［3］ Tenney DJ, Rose RE, Baldick CJ, et al . Long- term monitoring shows hepatitis B virus resistance to entecavir in nucleoside- napatents is rare through 5 years of therapy ［J］. Hepatology，2009，49：1503-1514.

［4］ Gish RG, Lok AS, Chang TT. Entecavir therapy for up to 96 weeks in patients with HBeAg-positive chronic hepatitis B ［J］. Gastroenterology，2007，133：1437-1444.

［5］ 罗红彬，胡中伟，郭家伟. 恩替卡韦治疗失代偿期乙型肝炎肝硬化48周疗效观察 ［J］. 实用肝脏病杂志，2009，12：121-123.

［6］ Fontana RJ . Entecavir in decompensated HBV cirrhosis：The future is looking brighter ［J］. J Hepatol，2010，52：147-149.

［7］ 李海，贾继东. FibroScan在慢性乙型肝炎肝纤维化诊断中的应用 ［J］. 传染病信息，2010，23：133-135.

病例 21　恩替卡韦联合九味肝泰胶囊治疗失代偿期乙肝肝硬化疗效观察

关键词：恩替卡韦；九味肝泰胶囊；失代偿期乙肝肝硬化

一、病例介绍

选择 2010 年 1 月至 2011 年 12 月笔者所在医院收治的失代偿期乙型肝炎肝硬化患者 98 例，按单盲法随机（抛硬币法）分为治疗组和对照组，每组 49 例，患者在年龄、性别、病程（均无合并其他并发症）、病情（如血浆白蛋白水平、黄疸指数、凝血酶原时间）等方面比较，两组间均衡，具有可比性。所有患者均符合 2000 年 9 月中华医学会传染病与寄生虫病学分会、肝病学分会联合修订的诊断标准[1]，患者既往均未接受核苷（酸）类药物抗病毒治疗，排除合并其他肝炎病毒感染、自身免疫性疾病及肝细胞癌等。98 例患者均给予常规内科综合治疗，治疗组给予恩替卡韦分散片 0.5mg，每天 1 次顿服，同时予九味肝泰胶囊每次 4 粒，每天 3 次口服；对照组给予恩替卡韦分散片 0.5 mg，每天 1 次顿服；疗程均为 6 个月。治疗结束后发现治疗组肝功能改善、凝血酶原时间缩短、腹水量减少、影像学检查的变化及血清肝纤维化指标动态变化在治疗后明显优于对照组，两组比较有显著差异（$P < 0.01$），治疗组 HBV DNA 阴转率及 Child-Pugh 评分也优于对照组，两组差异有统计学意义（$P < 0.05$，表 21-1 ~ 表 21-4）。治疗组 3 例出现恶心不适，1 例出现轻度头痛，对照组 2 例出现恶心不适，其余患者未发现明显不良反应。两组治疗后均未发现进展至肝衰竭或肝癌等不良结局的病例报道。

表 21-1　两组肝功能指标变化比较（$\bar{x} \pm s$）

组别	N	治疗前后	ALT（IU/L）	AST（IU/L）	TBil（mol/L）	ALB（g/L）	Child-Pugh 评分
治疗组	49	治疗前	78.53±21.23	50.13±14.78	10.34±2.78	26.51±12.60	8.34±1.11
		治疗后	22.37±13.46②③	9.84±1.83①③	1.72±1.04②③	38.76±10.32①	6.01±2.34②④
对照组	49	治疗前	75.42±20.02	52.34±13.57	12.23±3.57	27.75±14.46	8.29±1.08
		治疗后	62.35±24.86	32.36±7.23①	2.72±2.04①	39.26±9.32①	7.96±0.98②④

注：与治疗前比较，①$P < 0.01$，②$P < 0.05$；与对照组比较，③$P < 0.01$，④$P < 0.05$。

表 21-2　两组腹水量及凝血酶原时间变化比较（$\bar{x} \pm s$）

组别	N	治疗前后	腹水量（cm）	凝血酶原时间（s）
治疗组	49	治疗前	4.5±0.4	19.5±0.4
		治疗后	1.2±0.3①②	14.2±0.2①②
对照组	49	治疗前	4.7±0.3	19.7±0.1
		治疗后	2.7±0.1①	16.8±0.3①

注：与治疗前比较，①$P < 0.01$；与对照组比较，②$P < 0.05$。

表 21-3 两组血清 HBV DNA 阴转率变化比较

组别	N	血清 HBV DNA 阴转率 [n（%）]
治疗组	49	21（46.67）[①]
对照组	49	15（30.61）

注：与对照组比较，①$P<0.05$。

表 21-4 两组肝纤维化血清学指标变化比较 ($\bar{x}\pm s$)

组别	N	治疗前后	HA（ng/ml）	LN（ng/ml）	PCⅢ（ng/ml）	CⅣ（ng/ml）
治疗组	49	治疗前	246.24±19.98	286.34±44.78	265.15±27.78	156.51±20.73
		治疗后	122.77±33.46[①②]	135.45±21.83[①②]	130.23±13.23[①②]	115.15±10.32[①②]
对照组	49	治疗前	245.73±26.02	294.92±43.57	270.43±23.57	157.43±19.46
		治疗后	153.09±26.08[①]	184.27±37.13[①]	174.65±38.56[①]	143.67±28.24

注：与治疗前比较，①$P<0.01$；与对照组比较，②$P<0.01$。

二、临床诊治思维过程

（1）目前全世界约有 3.5 亿慢性乙型肝炎病毒（HBV）感染者，亚洲和非洲乙型肝炎病毒表面抗原（HBsAg）慢性携带率为 8%～15%[2]。中国 HBsAg 的慢性携带率为 9.75%，慢性乙型肝炎（CHB）患者 3000 万，其中 10%～20% 可发展为肝硬化，1%～5% 可演变为肝细胞癌[2]。

（2）乙肝肝硬化是肝脏在慢性乙型肝炎反复损害下造成肝纤维化的晚期阶段，由于乙肝病毒的复制可使肝脏组织病变继续进展，从而导致患者出现腹水、脾功能亢进、上消化道出血、肝性脑病、自发性腹膜炎等失代偿性肝硬化的表现，甚至发展为肝细胞癌。乙肝肝硬化患者预后较差、病死率较高、生存率较低，乙肝肝硬化患者的预后与病毒的复制及肝纤维化程度相关。降低和延缓肝功能失代偿及肝癌的发生是主要的治疗目标。对于乙肝肝硬化除了保肝对症支持治疗外，长期进行抗病毒和抗纤维化的治疗是十分重要的。研究表明，核苷类似物能有效抑制 HBV 复制，预防 HBV 所致慢性乙型肝炎、肝纤维化和肝硬化的临床进展[3]；抗纤维化治疗则能恢复肝细胞的代偿功能，增加肝脏的血流量，维持其有效的生理功能。已有学者对恩替卡韦联合九味肝泰胶囊治疗乙型肝炎的抗病毒疗效观察做过报道[4]，但其对于失代偿期乙肝肝硬化长期疗效、抗肝纤维化及其机制研究尚不多见，笔者就此进行了研究。

三、诊疗体会

失代偿期乙肝肝硬化的发生与 HBV 在肝细胞内持续复制和机体免疫反应密切相关[5]，当前对于慢性乙肝肝硬化失代偿期的治疗除常规护肝对症外，主要以抗病毒和抗纤维化等为主。恩替卡韦是新一代抗 HBV 鸟嘌呤核苷（酸）类似物，其在体内磷酸化后成为具有活性的三磷酸盐，而后与 HBV DNA 多聚酶的底物三磷酸脱氧鸟嘌呤核苷竞争，从而抑制乙肝病毒多聚酶的活性，包括多聚酶的启动，基因组反转录负链的形成，HBV DNA 正链的合成等。在动物模型和人体临床试验中有很强的抗 HBV 活性，疗效优于拉米夫定和阿德福韦酯[6,7]。而且恩替卡韦具有高耐药基因屏障的特性，研究报道[8]要引起恩替卡韦耐药需要 3 个以上基因位点同时发生变异。

九味肝泰胶囊是由三七、郁金、蒺藜、姜黄、大黄、黄芩、蜈蚣、山药、五味子制成，为胶囊剂，内容物为棕褐色颗粒，气微，味苦。根据祖国医学对其成分的认识，其具有扶正祛瘀、清热解毒、化瘀通络、疏肝健脾、调节机体免疫功效，从临床观察不仅能够显著改善肝炎患者临床症状、体征、肝功能，并且对 ALT、乙肝标志物转阴率具有较高且稳定的作用[9]。其联合恩替卡韦在治疗乙型肝炎病毒感染的作用非常明显，能明显改善患者的临床症状、体征和恢复肝功能，同时具有明显的抗纤维化作用，重复性好，且无不良反应，具有护肝调节功能作用，同时又具有抗乙型肝炎病毒的作用[10]。本研究将恩替卡韦和九味肝泰胶囊联合使用，结果显示治疗组肝功能改善、凝血酶原时间缩短、腹水量减少、影像学检查的变化及血清肝纤维化指标动态变化在治疗后明显优于对照组，两组比较有显著差异（$P<0.01$），说明二者联用能改善失代偿期乙肝肝硬化患者肝功能、凝血酶原时间、腹水量、血清肝纤维化指标、影像学检查指标及 Child-Pugh 评分，并且安全、有效。

恩替卡韦和九味肝泰胶囊联用，恩替卡韦能抑制 HBV DNA 聚合酶，降低其复制水平，而九味肝泰胶囊刺激机体细胞免疫，增强低水平复制的 HBV 清除率，弥补了恩替卡韦不能直接清除 HBV 的缺点，所以本研究采用二者联合使用，提高了机体 HBV DNA 阴转率。使用过程中未见明显不良反应，说明此药的临床安全性较好，与文献报道结果基本一致。并且两组治疗后均未发现进展至肝衰竭或肝癌等不良结局的病例报道。

综上所述，恩替卡韦分散片联合九味肝泰胶囊治疗失代偿期乙肝肝硬化具有协同抗 HBV 效应，能改善失代偿期乙肝肝硬化患者血清肝纤维化指标、各项肝功能主要指标、腹水量、凝血酶原时间及彩超下与门静脉高压有关的影像学指标，值得临床进一步推广应用。

四、专家点评

九味肝泰胶囊是纯中药制剂，有化瘀通络和疏肝健脾的功效。目前九味肝泰胶囊主要用于慢性乙型病毒性肝炎的治疗，但是缺乏大规模临床随机对照研究来评价其临床疗效。之前仅有一个江苏昆山地区的临床对照研究证实[1]，九味肝泰胶囊联合恩替卡韦用于治疗慢性乙型病毒性肝炎的患者，具有改善患者症状并促进患者肝脏功能恢复的作用。

本研究探讨了九味肝泰胶囊联合恩替卡韦用于治疗失代偿期的慢性乙型病毒性肝硬化患者的疗效。研究者采用随机分配患者的分组方法，最大可能地消除了患者入组的选择性偏倚。

失代偿期的乙型病毒性肝硬化是终末期肝病，患者的死亡风险大，危险因素多。因此本研究仍然有几个遗憾之处：一是没有明确的数据表明联合治疗方案对患者肝脏的影像学表现有改善；二是研究的时间有限，没有充分观察联合治疗方案对于患者预后的影响。

作者：向华（浙江省金华市人民医院消化内科）
点评者：盛吉芳（浙江大学医学院附属第一医院）

参 考 文 献

[1] 中华医学会传染病与寄生虫病学会、肝病学分会. 病毒性肝炎防治方案 [J]. 中华传染病杂志，

2000，19（1）：56-62.

［2］程全红，陈川英，易三．阿德福韦酯和拉米夫定治疗乙肝肝硬化失代偿期的疗效观察［J］．实用临床医学，2009，10（8）：16-18.

［3］李金金，耿长新，吕志国．恩替卡韦治疗慢性乙型肝炎 30 例［J］．世界华人消化杂志，2009，17（4）：425-428.

［4］Melissa KO, Anna SFL. Antiviral options for the treatment of chronic hepatitis B［J］. J Antimicrob Chemother, 2011, 6 (57): 1030-1034.

［5］张亚历．实用消化病学［M］．北京：清华大学出版社，2009：8.

［6］姚光弼，朱玫，王宇明．恩替卡韦与拉米夫定治疗慢性乙型肝炎随机、双盲、双模拟对照研究［J］．中华内科杂志，2006，45（11）：891-895.

［7］胡万蜂，张莉静．恩替卡韦治疗慢性乙型重型肝炎中期患者近期疗效分析［J］．江西医药，2009，43（4）：320-321.

［8］罗玮敏，张迎春，刘中景．恩替卡韦治疗慢性乙型肝炎的早期临床观察［J］．临床肝胆病杂志，2012，24（1）：26-28.

［9］曾国群，林月兆，钟永红．九味肝泰胶囊治疗慢性乙型肝炎的临床观察［J］．医学信息．下旬刊，2010，23（6）：167-168.

［10］郑冰珊，陈晓城．高效液相色谱法测定九味肝泰胶囊中黄芩苷含量［J］．浙江中医药大学学报，2008，32（5）：677-678.

病例 22　乙型肝炎肝硬化患者使用阿德福韦酯出现低磷性骨软化病 1 例

关键词：肝炎，乙型；阿德福韦酯；低磷性骨软化病；肝硬化

一、病例介绍

患者男，53 岁，有乙型肝炎家族史，其母和其兄为"乙型肝炎"患者。2007 年 4 月考虑为乙型肝炎肝硬化、HBeAg（−）的慢性乙型肝炎、脾切除术后入院治疗。5 月：HBV DNA 2.5×10^4 拷贝/ml、ALT 98 U/L，加用拉米夫定 100mg，每日一次抗病毒治疗。7 月：HBV DNA 阴性，肝功能正常。2007 年 10 月及 2009 年 4 月患者 2 次因上消化道出血入院行胃镜下食管静脉曲张套扎治疗，病情好转后出院。

2009 年 9 月（拉米夫定治疗后 2 年余）HBV DNA 4.8×10^6 拷贝/ml、ALT 170 U/L 和 YIDD（+），考虑患者 HBV 变异，加用阿德福韦酯 10mg 每日一次联合抗病毒治疗。2 个月后 HBV DNA 阴性，肝功能正常。

2010 年 10 月（拉米夫定和阿德福韦酯联合治疗后 1 年）患者最先出现腰骶部痛，后逐渐出现四肢痛、肋骨痛，翻身活动受限。患者及其家属认为骨关节病，就诊于骨科医院及各大医院骨科，考虑诊断为"腰椎间盘突出、骨质增生"，给予补钙、密钙息及对症支持治疗，患者腰痛、四肢痛、肋骨痛仍持续存在，且逐渐加重，最后直至患者完全卧床不起，生活不能自理，周身触碰后疼痛。期间患者并未就诊于肝病科（复查及诊治）。

2012 年 8 月（拉米夫定和阿德福韦酯联合治疗后 3 年）患者因上消化道出血就诊，胃镜下食管静脉曲张套扎治疗后出血稳定。同期，监测 HBV DNA 阴性，ALT 17U/L，血磷 0.35mmol/L，血肌酐 46μmol/L，考虑患者骨痛因阿德福韦酯相关低磷性骨软化病所致可能性大，故停用拉米夫定和阿德福韦酯联合抗病毒治疗，换用恩替卡韦 0.5mg，每日一次抗病毒治疗。

恩替卡韦治疗后 2 个月，患者骨痛消失，从卧床不起、生活不能自理逐渐恢复，可正常生活。为使患者食管静脉曲张消失而行胃镜下食管静脉曲张硬化治疗。

此后至今（恩替卡韦治疗 2 年半），患者未再合并上消化道出血，病情稳定，HBV DNA 阴性，肝功能正常（表 22-1）。

表 22-1　患者治疗期间各检测指标变化

日期（年.月）	HBV DNA（拷贝/ml）	HBsAg（IU/ml）	ALT（U/L）	Ca（mmol/L）	P（mmol/L）	Cr（μmol/L）
2007.05	2.5×10^4	5649	98	2.03	1.23	65
2007.01	阴性	4009	30	−	−	69

续表

日期 （年．月）	HBV DNA （拷贝/ml）	HBsAg（IU/ml）	ALT（U/L）	Ca（mmol/L）	P（mmol/L）	Cr（μmol/L）
2009.04	阴性	4710	13	-	-	65
2009.09	4.8×10^6	-	170	-	-	-
2012.08	阴性	81.05	16	1.69	0.35	46
2012.09	阴性	-	12	2.09	0.43	63
2012.11	阴性	61.61	8	2.19	0.53	63
2013.04	阴性	48.87	24	2.22	0.92	73
2014.04	阴性	34.35	20	2.20	1.02	82

二、临床诊治思维过程

该例乙型肝炎肝硬化患者起始使用拉米夫定100mg 每日一次抗病毒治疗，2 个月后 HBV DNA 阴性，肝功能正常，抗病毒治疗有效。在拉米夫定治疗2 年后出现 YIDD 变异，故使用拉米夫定100mg 每日一次联合阿德福韦酯10mg 治疗，但联合治疗1 年患者即出现骨痛等症状，因未规律复查，持续联合用药，联合治疗3 年患者不能下床活动。因考虑阿德福韦酯相关低磷性骨软化症，换用恩替卡韦10mg 每日一次抗病毒治疗后2 个月，患者骨痛症状消失，血磷上升，可以自由行走、从事日常活动。

三、诊疗体会

（1）阿德福韦酯相关低磷性骨软化症的诊断标准：服用阿德福韦酯2 ~ 3 年，多处骨关节疼痛、乏力，血磷降低，多在0.32 ~ 0.78mmol/L，停用阿德福韦酯后好转。这是在使用阿德福韦酯治疗过程中必须要注意的问题。该例乙型肝炎肝硬化患者使用拉米夫定100mg 每日一次联合阿德福韦酯10mg 治疗1 年患者即出现骨痛等症状，因未规律复查，持续联合用药，联合治疗3 年患者不能下床活动。因考虑该诊断而换用恩替卡韦10mg 每日一次抗病毒治疗后2 个月，患者骨痛症状消失，血磷上升，可以自由行走、从事日常活动。提示在使用阿德福韦酯抗病毒治疗的乙型肝炎患者，尤其是乙型肝炎肝硬化患者中，要警惕这个疾病的存在。

（2）阿德福韦酯和替诺福韦酯作为核苷（酸）类药物，其主要毒性包括肾毒性和骨密度降低，长期治疗主要影响肾近曲小管功能重吸收功能[1]。因此，对于阿德福韦酯和替诺福韦酯长期治疗的患者应定期监测血肌酐、血磷和尿液相关指标[2]。该例患者血肌酐一直在正常值范围，但血磷的变化可能早于肾功能变化，提示在阿德福韦酯用药过程中，除监测肾功能的变化之外，更要重视监测血磷变化，以期早期发现肾小管功能的损害，避免严重的合并症出现。

（3）乙型肝炎肝硬化的抗病毒治疗，强调长期治疗、早期治疗，使用强效、高耐药屏障、安全性好的抗乙型肝炎病毒治疗。长期的抗病毒治疗过程中，耐药和安全性的问题始终是治疗过程中必须要考虑的问题。该乙型肝炎肝硬化患者经历了耐药、安全性的双重考验，是非常危险的，如果合并肝衰竭，后果不堪设想，甚至可能危及患者生命。

（4）乙型肝炎肝硬化患者易于合并肾功能不全，会出现肝肾综合征，而抗病毒药物均从肾脏代谢，故抗病毒治疗必须考虑患者肾功能情况。不仅仅是患者血肌酐在正常值范围，也应该注意血磷、血尿酸等肾小管重吸收功能的指标。

（5）对于乙型肝炎肝硬化的内科治疗，抗乙型肝炎病毒治疗是基石，但是我们不能只关注 HBV DNA 及肝功能等"替代终点"的好转，不能只关注乙型肝炎肝硬化疾病本身，更要关注患病的"人"，把患者作为一个整体来看，立足于肝脏，放眼于全身，争取患者"硬终点"的改善。

四、专家点评

乙型肝炎肝硬化（失代偿期）的患者在临床上只能选择口服核苷（酸）类药物抗病毒治疗，且为终身治疗。国内外指南均推荐恩替卡韦或替诺福韦作为一线抗病毒药物，但在我国受医疗条件的限制，目前在临床上仍然有大量患者使用拉米夫定或阿德福韦酯治疗。在口服的核苷（酸）类药物抗病毒药物中又以阿德福韦酯和替诺福韦酯更容易引起肾毒性和肾近曲小管重吸收功能受损导致低磷性骨病等，特别是对于肝硬化失代偿需要长期治疗的患者更应该密切关注肾小管功能的损伤。而临床医生在应用阿德福韦酯治疗的患者中更多的关注是肾毒性导致的血肌酐升高或肾小球滤过率的改变，而忽略肾小管功能的损伤，即使出现一些临床表现如骨痛等并没有引起足够的重视。

该例患者本身为失代偿的肝硬化，长期口服核苷（酸）类药物且为联合治疗的患者，而血清肌酐一直在正常值范围，没有定期监测血磷的变化。由于反复出现消化道出血等并发症，尽管患者出现了骨痛等症状，却没有及时监测血和尿中磷和钙的水平而及时采取治疗措施。

目前对于失代偿肝硬化患者的治疗首先应该应用恩替卡韦，降低低磷性骨病的发生。如果应用阿德福韦酯单药或联合治疗的患者，应该定期监测血和尿中磷和钙水平，一旦出现血清磷和钙降低，同时尿磷增加，无论是否出现临床症状，均应该做骨扫描，确定是否有磷酸盐沉积。治疗上应该立即停用阿德福韦酯，改用恩替卡韦继续抗病毒治疗，同时补充钙和磷。一般来说患者的预后较好，临床症状可以完全消失，血清磷恢复正常。

作者：王芳 王凤梅（天津市第三中心医院消化肝病科）

点评者：窦晓光（中国医科大学附属盛京医院）

参 考 文 献

[1] Kahn J, Lagakos S, Wulfsohn M, et al. Efficacy and safety of adefovir dipivoxil with antiretroviral therapy: a randomized controlled trial [J]. JAMA, 1999, 282: 2305-2312.

[2] 张楠，邵明玮，黄爱，等. 阿德福韦酯致低磷性骨软化症六例分析 [J]. 中华内分泌及代谢杂志，2013, 29 (5)：414-416.

病例 23　肝硬化伴发结核性脑膜炎 1 例

关键词：肝硬化；脑膜炎；结核性

一、病例介绍

患者男，41 岁，有乙型肝炎后肝硬化病史 3 年，因尿黄、乏力、腹胀 30 天于 2008 年 10 月 23 日入院。既往无结核病史及精神疾病史。入院体检：体温 36.3 ℃，血压 120/70 mmHg，呼吸 18 次/分，心率 76 次/分，意识清楚，全身皮肤及巩膜明显黄染，未见皮疹及出血点，浅表淋巴结未触及肿大，肝掌（＋），蜘蛛痣（＋），心肺未见异常，腹膨隆，腹壁静脉曲张，无压痛及反跳痛，肝肋下未触及，脾肋下 3 cm，中等量腹水，双下肢轻度凹陷性水肿。血常规：白细胞 2.6×10^9/L，中性粒细胞 0.53，淋巴细胞 0.10，红细胞 4.08×10^{12}/L，血红蛋白 131 g/L，血小板 49×10^9/L；肝功能：总胆红素 223.9 μmol/L，丙氨酸转氨酶 463 U/L，天冬氨酸转氨酶 663 U/L，白蛋白 32.7 g/L；凝血酶原活动度 34.4%，乙肝表面抗原阳性，乙肝病毒脱氧核糖核酸定量 4.62×10^6 拷贝/ml，B 超示"肝硬化，大量腹水"。给予护肝、利尿、抗病毒（拉米夫定 100 mg，口服，每日 1 次）等治疗，住院后 26 天出现中低热（36.4～38.1℃），无咳嗽、咳痰等伴随症状，血培养阴性，考虑为内毒素血症，给予头孢曲松、左氧氟沙星抗感染治疗，患者仍发热。其后相继出现持续性头痛、头晕、视物模糊、旋转、步态不稳等不适，伴恶心、呕吐、口苦表现，乏力明显，午后发热明显，多发生于每晚 8～10 时，伴畏寒、盗汗，可自行退热。60 天时复查血常规：白细胞 3.1×10^9/L，中性粒细胞 0.56，淋巴细胞 0.13，红细胞 3.32×10^{12}/L，血红蛋白 117 g/L，血小板 48×10^9/L；肝功能：总胆红素 91.6 μmol/L，丙氨酸转氨酶 30 U/L，天冬氨酸转氨酶 49 U/L，白蛋白 34.4 g/L；凝血酶原活动度 52.4%。停用抗生素，给予地塞米松 5 mg 静脉注射，每天 1 次，共 7 天，患者体温获暂时控制，70 天时复查乙肝病毒脱氧核糖核酸定量 <1000 拷贝/ml，血培养阴性，停药后再发热，时常使用双氯芬酸钠栓剂降温，体温波动在 36.1～39.3℃，再用亚胺培南－西司他丁钠（泰能）0.5g（以亚胺培南计量），每 8 小时 1 次静脉滴注，7 天无效。查血常规：白细胞 3.34×10^9/L，中性粒细胞 0.67，淋巴细胞 0.12，红细胞 3.02×10^{12}/L，血红蛋白 110 g/L，血小板 40×10^9/L；肝功能：总胆红素 45 μmol/L，丙氨酸转氨酶 8 U/L，天冬氨酸转氨酶 23 U/L，白蛋白 34.3 g/L；凝血酶原活动度 51.9%；腹水常规提示黄、微浑，浆膜黏蛋白定性试验阴性，白细胞 58×10^6/L，红细胞 195×10^6/L；骨髓培养阴性，胸片示双肺纹理增粗，左下肺野可见一条片状影，双侧胸膜粘连，头颅 CT 平扫未见明显异常。转上级医院诊治。查 C 反应蛋白、抗链球菌溶血素"O"、血沉均正常，结核抗体阴性，血培养阴性。颅脑 MRI 平扫加增强示小脑、双侧枕叶及双侧顶叶异常信号，① 考虑为感染性病灶可能性大，脑结核可能；② 肿瘤病变待排，颅内转移可能。结合病史，考虑诊断：① 结核性脑膜炎可能；② 慢性乙肝后肝硬化，失代偿期。给予异烟肼、利福平、乙胺丁醇三联抗

88

结核治疗，15 天后体温恢复正常，脑膜刺激征完全消失。

二、临床诊治思维过程

结核性脑膜炎四季散发，病情复杂，误诊率达 30% 以上。此例患者肝硬化伴发结核性脑膜炎临床少见，应引起临床医生的警觉。一般结核性脑膜炎多有结核病史或接触史，多数病例起病较缓，病程较长（至入院时病程平均 11 ~ 13 天），头痛持续时间长，脑膜刺激征较为明显，但意识障碍较轻，出现较晚。少数病例还可出现斜视、复视，瞳孔改变，眼睑下垂，面神经瘫痪。脑脊液外观呈毛玻璃样，白细胞 $100 \times 10^6/L$ ~ $500 \times 10^6/L$，分类以淋巴细胞为主，糖及氯化物含量减少，蛋白含量增加，涂片时常可找到结核杆菌。眼底检查可有视神经乳头水肿，脉络膜结核结节。但应注意结核性脑膜炎早期脑脊液缺乏上述典型改变，糖及氯化物含量可无明显减少。部分重症结核性脑膜炎患者亦可急性起病，短期内出现意识障碍。对此部分病例确诊有待于对病情综合分析及进行病原学检测[1]。

三、诊疗体会

（1）应加强对严重肝病继发感染的认识和理解，尤其是对合并结核病的重视。

（2）结核性脑膜炎是由结核杆菌侵犯脑膜而引起的非化脓性炎症，常继发于粟粒型肺结核及其他器官的结核病灶。极少数结核性脑膜炎找不到原发病灶。若怀疑结核性脑膜炎，应常规行脑脊液腺苷脱氨酶（ADA）测定，抗结核抗体测定，聚合酶链反应（PCR）测定分枝杆菌 DNA 片段，脑脊液抗酸染色找结核杆菌，早期结核性脑膜炎患者头颅 CT 扫描可完全正常，头颅 MRI 检查比 CT 扫描更清晰，定位更精确。

（3）因结核性脑膜炎脑积液细菌学检查阳性率很低，故在诊断时必须要结合临床症状、体征、各种辅助检查综合考虑。

（4）结核性脑膜炎患者治疗与其他器官结核病治疗原则基本相同，必须早期、足量、联合、规律、全程治疗，并给予营养和休息辅助治疗。结核性脑膜炎预后很大程度决定于是否早期化疗，有些患者即使不能立即确诊，只要不能排除结核性脑膜炎，也可先行化疗，以免延误治疗。常用方案为：① 强化期，异烟肼、利福平（或乙胺丁醇）、链霉素、吡嗪酰胺，顿服，3 个月。② 巩固期，异烟肼、利福平（或乙胺丁醇），顿服，9 个月[2]。

（5）长程不明原因发热患者需依照常规诊疗临床合理安排检查，不断深入探究，着眼于明确诊断为第一要务，尽量做到对因治疗，避免盲目用药贻误病情。

（6）长程使用抗生素治疗无效的发热患者，应考虑抗生素使用是否合理，是否有针对性，及时调整诊疗思路，改变治疗策略。

（7）抗生素治疗无效患者应全面完善结核相关检查，搜集证据，必要时可行诊断性抗结核治疗。

四、专家点评

（1）该病例很有临床意义和代表性。

（2）肝硬化合并结核的患者在临床上并不少见。慢性肝病患者，尤其是长期病毒感染所致者，由于患者免疫力低下，容易合并结核感染，而且其临床症状不典型，导致诊断困难，出现腹水时，常规抗感染治疗或多种抗生素正规合理、足疗程治疗后，如患者病情仍不见好转，往往要考虑到结核的合并存在。

（3）由于患者免疫功能低下，做常规结核方面的检查，阳性结果的概率也会减小，当并发 TB 时，PPD 试验常出现假阴性，甚至并发 TB 腹膜炎时，结核中毒症状不典型，这都是造成误诊和漏诊的主要原因。

（4）该患者住院后出现发热，一般抗感染治疗效果不好，在没有找到感染病灶的情况下，用糖皮质激素 1 周，如此也是结核活动的一个诱因，更应引起临床的高度重视。

（5）当患者出现中枢神经系统症状后，应密切关注和进行中枢的有关检查，及早找到相关证据。

作者：詹东昂（湖北省襄樊市中心医院消化内科）

点评者：赵龙凤（山西医科大学第一医院）

参 考 文 献

［1］丁静秋，徐道振. 传染科疾病误诊误治与防范［M］. 北京：科学技术文献出版社，2001：53，54.

［2］曾正国. 现代实用结核病学［M］. 北京：科学技术文献出版社，2003：451-455.

病例 24　肝硬化失代偿期并华支睾吸虫病致黄疸 1 例

关键词：肝硬化；华支睾吸虫病；黄疸

一、病例介绍

患者男，60 岁，农民，因"右上腹胀，皮肤、巩膜黄染 1 个月"入院。患者入院前 1 个月无明显诱因下出现右上腹胀，身目黄染，无明显畏寒、发热，无皮疹、皮肤瘙痒，无腹痛、恶心、呕吐，于当地医院护肝、退黄治疗无效入院。既往有"HBV 携带"史 30 余年，未复查及诊治。饮酒 40 余年，38°白酒约 200 g/d，经常食用"鱼生"。

查体：T 36.2℃，P 70 次/分，R 20 次/分，BP 110/70 mmHg，神志清楚，慢性肝病病容，全身皮肤、黏膜黄染，未见瘀斑、瘀点，无肝掌及蜘蛛痣。全身浅表淋巴结未扪及肿大。双巩膜黄染，心肺查体无特殊。腹部平坦，腹肌软，腹部无压痛及反跳痛，肝右肋下 4 cm 可触及，质硬，无压痛及叩痛，移动性浊音阴性，肠鸣音正常，双下肢无水肿，四肢肌力、肌张力正常，生理反射存在，病理反射未引出。

辅助检查：当地县人民医院（2013 年 4 月）查 AFP 阴性，腹部彩超提示肝内胆管回声增粗并轻度扩张，肝右叶探及大小约 16 mm×12 mm 高回声结节，考虑：① 华支睾吸虫病；②肝内实质性结节，血管瘤可能性大。查胸部 CT 未见异常；上腹部 CT 提示肝内胆管扩张，右叶似见片状低密度影，边界不清，考虑肝脏右叶占位灶，诊断意见：①肝右后叶占位：炎性结节？②华支睾吸虫病；③胆囊炎；④腹腔淋巴结肿大。

入院诊断：黄疸待查——①肝硬化失代偿期（乙型肝炎+酒精性）？②华支睾吸虫病？③肝脏恶性肿瘤？④胆石症？⑤病毒性肝炎？⑥自身免疫性肝病？⑦原发性胆汁性肝硬化及硬化性胆管炎待排除。

入院辅助检查：血细胞分析：白细胞计数 10.3×10⁹/L，嗜酸粒细胞计数 4.5×10⁹/L，血小板计数 90×10⁹/L；凝血四项：凝血酶原时间 20.30s，凝血酶原时间国际标准化比值 1.76，活化部分凝血活酶时间 40.8s，纤维蛋白原 3.13 g/L，凝血酶时间 24.6 s；肝功能：总胆红素 164.2 μmol/L、直接胆红素 105.8 μmol/L、间接胆红素 58.4 μmol/L、总蛋白 96.7 g/L、白蛋白 24.9 g/L、球蛋白 71.8 g/L、ALT 76 U/L、AST 54 U/L、谷氨酰转移酶 364 U/L、碱性磷酸酶 331 U/L。术前 HBsAg 14.91 ng/ml、抗-HBs 4.64 mIU/ml、HBeAg 0.10 NCU/ml、抗-HBe 152.22 NCU/ml、抗-HBc 106.79 NCU/ml，HBVPre-S1Ag 8.031 S/CO、HBV DNA 阴性。甲胎蛋白、癌胚抗原不高，糖类抗原-125、糖类抗原-199、铁蛋白正常。甲型、丙型、戊型肝炎标志物均阴性。肝病自身抗体谱未见异常。电子胃镜：食管胃底静脉曲张（中度）。肝脏 MRI 诊断意见：①肝脏寄生虫病变（华支睾吸虫病）可能性大，请结合临床酶标试验，考虑肝脏弥漫性病变——肝纤维化？肝硬化？建议随访观察。②胆囊炎，腹腔少量积液；两侧少量胸腔积液。③左肾小囊肿。大便找虫卵：华支睾吸虫卵（++）。

患者入院后予护肝、输血浆及人血白蛋白、退黄治疗 19 天黄疸消退不明显，胆系酶升高，考虑梗阻性黄疸，予 ERCP 术，术中所见：胆系显影，左右肝管变细无扩张，胆管稀疏，未见结石负影；胆囊颈管及胆囊显影，胆囊颈未见结石负影，胆囊显影增大，其中可见多颗结石负影，最大约 0.3 cm×0.3 cm；胆总管无扩张，未见结石负影及充盈缺损；予取石球囊清理胆管。术后复查总胆红素 104.4 μmol/L，直接胆红素 61.1 μmol/L，间接胆红素 43.3 μmol/L。继续予护肝、利胆、退黄治疗 2 周后，复查总胆红素 68.2 μmol/L，予吡喹酮驱虫治疗 3 天，复查总胆红素 30.2 μmol/L，好转后出院。

二、临床诊治思维过程

患者因腹胀、黄疸入院，入院时诊断尚不能明确，考虑到的疾病有：①肝硬化失代偿期（乙型肝炎+酒精性）；②华支睾吸虫病；③肝脏恶性肿瘤；④胆石症；⑤病毒性肝炎；⑥自身免疫性肝病；⑦原发性胆汁性肝硬化及硬化性胆管炎等。

鉴别诊断：

（1）肝硬化失代偿期：患者为 HBV 携带者、有酗酒史，结合入院后血小板计数降低、凝血时间异常、肝功能异常，血清白蛋白明显降低、HBV 标志物阳性及电子胃镜、肝脏 MRI 结果，考虑为肝硬化失代偿期（乙型肝炎+酒精性）。

（2）华支睾吸虫病：本例患者有长期食用鱼生史，肝脏 B 超及 CT 有华支睾吸虫感染的典型表现，血嗜酸粒细胞明显增高，大便检查发现华支睾吸虫卵可确诊。

（3）肝脏恶性肿瘤：患者有多年 HBV 感染史，长期酗酒，并有大量进食鱼生史，可能已长期感染华支睾吸虫，为肝癌、胆管癌高危人群，且 B 超及 CT 均提示肝占位，经入院后复查甲胎蛋白及其他肿瘤标志物正常，肝脏 MRI 未见明显占位，考虑原为炎症结节，不考虑肝脏恶性肿瘤。

（4）胆石症：本例患者有黄疸表现，上腹部 CT 及 MRI 诊断为胆囊炎，ERCP 术中胆囊显影增大，其中可见多颗结石负影，但无腹痛、畏寒、发热症状，ERCP 所示亦未见明显由结石所致的胆道梗阻，考虑为胆囊结石合并慢性胆囊炎，患者黄疸与胆石症无关。

（5）病毒性肝炎：本病例中，患者有 HBV 感染，但 HBV DNA 阴性，不考虑乙型肝炎活动导致的黄疸，且其他肝炎病毒标志物阴性，故病毒性肝炎可排除。

（6）自身免疫性肝病：本例患者自身抗体阴性不支持诊断。

三、诊疗体会

本例患者为老年男性，有 HBV 携带史 30 余年，居于较高流行区并长期酗酒、经常食用鱼生[1]。本次病程 1 个月，主要表现为腹胀、皮肤、巩膜黄染，查体见慢性肝病病容，全身皮肤、黏膜黄染，双巩膜黄染，肝右肋下 4cm 可触及，质硬，无压痛及叩痛，移动性浊音阴性。外院查 AFP 阴性，腹部彩超提示肝内胆管回声增粗并轻度扩张，肝右叶探及大小约 16 mm×12 mm 高回声结节，考虑：①华支睾吸虫病；②肝内实质性结节，血管瘤可能性人。查胸部 CT 未见异常；上腹部 CT 提示肝内胆管扩张，右叶似见片状低密度影，边界不清，考虑肝脏右叶占位灶，诊断意见：①肝右后叶占位：炎性结节？②华支睾吸虫病；③胆囊炎；④腹腔淋巴结肿大。患者入院考虑为黄疸待查，相关的疾病有多种，包括肝硬化失代偿期（乙型肝炎+酒精性）、华支睾吸虫病、肝脏恶性肿瘤、胆石症、病毒性肝炎、自身免疫性肝病等，在住院期间，围绕可能疾病继续观察患者病情变化并展开相应的辅助检查。

入院辅助检查示血嗜酸粒细胞数升高，血小板计数降低；凝血时间明显异常，总胆红素明显升高，以直接胆红素升高为主，间接胆红素亦升高，白蛋白明显降低，ALT 轻度异常，谷氨酰转移酶、碱性磷酸酶明显异常。甲胎蛋白、癌胚抗原不高，糖类抗原–125、糖类抗原–199、铁蛋白正常。丙型、甲型、戊型肝炎标志物阴性。肝病自身抗体谱未见异常。电子胃镜：食管胃底静脉曲张（中度）。肝脏 MRI 诊断意见：①肝脏寄生虫病变（华支睾吸虫病）可能性大，请结合临床酶标试验，考虑肝脏弥漫性病变——肝纤维化？肝硬化？建议随访观察。②胆囊炎，腹腔少量积液；两侧少量胸腔积液。③左肾小囊肿。大便找虫卵：华支睾吸虫卵阳性。排除了我们之前考虑到的肝脏恶性肿瘤、病毒性肝炎、自身免疫性肝病、原发性胆汁性肝硬化及硬化性胆管炎诊断，患者胆囊炎考虑非导致黄疸原因。

患者合并肝硬化失代偿期（乙型肝炎+酒精性）、华支睾吸虫病及胆囊炎，入院后予护肝、输血浆及人血白蛋白、退黄治疗 19 天黄疸消退不明显，患者黄疸考虑为混合性，肝细胞性并梗阻性黄疸，患者无肿瘤依据，肝硬化所致黄疸一般为肝细胞性黄疸，华支睾吸虫病虫体堵塞胆管引起梗阻性黄疸[2]，本患者黄疸考虑肝细胞性及梗阻性黄疸，考虑为肝硬化、重度华支睾吸虫感染所致，ERCP 可排除胆管癌，患者基础肝病严重，加上长期大量进食淡水鱼生，肝吸虫感染严重，反复肝吸虫感染可导致胆道反复炎症、胆管纤维化狭窄，虫体导致炎症分泌物及死虫可堵塞胆管，致使黄疸难退[3]。黄疸指数高时，不宜驱虫治疗，如驱虫治疗，有致死虫堵塞胆管致胆道感染、甚至化脓性胆管炎风险。患者复查胆红素下降至 70 μmol/L 以下，经驱虫治疗后，黄疸迅速下降。

重症华支睾吸虫病的诊断标准为：①有食鱼生史；②粪便或胆汁找到华支睾吸虫卵；③合并阻塞性黄疸或伴胆囊炎、胆总管结石、化脓性胆管炎[4]。本例患者符合此标准。重症华支睾吸虫病内科治疗效果往往欠佳。治疗原则是解除胆道梗阻，保持胆汁引流通畅并药物驱虫治疗，而药物驱虫治疗首先要解除梗阻，以避免驱虫治疗后虫体排出不畅加重梗阻。通过 ERCP 后做乳头切开术并清理胆道，排出华支睾吸虫及黏液团块，解除了胆道梗阻，而且其创伤远小于胆总管探查术。本例患者因合并食管胃底静脉曲张不宜放置鼻胆引流管，术后大部分患者症状、体征缓解明显，复查各项生化指标多数改善。可见，ERCP 为重症华支睾吸虫感染治疗的有效措施。黄疸且肝功能差的患者，经加强护肝治疗，待胆红素下降至安全范围，再口服吡喹酮驱虫，以减轻药物对肝脏的损害并防止梗阻性黄疸发生。本例患者 ERCP 术后吡喹酮驱虫治疗胆红素下降明显，无明显不适反应。

四、专家点评

这份病例很有临床鉴别诊断价值（慢性乙型肝炎、酒精性肝病、肝肿瘤和肝寄生虫感染），但据初步资料首先考虑华支睾吸虫病依据不足。实际上治疗 19 天退黄不明显，又行 ERCP 手术。未说明什么时候才从大便找到虫卵，未明确 ERCP 是否检查胆汁中的虫卵，最后仅用吡喹酮治疗 3 天好转出院。因此，与首先考虑的华支睾吸虫病相矛盾。

作者：苏东星（南宁市第二人民医院消化内科）

点评者：陈成伟（南京军区上海肝病临床研究中心）

参 考 文 献

［1］全国人体重要寄生虫病现状调查办公室．全国人体重要寄生虫病现状调查报告［J］．中国寄生虫学与寄生虫病杂志，2005，23（5）：332-340（增刊）．

［2］李建明，刘学强，陈海生，等．华支睾吸虫致急性胆管炎的诊断及治疗［J］．肝胆外科杂志，2006，14（6）：423-424．

［3］杨六成，黄宝裕，薛桂芳，等．华支睾吸虫感染与肝胆胰外科疾病的关系（附650例临床分析）［J］．中华肝胆外科杂志，2004，10（3）：165-166．

［4］刘旭明，智发朝，刘泽权，等．内镜下鼻胆管引流加口服吡喹酮治疗重症华支睾吸虫病［J］．中华消化内镜杂志，2003，6（20）：389-391．

病例 25　乙型肝炎肝硬化失代偿期合并艾滋病 1 例

关键词：肝炎，乙型，慢性；肝硬化；艾滋病；治疗

一、病例介绍

患者男，48 岁，因"腹胀腹泻 1 月余"入院。患者入院前 1 月余出现腹胀，排茶样尿，伴腹泻，排 3~7 次/天稀水样或稀糊样便，无腹痛。无厌油、乏力、纳差，无恶心、呕吐、反酸；无呕血、黑便；无排白陶土样便；无畏寒、发热；无头晕、头痛；无咳嗽、咳痰。于卫生院检查显示 HBsAg 阳性、肝功能异常，治疗 1 个月无明显好转。既往史：否认食物及药物过敏史；否认手术、外伤、输血史。个人史：否认嗜酒史，吸烟 20 余年，约 1 包/天。个人生活条件一般，否认冶游史，否认吸毒史。婚育史：无特殊。家族史：无特殊。体格检查：神志清楚，精神疲乏；发育正常，营养一般；全身皮肤无黄染，未见出血点；无蜘蛛痣、肝掌；全身各处浅表淋巴结均未触及肿大；巩膜轻度黄染；双肺呼吸音粗，无干湿性啰音；腹平坦，无胃肠型蠕动波，全腹压软，无压痛、无反跳痛，肝右肋下未触及；脾左肋下 3cm 可触及，质中、边钝，Murphy 征阴性；肝上界位于右锁骨中线第 5 肋间；肝、肾区无叩击痛；移动性浊音可疑阳性；肠鸣音 5 次/分。

入院诊断：HBeAg 阳性慢性乙型肝炎、乙型肝炎后肝硬化失代偿期、腹腔积液，腹泻原因待查。

因患者腹泻的原因尚不明确，入院后仅予以保肝、降酶、止泻、利尿、抗感染等对症支持治疗，同时积极完善相关检查。

辅助检查：生化指标：ALB 20.8g/L，GLB 46.5g/L，ALT 41U/L，AST 123U/L，TBil 44.7μmol/L，DBil 32.3μmol/L，GGT 53U/L，LDH 313U/L，HBD 220U/L，GLU 4.79mmol/L。PT 19.6s，APTT 49.8s。血常规：WBC 5.4g/L，GRAN% 52.1%，Hb 97g/L，PLT 88g/L。CD3 62%，CD4 3%，CD8 55%，NK 12%。HBV DNA 3.54×10^5 拷贝/ml。HBsAg 225ng/ml，HBeAg 55.718 PEIU，抗-HBc 3.975 PEIU。AFP 233ng/ml，CEA 7.83ng/ml，TPSA 1.15 ng/ml，RPR（-）、HAV IgM（-）。Ⅲ型前胶原氨基端肽 > 1000ng/ml、Ⅳ型原 527 ng/ml、层粘连蛋白 893 ng/ml、透明质酸 190ng/ml。铜蓝蛋白 0.35g/L、转铁蛋白 1.26g/L。甲状腺全套：总 T_3 0.86ng/ml、总 T_4 12.42ng/ml、游离 T_3 2.22ng/ml、游离 T_4 1.46 ng/ml、TSH 2.20μIU/ml。自身免疫性肝炎抗体阴性。HEV IgM（-）、HEV IgG（-）、HGV IgM（-）、HGV IgG（-）、CMV IgM（-），CMV IgG > 500U/ml、弓形体 IgM（-）、弓形体 IgG（-）、抗-HCV（-）、抗-HDV（-）、抗-HDV IgM（-）。HIV-1 RNA 1.3×10^5 拷贝/ml，抗-HIV（+），经 CDC 确诊为艾滋病。B 超：肝实质回声增粗，胆囊壁毛糙，胆囊息肉样变。脾大，腹腔中量积液，胰显示欠满意，双肾未见明显异常声像。CT：双下肺条索状影，考虑陈旧性病灶，双侧胸膜略增厚。尿、大便常规大致正常。心电图：窦性心动过速。胸片：心肺膈未见异常。

二、临床诊治思维过程

患者腹胀 1 月余，体格检查：巩膜黄染，肝脾肋下未触及，移动性浊音可疑阳性。生化指标：ALB 20.8g/L，GLB 46.5g/L，ALT 41U/L，AST 123U/L，TBil 44.7μmol/L，DBil 32.3μmol/L，PT 19.6s。血常规：WBC 5.4g/L、Hb 97g/L、PLT 88g/L。HBsAg 阳性，HBV DNA 3.54×10⁵拷贝/ml 。考虑为乙型病毒性肝炎肝硬化失代偿期。因腹泻原因尚不能明确，考虑的疾病有：①肠炎；②肝硬化致消化功能紊乱；③肝脏恶性肿瘤；④肠道恶性肿瘤；⑤艾滋病等。根据患者病情进展，逐步完善相关检查，最终明确诊断：HBeAg 阳性慢性乙型肝炎、乙型肝炎后肝硬化失代偿期、腹腔积液、艾滋病。

（1）入院经恩替卡韦抗病毒、保肝、降酶、止泻、抗感染、白蛋白、利尿对症支持治疗 2 个月，患者腹腔积液消退，无腹泻，但反复轻度黄疸、中度低白蛋白血症，肝功能轻中度损害，凝血酶原活动度恢复正常；HBV DNA < 1×10³拷贝/ml，ALT 41 ~ 60 U/L，AST114 ~ 179 U/L，TBil 40.7 ~48.1μmol/L，DBil 27.9 ~34.8 μmol/L，PT 14.1s，CD 445 个/μl。

（2）出院后停用恩替卡韦，经 HAART（拉米夫定、司他夫定、依非韦伦）治疗10 个月时，患者无腹腔积液，无腹泻，黄疸消退，白蛋白、转氨酶、凝血酶原活动度恢复正常；HBV DNA < 1×10³拷贝/ml，ALT 35 U/L，AST 23 U/L，TBil 25μmol/L，DBil 17 μmol/L，PT 13.4s。CD4 175 个/μl，HIV-1 RNA < 1×10³拷贝/ml。血常规：WBC 7.4g/L、Hb 107g/L、PLT 135g/L。AFP 14.4ng/ml。

（3）继续拉米夫定、司他夫定、依非韦伦治疗，坚持随访至今（半年）。患者一般情况尚好，无腹腔积液，无腹泻，无黄疸，白蛋白、肝功能、凝血酶原活动度正常；复查肝脏 CT 示肝脏表面稍粗糙不光滑，肝实质尚均匀、饱满，无明显结节；脾中度肿大。

三、诊疗体会

（1）本患者为中年男性，"反复腹胀、腹泻 1 月余"，由于卫生院平时很少接诊 HIV 患者，同时也缺少相关的检查，故造成对合并艾滋病的漏诊。当患者转入笔者所在医院时，接诊的医师也是先入为主，只注意到腹腔积液、黄疸、低白蛋白、肝功能损害等肝硬化表现，对于腹泻只考虑为肝硬化腹腔积液的伴随症状。其实慢性腹泻是艾滋病的常见症状或首发症状，对于慢性腹泻应该注意与艾滋病鉴别。

（2）对乙型肝炎肝硬化患者进行抗 HBV 治疗是很有必要的，本患者为肝硬化失代偿期，经过抗 HBV 治疗后肝功能好转，病情稳定，一般情况好，肝硬化失代偿的症状也发生逆转[1]。因本例患者拒绝肝穿刺活组织检查，未能取得肝硬化的病理学诊断，以致在肝硬化失代偿期逆转为代偿期时，对先前的诊断产生疑虑。故对此类患者可适时进行肝穿刺活组织检查，取得病理学诊断。

（3）HBV 共感染 HIV 的患者相对于 HIV 单独感染的患者，死亡风险增高，包括AIDS 相关病死率和非 AIDS 相关病死率，特别是肝脏相关疾病及其相关的死亡风险有显著增高。HBV 感染状态对 HAART 方案治疗中 HIV 抑制和 CD4⁺T 淋巴细胞免疫应答无显著影响。另外，HAART 方案治疗是个长期的过程，必须考虑药物的选择，如 HAART 方案中需要含有活性（HBV- active）药物，如拉米夫定（3TC）和替诺福韦（TDF）。另外，在 HIV/HBV 共感染患者的 HAART 方案中，必须避免使用含有肝脏毒性大的药物，如奈韦拉平（NVP）、利托那韦（RTV）等。在 CD4$^+$T 淋巴细胞计数大于 350 个/mm^3 时就启动 HAART，特别是将启动点提高到 CD4$^+$T 淋巴细胞计数 500 个/mm^3，能使 HIV 感染者降低 HIV 相关的发病率和病死率、提高生活质量、获得免疫功能重建和维持免疫功能。但是 CD4$^+$T 淋巴细胞计数 500 个/mm^3 是否是更优化的 HAART 方案治疗启动点，仍然需要通过随机化临床试验研究来进一步证实。在 HAART 时代，肝脏相关疾病已经成为 HIV 感染者的重要死亡原因，HIV/HBV 共感染会增加患者的死亡风险，我们需要对这类共感染的患者做到早期发现，合理启动 HAART 方案治疗，同时治疗 HBV 感染，减少肝脏相关疾病的发病率和病死率，延长患者生存期[2]。

四、专家点评

该病例为乙型病毒性肝炎肝硬化失代偿期合并艾滋病，以腹胀来就诊，经进一步检查发现感染 HIV。对于乙型肝炎肝硬化，在临床上很常见且容易诊断，我们不能仅仅满足于该病的诊断，在出现一些不能解释的现象或者治疗效果不佳的时候更要多思考是否有其他疾病的可能。该患者根据临床和实验室检查，可以很容易诊断肝硬化，且为失代偿期。该患者不需要再进行肝活组织检查以进行肝硬化的诊断，且该患者 PT 19.6s。肝硬化患者的门静脉高压症可导致肠壁淤血、水肿，使其消化吸收与分泌功能紊乱，很易造成患者腹泻和腹胀，加之肝硬化患者体内胆盐减少，可致脂肪吸收障碍，易引起消化不良性腹泻。因此肝硬化患者出现腹泻和腹胀是很常见的症状。但在该患者经治疗后还出现腹泻，因此可能需要考虑更多的原因，在本例患者检查中发现有 HIV 感染存在的证据，进一步提示该患者的腹泻与 HIV 感染有关。艾滋病引起的腹泻症状主要是由免疫系统引起的，感染 HIV 后，免疫系统功能下降，机体很容易受到一些外界病毒或来自身体细菌的侵袭，从而引发一些身体病变。其中腹泻是艾滋病患者胃肠道的主要表现。既往认为 HIV 感染在我国极少见，现在看来并不少见，因此腹泻患者需要引起更多的关注。

作者：洪友志　江涛源　黄记水　洪文聪（福建南安市医院感染病科）

点评者：陆伦根（上海交通大学第一医院）

参 考 文 献

[1] Chang, TT, Liaw YE, Wu SS, et al. Long-term entercavir therapy results in the reversal of fibrosis/cirrhosis and continued histological improvement in patients with chronic hepatitis B [J]. Hepatology, 2010, 52 (3): 886-893.

[2] 张福杰，尚红，吴昊. 艾滋病诊疗学 2007 版 [M]. 北京：人民卫生出版社，2009：423-429.

病例 26　FOLFOX4 方案治疗晚期肝癌引起乙型肝炎病毒再激活 2 例

关键词：奥沙利铂；化疗；肝癌，原发性；肝炎病毒，乙型；再激活

一、病例介绍

病例 1

患者男，43 岁，1992 年体检发现 HBsAg 阳性，肝功能正常，未予特殊治疗。2012 年 8 月中旬出现阵发性咳嗽、咳痰，CT 检查示两肺多发结节、肝脏巨大占位。乙型肝炎血清病毒标志物检查示 HBsAg（+），抗-HBe（+），抗-HBc（+），其余阴性。HBV DNA < 500 拷贝/ml；AFP >300 000μg/ml。2012-09-14 行 PET-CT 检查示肝左叶肿块伴肝内多发小类圆形低密度影，两肺多发占位，临床诊断为原发性肝癌双肺转移。于 2012-09-17、2012-10-01、2012-10-15 给予 FOLFOX4 方案化疗 3 个周期，具体用药为：奥沙利铂（OXA）85mg/m² 静脉滴注，第 1 天；亚叶酸钙（LV）200mg/m² 静脉滴注，第 1、2 天；氟尿嘧啶（5-FU）400mg/m² 静脉推注，第 1、2 天；5-FU 600mg/m² 静脉泵入，第 1、2 天，每 2 周重复一次。2012-10-29 行 PET-CT 检查示肝内多发病灶，大部分病灶 FDG 摄取较前减低，两肺多发病灶较前减少及缩小，FDG 摄取较前减低。评价为部分缓解（PR）。2012-11-01 起给予原方案化疗 1 个周期。2012-11-14 查总胆红素（TBil）27.6μmol/L、直接胆红素（DBil）12.8μmol/L、ALT 160 U/L，AST 272U/L，HBV DNA 6.56×10⁶ 拷贝/ml。临床考虑 HBV 再激活，遂推迟化疗，给予恩替卡韦（ETV）（0.5mg，1 次/日）抗病毒治疗，同时加强保肝、退黄治疗。但患者黄疸、转氨酶指标进行性上升，未能继续化疗。2012-12-06 行 CT 检查示肝左右叶病灶较前增大，双肺转移瘤较前增多、增大，腹、盆腔积液。评价为病情进展。患者终因肝衰竭于 2012-12-29 病死。

病例 2

患者男，61 岁，2001 年 12 月查乙型肝炎血清病毒标志物示 HBsAg（+），抗-HBe（+），抗-HBc（+），其余阴性。HBV DNA 不详，一直口服拉米夫定（LAM）（0.1g，1 次/日）抗病毒治疗。2010 年 2 月 B 超检查提示肝右叶占位，于 2010-02-21 行肝脏肿瘤切除术，术后病理：肝右叶肝细胞肝癌，Ⅲ 级，结节型。术后于 2010-05-12、2010-10-15 行 TACE 治疗 2 次。2010-10-21 CT 检查示双肺球形病灶，考虑肝癌肺转移。2010-11-13 起口服多靶点药物索拉非尼（400mg，2 次/日）治疗。2011-12-10 CT 检查提示双肺病灶增大、增多。患者继续口服索拉非尼至 2012-05-14。2012-6-5 MRI 检查示颅脑转移，行 γ 刀治疗 1 个周期。2012-10-22 MRI 检查示颅内占位较前增多，2012-10-29 至 2012-11-23 行全脑放疗 1 个周期。2012-12-02 CT 检查示肝尾状叶转移、双肺转移灶较前增大。同时 CT 检查示左侧鼻腔占位，行组织活检病理证实肝癌鼻腔转移。查乙型肝炎血清病毒标志物检查示 HBsAg（+），HBeAg（+），抗-HBc（+），其余阴性。HBV DNA<500 拷贝/ml，

甲胎蛋白（AFP）8076.8μg/L。嘱其继续口服 LAM 抗病毒治疗。2012-12-05、2012-12-18、2012-12-31、2013-01-12 行 FOLFOX4 方案化疗 4 个周期，具体用法见例 1。2012-12-29 查 HBV DNA 1.07×10^5 拷贝/ml，加予阿德福韦酯（ADV）联合抗病毒治疗。2013-02-17 HBV DNA 上升至 1.71×10^6 拷贝/ml，肝功能示 ALT 114U/L，AST 121U/L，TBil、DBil 正常。AFP 上升至 10 779.9μg/L。临床考虑 HBV 再激活，遂暂停化疗，于 2013-02-20 改予 ETV（0.5mg，1 次/日）抗病毒治疗。2013-03-06 查 HBV DNA 1.95×10^6 拷贝/ml。行核苷（酸）类药物耐药位点检测发现 L180M、M204V、M250L 阳性，ADV 耐药位点 A181T、A181V、N236T 均阴性。经笔者所在医院肝病中心会诊，于 2013-03-08 起将 ETV 加量至 1mg，1 次/日，同时联合 ADV 抗病毒治疗。2013-03-23 复查 HBV DNA 降至 6.91×10^2 拷贝/ml，2013-03-25、2013-04-08 恢复使用 FOLFOX 方案化疗 2 个周期，2013-04-15 复查 HBV DNA 上升至 9.45×10^3 拷贝/ml，再次暂停化疗，继续予 ETV 联合 ADV 抗病毒治疗。2013-05-13 复查 HBV DNA < 500 拷贝/ml。于 2013-05-24 至 2013-07-08 完成 FOLFOX4 方案化疗 4 个周期。第 8 个周期、12 个周期化疗结束经 CT 检查评价均为 PR。2013 年 8 月 AFP 降至 2429.35μg/L。后接受中药汤剂治疗，目前仍在随访治疗中。

二、临床诊治思维过程

1. 化疗成为晚期肝癌的重要治疗手段之一

原发性肝癌（PLC）是临床上最常见的恶性肿瘤之一，90% 为肝细胞癌（HCC）。大多数肝癌患者在确诊时已达局部晚期或发生远处转移，失去手术机会，预后较差。一项国际多中心、随机对照 III 期临床研究（EACH 研究）结果表明，与单药多柔比星相比，由奥沙利铂（OXA）、亚叶酸钙（LV）、氟尿嘧啶（5-FU）组成的 FOLFOX4 方案在有效率（RR）、无复发生存期（PFS）方面均明显占优，并有延长生存期的趋势。FOLFOX4 方案因此被国家卫生部颁发的《原发性肝癌诊疗规范（2011 年版）》收录，推荐用于治疗国人晚期 HCC。本组例 1 患者诊断时已出现肺部转移，失去手术、局部放射治疗等机会，采用 FOLFOX4 方案化疗，获得部分缓解。例 2 患者肝癌手术后出现肿瘤复发，先后出现肺、脑、肝、鼻腔转移，在病程中先后采用分子靶向药物索拉非尼治疗、局部放射治疗，病情进展后采用 FOLFOX4 方案化疗，亦获得部分缓解。证实了化疗对一部分晚期肝癌患者疗效较好，值得在临床进一步推广。

2. 化疗可能引起 HBV 再激活

我国是肝炎大国，部分恶性肿瘤的发生、发展与预后和肝炎病毒感染密切相关，恶性肿瘤合并慢性肝炎患者并不鲜见。近年来随着化疗的广泛使用，恶性肿瘤合并 HBV 感染的患者接受化疗时引起 HBV 再激活引起学者的广泛关注。化疗药物引起 HBV 再激活的机制尚未完全清楚，多数学者认为其过程分为两个阶段：第一阶段化疗药物的应用引起免疫系统被抑制，特别是抑制 T 淋巴细胞功能，导致病毒复制增强，感染 HBV 肝细胞数目增加，表现为血清中检测到 HBV DNA 或其水平升高、血清 HBeAg 释放；第二阶段是停用细胞毒性药物后，随着 T 淋巴细胞介导的免疫功能恢复，免疫细胞攻击受病毒感染的肝细胞，导致肝细胞的快速损伤，临床表现为肝炎，甚至肝功能衰竭。众所周知，我国肝癌患者大多数合并慢性乙型肝炎，化疗过程中可能导致 HBV 再激活。但由于国内外肝癌化疗的相关研究落后于血液系统肿瘤或其他实体瘤，使得肝癌化疗引起 HBV 再激活的确切数据不详。本组 2 例晚期肝癌患者接受 FOLFOX4 方案化疗后获得部分缓解，但均引起 HBV 再激活，其诊治过程值得重视。

3. 肝癌患者接受系统化疗时应重视抗病毒治疗

例 1 患者有长期慢性乙型肝炎病史，一直未予抗病毒治疗。化疗前行乙型肝炎血清病毒标志物检查示 HBsAg（+），抗-HBe（+），抗-HBc（+），其余阴性。HBV DNA <500 拷贝/ml，未予抗病毒治疗。该患者接受 4 个周期的 FOLFOX4 方案化疗，化疗同时给予预防性保肝治疗。化疗后肿瘤得到明显缓解，根据 RECIST 标准评价为部分缓解。但第 4 个周期化疗结束 13 天查 TBil 27.6μmol/L、DBil 12.8μmol/L、ALT 160U/L、AST 272U/L、HBV DNA $6.56×10^6$ 拷贝/ml。排除化疗药物引起的肝功能或肝脏肿瘤进展引起的肝功能异常，该患者临床考虑 HBV 再激活引起的肝损伤。尽管给予积极的保肝、抗病毒治疗，该患者仍因肝衰竭在短期内病死。

例 2 患者既往有慢性乙型肝炎病史，因 HBV DNA 升高，一直口服 LAM（0.1g，1 次/日）抗病毒治疗。该患者肝癌术后逐渐出现全身多处转移，化疗前乙型肝炎血清病毒标志物检查示 HBsAg（+），抗-HBe（+），抗-HBc（+），其余阴性。HBV DNA<500 拷贝/ml，嘱患者继续口服拉米夫定。经过 2 个周期化疗后，查 HBV DNA $1.07×10^5$ 拷贝/ml，考虑 HBV 激活，加予 ADV 联合抗病毒治疗。继续化疗 2 个周期，HBV DNA 上升至 $1.71×10^6$ 拷贝/ml，肝功能示 ALT 114U/L，AST 121U/L，TBil、DBil 正常。遂暂停化疗，于 2013-02-20 改予 ETV（0.5mg，1 次/日）抗病毒治疗。2013-03-06 查 HBV DNA 上升至 $1.95×10^6$ 拷贝/ml。行核苷（酸）类药物耐药位点检测发现 L180M、M204V、M250L 阳性，ADV 耐药位点 A181T、A181V、N236T 均阴性。经肝病中心会诊，于 2013-03-08 起将 ETV 加量至 1mg，1 次/日，同时联合 ADV 抗病毒治疗。2013-03-23 复查 HBV DNA 降至 $6.91×10^2$ 拷贝/ml，2013-03-25、2013-04-08 恢复使用 FOLFOX 方案化疗 2 个周期，2013-04-15 复查 HBV DNA 上升至 $9.45×10^3$ 拷贝/ml，再次暂停化疗，继续予 ETV 联合 ADV 抗病毒治疗。2013-05-13 复查 HBV DNA<500 拷贝/ml。于 2013-05-24 至 2013-07-08 完成 FOLFOX4 方案化疗 4 个周期。第 8 个周期、12 个周期化疗结束经 CT 检查评价均为部分缓解。由此可见，积极有效的抗病毒治疗为化疗创造良好条件，有利于肿瘤得到良好控制。

三、诊疗体会

（1）我国的肝癌患者大多数合并慢性乙型肝炎，理论上在肝癌的化疗过程中更容易出现 HBV 再激活，在 HBV 相关性肝硬化基础上，病毒活跃复制不仅导致肝细胞癌的发生、复发，同时也可能导致各种终末期肝病事件发生，如肝衰竭、消化道出血、肝性脑病和肝-肾综合征等，严重威胁患者的生命。因此，积极预防和治疗 HBV 再激活显得尤为重要。

（2）HBV 再激活可发生在化疗中及化疗结束后，常见于化疗开始后 4～36 周（中位数 16 周）。因此，在化疗前了解患者 HBV 复制状态，在化疗期间、化疗后的一段时间密切监测 HBV 血清标志物、HBV DNA 及肝功能变化非常重要。

（3）目前获得批准并应用于临床的抗病毒药物包括干扰素和核苷（酸）类似物（NAs）。但常规干扰素治疗可能加重肝细胞破坏而导致严重肝损害，且药物的不良反应（如骨髓抑制）限制了干扰素的临床应用。NAs 在预防和治疗 HBV 再激活上发挥了重要作用，目前国内已批准的药物有 LAM、ADV、ETV 和 LDT。NAs 通过抑制 HBV 反转录酶，有效减少 HBV 病毒血症，而且 NAs 不良反应与细胞毒性药物不重叠，两者可以同时使用。Loomba 等报道预防性服用 LAM 能够减少 HBsAg 阳性患者化疗期间 HBV 的再激活，并且将 HBV 相关性肝炎减少 79% 甚至更高，LAM 的应用明显减少 HBV 相关性肝衰竭和病死率。HBV 感染者化疗时服用 LAM 发生 YMDD 变异率与普通慢性乙型肝炎的比例是相似的，而且一旦耐药换用 ETV、ADV 仍然有效。本组例 2 患者在 LAM 耐药后，采用 ETV 加倍，同时联合 ADV 治疗，病毒复制得到有效控制，为类似耐药患者的治疗提供良好借鉴。

（4）NAs 预防和治疗肿瘤患者 HBV 再激活有 3 种方式：①预防用药，若患者 HBsAg 阳性，不管 ALT、HBV DNA 水平如何，于化疗前 1 周开始一直持续到化疗结束后一段时间服用 NAs；②早期疗法，每 2 周检测 HBV DNA、ALT，如果发现 HBV DNA 升高，在 ALT 尚未升高前立即给予 NAs 治疗；③延迟干预，即在 HBV DNA、ALT 升高后再接受治疗。相关临床研究结果和目前的国内外指南均推荐预防用药。

（5）关于在化疗和免疫抑制剂治疗停止后，何时停药成为目前的研究热点，《慢性乙型肝炎防治指南》（2010 年版）建议如下：①对于基线 HBV DNA<2000 IU/ml 的患者，在完成化疗或免疫抑制剂治疗后，应当继续治疗 6 个月；②基线 HBV DNA 水平较高（>2000 IU/ml）的患者，应当持续治疗到和免疫功能正常慢性乙型肝炎患者同样的停药标准；③对于预期疗程≤12 个月的患者，可以选用 LAM 或 LDT；④对于预期疗程更长的患者，应优先选用 ETV 或 ADV。

（6）本文报道 2 例晚期 HBV 相关性肝癌患者在 FOLFOX4 方案治疗过程中获得相似的疗效，但临床结局完全不同，提示化疗前预防抗病毒的重要性，而化疗过程中一旦发生 HBV 再激活，选择强效高耐药屏障的抗病毒药物能够迅速降低 HBV DNA，减轻因 HBV 再激活导致的肝功能损害，增加有效抗肿瘤治疗的机会，最终获得生存期的延长，生活质量的改善。然而，关于 HBV 相关性肝癌患者行 HBV 预防治疗仍缺乏大规模高质量临床研究证实，关于抗病毒药物的疗程、是否早期联合核苷类药物、停药时机等仍是目前争论的焦点，需要我们在更大规模的临床研究和临床实践探索中找到令人满意的答案。

四、专家点评

本份报道介绍了两例 HBsAg 阳性的晚期肝细胞癌患者接受 FOLFOX4 方案化疗的经过，因抗病毒策略不同，最终导致了两名患者疾病进展的显著差异。

国际多中心Ⅲ期临床研究（EAcH 研究）结果证明，含奥沙利铂的联合化疗可为晚期肝细胞癌患者带来一定的客观疗效，因此化疗重新成为肝癌治疗一种有效的方法。但是，研究也同时发现，"低危"患者能从 FOLFOX4 方案得到较多获益，"高危"患者往往无法耐受系统化疗，这些高危因素主要包括 HBsAg 阳性、肝硬化和 PS 评分≥2 分。由于我国肝细胞癌患者大多有乙型肝炎肝硬化的背景，更加凸显了如何兼顾化疗疗效与安全性这一问题的重要性。

首先，要强调接受化疗的 HBsAg 阳性患者预防性抗 HBV 治疗的重要性，这一概念适用于所有准备接受化疗的、有 HBV 感染证据的恶性肿瘤患者，包括肝恶性肿瘤。目前国内外各大指南均明确提出，HBsAg 阳性患者接受化疗药物治疗前，必须给予预防性抗病毒治疗，以防 HBV 再激活。既往的临床研究也发现 HBV 再激活后再予补救措施，并不能改变疾病预后。

其次，对已存在肝硬化/显著肝纤维化的肝癌患者，化疗期间要兼顾 HBV 再激活及化疗药物肝毒性这两种因素共同加剧肝损伤。我国 HBV 相关性肝细胞癌患者多有肝硬化背景，对这类患者更应仔细判断病情，权衡利弊，尽可能增加患者获益、减少风险。至于抗病毒药物的种类，各大指南中并未明确指定。但从 HBV 相关肝细胞癌的发病机制、HBV 耐药导致肝炎活动的风险以及长期抑制病毒复制可以减轻肝脏炎症刺激等多方面因素考虑，强效高耐药基因屏障药物优于低耐药基因屏障的药物。但是 HBV 相关肝癌的患者，肝脏病理生理基础不一、经济承受能力差异、肿瘤与需要接受化疗的程度不同，所以在选择给予预防性抗病毒治疗防治 HBV 再激活时，应该综合考虑个体患者的各种因素，施行最恰当的措施。

病例 1 于化疗前未采用预防性抗 HBV 治疗，化疗期间 HBV 再激活、出现肝炎活动，化疗疗程被迫终止，不利于肿瘤控制；病例 2 患者在化疗前已予拉米夫定抗病毒，虽然多次检测 HBV DNA 阴性，但化疗前 HbeAg 出现血清学逆转，不排除当时已出现耐药可能。对于此类患者，建议采用高敏感性的、线性范围更广的技术检测血清 HBV DNA。

作者：王锋 秦叔逵 华海清 刘秀峰 曲文书 李平（解放军八一医院全军肿瘤 中心内科）

点评者：江家骥（福建医科大学附属第一医院）

病例27　原发性肝癌治疗的病例分享

关键词：肝癌；治疗

一、病例介绍

患者男，54岁，干部。患者于2012年5月出现食欲下降，伴有恶心、呕吐，乏力。6月患者遂前往同济医院诊治，在住院期间突发右上腹剧烈疼痛，行彩超检查示肝癌结节破裂出血，脾大。予以肿瘤局部切除术，术后病理检查示肝细胞性肝癌。既往有乙肝病史20余年，长期口服拉米夫定治疗，病毒DNA控制在<500拷贝/ml，行乙肝血清学标志检查示HBsAg阳性，抗-HBs阴性，HBeAg阴性，抗-HBe阳性，抗-HBc阳性。甲胎蛋白21.7ng/ml，糖类抗原CA 153、糖类抗原CA 125、糖类抗原CA 199阴性。HBV DNA测定<500拷贝/ml。术后予以异甘草酸镁等药物护肝治疗，患者恢复好，肝功能正常。患者于7月20日及8月24日在同济医院行两次经股动脉和肝动脉化疗栓塞（TACE）治疗。但患者于9月份再次出现间断性右上腹疼痛，遂来笔者所在医院就诊，行肝脏MRI平扫加增强检查示肝脏介入治疗术后改变，局部复发并伴有肝内转移。予以肝脏病灶三维适形放射治疗，放疗总量为50Gy/25F。治疗过程中予以异甘草酸镁注射液护肝治疗，患者耐受可，未出现肝功能异常。11月复查MRI示肝脏肿瘤较前明显缩小，患者腹痛缓解。但患者于2013年4月来院复查时，肺部CT检查示两肺转移，肝脏右叶病灶较前增大。予以口服索拉菲尼治疗，但患者服药2周后出现全身皮疹，伴有瘙痒，同时出现鲜血便，胃镜检查示糜烂性胃炎，肠镜示出血性肠炎。予以停药，对症治疗。于2013年6月患者在同济医院再次行肝脏射频消融治疗一次，治疗耐受可，肝功能无明显异常，复查肝脏MRI肿瘤未见明显缩小。7月复查肺部CT示两肺转移较前进展，MRI示肝脏肿瘤略有增大，同时右枕叶出现一个大小为3cm×2cm的转移瘤。予以口服替吉奥60mg，每日2次化疗，并予以脑部转移瘤三维适形放疗治疗，以及脱水和异甘草酸镁注射液护肝治疗。目前患者化疗已结束，复查肝功能转氨酶正常，总胆红素55μmol/L，直接胆红素33μmol/L，轻度升高。放疗剂量为40Gy/20F时，患者突发癫痫，停止治疗。于2013年9月患者死亡。

二、临床诊治思维过程

我国是乙型肝炎高发国家，其中有10%～15%的乙肝病毒感染者会演变成慢性乙型病毒性肝炎，其中部分患者会发展成肝硬化甚至肝癌。何平等报告[1]病毒基因与宿主基因通常是以重排和（或）部分缺失为特点的整合，HBV致癌的重要因素可能是基因整合有关的遗传不稳定性可潜在改变癌基因、肿瘤抑制基因、微小RNA的表达。Yu等[2]对4821例台湾男性HBV感染者进行随访，发现HBV基因型C比基因型B更易发生原发性肝癌，基因型C发生肝癌的概率大约是基因型B的5倍。提示乙肝患者转化为肝癌的机制可能与肝炎病毒的基因型相关。肝炎后肝癌患者建议长期应用抗病毒药物治疗，这样可以控制肝炎病情的进展，有利于患者肝功能保护，为后期治疗提供有利条件，可选用药物有拉米夫定和阿德福韦酯。

原发性肝癌的治疗方法有肝癌根治性手术、肝移植、肝动脉介入插管栓塞并化疗（TACE）、病灶局部注射无水乙醇、冷冻治疗、瘤体内射频高温治疗和体外超声波聚焦治疗及三维适形放疗治疗。临床上大多数患者就诊时，病情已属中晚期，失去了手术治疗的机会，目前手术切除率只占 20% 左右[3]。但是肝切除的复发率高，肝移植的肝源比较紧张。该患者因肝癌结节破裂出血才发现为肝癌，同时肝脏肿瘤病灶切除后 3 个月出现肿瘤肝内转移并复发，提示单纯手术治疗不能有效控制肿瘤生长。

对于不能手术切除的肝癌患者行 TACE 已成为主要治疗手段，但难以达到根治。据梁松年等[4]报道分析原发性肝癌行肝动脉化疗栓塞术后并发症较多，有上消化道出血、肝衰竭、肝性脑病、肺栓塞、胆汁瘤、栓塞性胆囊炎及胃肠道穿孔。其原因主要与患者行治疗前的肝功能差、化疗药物选择及剂量不当、药物反流及异位栓塞等因素相关。同时介入治疗疗效不是十分理想的原因还包括肝癌是一种对抗癌药敏感性极低的癌症，可能与多药耐药基因（MDR）相关，不能确立标准的化疗方案。

近年来，随着高能量输出设备和冷循环电极的问世，射频消融的效果得到大幅度的提升，也成了不能手术治疗的原发性肝癌治疗的一种选择。但射频消融对单发肿瘤直径 < 5cm 疗效较好，对于多发、巨块型肝癌患者疗效较差。

原发性肝癌的治疗手段还有放疗。2002 年 Park[5]报道 158 例原发性肝癌行三维适形放疗，中位生存期 10 个月，2 年生存率 19.9%，放疗剂量越高疗效越好，证明放疗剂量与疗效相关。但是肝癌放疗的适应证的选择、靶区的勾画、剂量的选择及放射性肝病的处理也成为目前治疗中需要解决的问题。该患者应用三维适形放疗技术，对肝脏进行多个靶点的放疗，放疗耐受可，未对肝功能造成损害，同时肿瘤得到一段时间的控制。

原发性肝癌在分子靶向治疗研究方面的进展：分子靶向治疗是针对肿瘤细胞特有的标志性分子为特异靶点，通过针对性的阻断，干扰信号通路来抑制细胞生长或促进凋亡。而药物中的代表是索拉非尼。Abou-Alfa 等[6]在一项 II 期临床试验中，采用索拉非尼（400mg，每日 2 次，口服）单药治疗 137 例无法手术切除的晚期肝癌患者，结果显示 22% 病情部分缓解、58% 病情轻微缓解，约 33.6% 的患者疾病稳定超过 16 周，中位疾病无进展时间为 4.2 个月，总生存期为 9.2 个月。严重不良反应包括疲乏、腹泻和手足综合征。虽此例患者也口服索拉非尼，但患者出现了出血性胃肠炎，导致治疗无法继续。

三、诊疗体会

该患者经过肝脏的手术切除、TACE、放疗及射频消融、分子靶向、化学治疗等多种治疗手段，生存期达到 15 个月，超过了预期。当然患者的这个结果原因有以下几个方面：①医院采取了综合抗肿瘤治疗手段，并持续抗病毒治疗；②坚持使用护肝药物，保护患者残存的肝功能，使其能耐受各种治疗；③患者和家属坚强的意志、乐观的态度，经济条件较好。患者最终因肿瘤广泛转移，多器官功能衰竭死亡。所以原发性肝癌的预后差，总生存期短，从总体上看肝癌的疗效并不理想，尚有许多问题有待解决。临床上需要思考如何将现有的各种综合治疗方法进行合理组合，有效地发挥协同作用，通过综合的治疗，使得患者在身体可耐受的范围内，最大限度地抑制肿瘤生长、转移和保护肝脏代偿功能，以进一步提高治疗效果。

四、专家点评

肝癌是严重危害人们生命的一种疾病，它的发生与多种因素有关，诸如病毒感染（HBV、HCV）、环境污染、黄曲霉毒素、酒精、生活压力等，很多人发现时已属晚期。

临床上肝癌的早期症状往往缺如或不典型，有些人表现为乏力、食欲缺乏或身体消瘦，有人会合并黄疸，或化验检查肝功能不正常、甲胎蛋白升高，B超发现肝实质异常回声、不典型结节形成，进一步CT增强往往能得到诊断。

该患者发现时已属癌症晚期，经过肝脏的手术切除、TACE、放疗及射频消融、分子靶向、化疗等多种治疗手段，生存期达到15个月，超过了预期。但虽"十八般武艺都用上"，付出了巨大的人力、物力代价，还是不免其短期内去世。

就治疗延长寿命方面，主治医师积极探讨切实可行的方案，经过多种治疗方法的使用，其寿命比期望的长，正如作者所说：临床上需要思考如何将现有的各种综合治疗方法进行合理组合，有效地发挥协同作用，通过综合的治疗，使得患者在身体可耐受的范围内，最大限度地抑制肿瘤生长、转移和保护肝脏代偿功能，以进一步提高治疗效果。

此病例可以给临床肿瘤的治疗提供一些间接经验，供同行斟酌。

作者：霍丹 王继红（武汉科技大学附属天佑医院肿瘤科）

点评者：赵龙凤（山西医科大学第一医院）

参 考 文 献

[1] 何平，黄天壬. 乙型肝炎病毒基因型与原发性肝癌的关系 [J]. 应用预防医学，2009，15（5）315-317.

[2] Yu MW, Yeh SH, Chen PJ, et al. Hepatitis B virus genotype and DNA level and hepatocellular carcinoma：a prospective study in men [J]. J Natl Cancer Inst, 2005, 97 (4)：265-272.

[3] 殷蔚伯，余子豪，徐国镇，等. 肿瘤放射治疗学 [M]. 北京：中国协和医科大学出版社，2008，829-830.

[4] 梁松年，刘琳琳，苏红英，等. 原发性肝癌行肝动脉化疗栓塞术后的并发症及其分析 [J]. 中华肿瘤杂志，2008，30（10）：790-792.

[5] Park HC, Seong J, Han KH, et al. Dose response relationship in local radiotherapy for hepatocellular carcinoma [J]. Int J Radiat Oncol Biol Phys, 2002, 54 (1)：150-155.

[6] Abou-Alfa GK, Schwartz L, Ricci S, et al. Phase Ⅱ study of sorafbnib in patients witll advanced hepato-cellucarcinoma [J]. J Clin Oncol, 2006, 24 (6)：4293-4300.

病例 28　肝移植后合并罕见肺部蠊缨滴虫感染 1 例

关键词：肝移植；肺部蠊缨滴虫；肝硬化失代偿期

一、病例介绍

患者男，41 岁，因"反复乏力、腹胀 5 年，咳嗽伴胸闷 5 个月，加重 1 周"于 2010 年 3 月 8 日入院。1999 年发现 HBsAg 阳性。2005 年在当地医院诊断为肝硬化腹水。2009 年 10 月在笔者所在医院诊断为"乙型肝炎肝硬化失代偿期、胸腹腔大量积液"，经利尿、补充白蛋白、抗感染等治疗好转后出院。近 1 周来乏力、腹胀、胸闷加剧，轻度咳嗽、咳少量白黏痰，再次入院。

入院体检：T 36.4℃，R 22 次/分，P 90 次/分，BP 94/57 mmHg。极度消瘦，神志清。慢性肝病面容，贫血貌，颈部及上胸部有散在蜘蛛痣，肝掌。全身皮肤、黏膜轻度黄染。颈软，气管稍偏左。右侧呼吸运动减弱，触觉语颤稍弱；右中下及左下肺部叩诊呈浊音。心率增快，律齐。全腹高度膨隆，腹壁静脉明显曲张，腹部无明显压痛及反跳痛，肝脾触、叩诊不佳，移动性浊音阳性。双下肢高度水肿。

辅助检查：入院初查血清总胆红素 44.5 μmol/L、直接胆红素 22.2 μmol/L、ALT 27 U/L、AST 56 U/L、总蛋白 48.8 g/L、白蛋白 28.9 g/L、白/球比 1.5；肌酐 162 μmol/L、尿素氮 18.4 mmol/L、胱抑素 C 1.79 mg/L；Na^+ 127 mmol/L、K^+ 3.01 mmol/L。HBsAg（+）、HBeAg（+）、抗-HBc（+），HBV DNA $1.44×10^6$ 拷贝/ml。PT 16.8s、PTA（凝血酶原活动度）34.5%、INR 1.8。血常规：WBC $1.6×10^9$/L、N 67.1%、Rb $1.87×10^{12}$/L、Hb 67 g/L、PLT $22×10^9$/L。痰涂片未见致病微生物。胸片：右侧胸腔大量积液，左侧胸腔少量积液。B 超：肝脏体积明显缩小，包膜不光整；门静脉内径 1.8cm；胆囊大小正常，壁厚 0.8cm，呈双边影，胆总管无扩张；脾厚 7.3cm，肋下 10.4cm；腹腔大量积液。

入院诊断：乙型肝炎肝硬化失代偿期（Child C 级）；门静脉高压症；自发性腹膜炎；胸腔积液；肝肾综合征；脾亢；贫血。

肝移植术后情况：2010 年 4 月 17 日行原位肝移植，手术顺利。术后给予气管切开和机械通气、抗排异、抗感染、吸痰和化痰、制酸、输血、补充液体和营养、拉米夫定联合 HBIG 预防 HBV 再感染等治疗。4 月 20 日体温上升，最高达 39℃，无畏寒、寒战。予冰浴、吲哚美辛及甲泼尼龙，发热仅可暂时性改善。咳嗽、咳痰渐多，多为白黏痰，偶呈淡黄色。4 月 21 日血常规：WBC $7.1×10^9$/L、N 86.8%、RBC $3.79×10^{12}$/L、Hb 123 g/L、PLT $28×10^9$/L。4 月 20、22 日胸片未见实质性浸润，但 24、26 日胸片提示右下肺斑片状影。4 月 27 日肺炎支原体抗体报告阴性。隔日痰培养 3 次提示产 ESBLs 大肠埃希菌生长，1 次发现白色念珠菌生长，但血培养未发现病原菌生长。先后予头孢哌酮/他唑巴坦（4 月 17～25 日）、氟康唑（4 月 18～24 日）、亚胺培南西司他丁钠（4 月 24～28 日）、卡泊芬净（4 月 26～29 日）等抗感染治疗，但发热、咳嗽、咳痰改善不明显。

二、临床诊治思维过程

1. 诊断

患者有十多年的慢性乙型肝炎病史，长期反复乏力、腹胀伴咳嗽、胸闷，体检发现慢性肝病面容、贫血貌、蜘蛛痣、肝掌、腹水征和胸水征、双下肢水肿，病原学检查提示血清 HBsAg 阳性、HBV DNA 复制活跃，血清生物化学指标检测显示严重低白蛋白血症，胱抑素、肌酐和尿素氮升高，血常规显示 WBC、RBC、Hb 及 PLT 明显降低，B 超提示肝脏体积缩小、包膜不光整、门静脉内径明显增大、巨脾、大量腹水，胸片提示右侧胸腔大量积液伴左侧胸腔少量积液。因此，该患者在入院时以下诊断是明确的：①乙型肝炎肝硬化失代偿期（肝功能 Child C 级）；②自发性腹膜炎；③胸腔积液；④肝肾综合征；⑤门静脉高压症；⑥脾功能亢进；⑦贫血。

患者于入院后第 9 天接受原位肝移植术。术后第 3 天开始出现高热，第 7 天胸片提示肺部斑片状影，且外周血 WBC 总数和中性粒细胞分类较基础值明显升高。痰液中先后 3 次培养出产 ESBLs 大肠埃希菌，1 次培养出白色念珠菌，提示存在复杂菌感染。术后第 11 天（4 月 28 日）痰涂片发现活动病原体，根据革兰染色形态学特点，鉴定为蠊缨滴虫（图 28-1）。因此有以下补充诊断：①原位同种异体肝移植术后；②脓毒症；③肺部细菌感染和白色念珠菌感染；④呼吸道蠊缨滴虫感染。

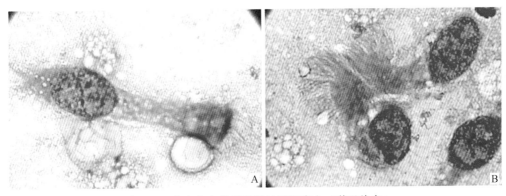

图 28-1 分离自患者呼吸道的蠊缨滴虫（革兰染色）

2. 鉴别诊断

该患者的入院诊断是明确的，但也应注意以下鉴别诊断：

（1）是否同时存在其他可引起慢性肝病和肝硬化的病因。

（2）肝硬化结节与肝细胞癌的鉴别。

（3）感染性腹水和非感染性腹水的鉴别。

（4）引起肾功能不全的原因：可能主要与肝硬化时血流动力学的特殊改变、感染、有效血容量不足等因素相关。

（5）引起贫血的原因：主要与长期营养摄入不足而消耗相对较大有关，与肾功能不全可能也有一定关系，但没有失血性贫血的证据。

患者于肝移植术后出现肺部感染表现，需要对肺部感染的病原体进行鉴别诊断。通过反复痰培养，证实存在产 ESBLs 大肠埃希菌感染；而培养出白色念珠菌 1 次，提示口腔和呼吸道有白色念珠菌定植，并有可能引起呼吸道白色念珠菌感染。但通过积极的抗细菌和抗真菌治疗，并未能及时控制体温，提示病原菌对药物不敏感或存在某种特殊的病原体感染。通过反复痰涂片检查，发现存在肺部蠊缨滴虫感染，这是本例区别于其他病例的一大特殊病情。

3. 治疗和结局

对乙型肝炎肝硬化肝功能严重失代偿的患者，肝移植是其最终有效的治疗方法。本例在肝移植术后第 11 天通过痰涂片检查发现呼吸道蠊缨滴虫感染，这在肝移植术后的合并感染中是非常罕见的现象，可能正是本例患者经积极的抗细菌和抗真菌治疗而不能及时控制病情的关键原因之一。发现呼吸道蠊缨滴虫感染后，立即给予甲硝唑 0.5g，静脉滴注，2 次/日，共 2 周（4 月 28 日~5 月 3 日），同时继续给予头孢哌酮/他唑巴坦、亚胺培南西司他丁钠和伏立康唑等治疗。治疗第 3 天后多次复查痰涂片未再发现滴虫，发热逐步改善，咳嗽、咳痰减轻。肝移植术后第 20 天复查胸片无实质性浸润；术后第 43 天复查肝功能、血常规、胸片正常，给予出院。

三、诊治体会

本例为我国报道的第 1 例肝移植后合并呼吸道蠊缨滴虫感染者。截至本例报道前，国外亦未见肝移植术后合并呼吸道蠊缨滴虫感染的相关报道，因此本例也是国际上报告的第 1 例肝移植术后合并呼吸道蠊缨滴虫感染者。2014 年 10 月笔者所在医院肝移植中心又发现第 2 例肝移植术后感染呼吸道蠊缨滴虫的患者。

蠊缨滴虫（*Lophomonas blattarum*）是一种单细胞原虫[1~3]，属于原生动物门、鞭毛虫纲、超鞭毛虫目、缨滴虫亚目、缨滴虫科、缨滴虫属（*Lophomonas*）。虫体可小至 5 ~ 10 μm，大至 30~40 μm；多鞭毛；虫体基部呈伞状，有 1 个细胞核，一般呈纵向分裂繁殖。蠊缨滴虫主要寄生于蟑螂（蜚蠊）和白蚁肠道，其传播途径和发病机制尚不清楚，推测可能为蟑螂等的分泌物污染食物或自粉尘中吸入气道而致病[1,2]。

蠊缨滴虫既往感染人类的报道很少。近 10 年来，国内总计报道约 40 例蠊缨滴虫感染[1~7]，以呼吸道感染为主[1~6]，占 97.5%（39/40），本例为第 41 例；而国外几乎未见蠊缨滴虫感染人体的报道。若未及时确诊和给予恰当的抗感染治疗，蠊缨滴虫可在人体内存活多年[7]。

本例患者长期存在肝硬化失代偿、脾功能亢进、贫血、自发性腹膜炎，体质极差，术后并发肺部细菌和真菌感染，因此呼吸道蠊缨滴虫感染的临床诊治过程也颇为曲折。其呼吸道蠊缨滴虫感染临床主要表现为发热、咳嗽，咳白黏痰，头孢菌素、亚胺培南-西拉司丁钠、卡泊芬净、伏立康唑等治疗无明显效果，而甲硝唑则可很快杀灭呼吸道蠊缨滴虫。

原位肝移植是治疗终末期肝病最后有效的方法。肝移植后不同病原体的感染是影响病情恢复和预后的重要因素之一。肝移植术后感染的常见病原体有各种细菌、白色念珠菌、曲霉及巨细胞病毒等，而原虫感染很少见。本例提示，对于肝移植术后发热的患者，除应注意常见病原体感染外，也应警惕蠊缨滴虫等少见病原体的感染，及时进行痰涂片等检查，及早选用合理的抗感染药物进行治疗。另一方面，由于临床上蠊缨滴虫感染少见，经验不足的检验医师对涂片标本中出现的蠊缨滴虫，尤其是当虫体不活动时，可能"视而不见"或误认为"脱落的纤毛上皮细胞"；因此，临检医师对这种少见病原体的形态学特征应具备必要的知识。

四、专家点评

肝移植术后合并的感染多为细菌、真菌或病毒感染，少数病例也可为肺炎支原体等的感染。而本例为肝移植术后合并呼吸道蠊缨滴虫感染，比较罕见，值得临床上给予重视。实际上，肾移植等其他器官移植术后，以及器官移植以外的各种原因引起机体免疫力明显下降之后，均有可能导致机体感染蠊缨滴虫。因此，各种原因引起机体免疫能力明显下降，而覆盖耐药菌在内的强大抗感染治疗难以奏效时，应注意反复寻找各部位是否存在蠊缨滴虫等少见病原体的感染。

作者：于乐成　王轩　何长伦　陆雷　牛雷（南京中医药大学附属解放军八一医院全军肝病中心）
点评者：侯金林（南方医科大学南方医院感染内科/肝脏疾病研究所）

参 考 文 献

[1] 张鹏宇，张国清，谢国钢，等.肾移植术后46例肺部感染病原体及预后分析 [J].中国组织工程研究与临床康复，2009，13 (5)：931-934.
[2] 王泳，唐政，季曙明，等.肾移植术后肺部蠊缨滴虫感染——附4例报告 [J].肾脏病与透析肾移植杂志，2006，15 (2)：130-135.
[3] 石玉玲，李林海，廖扬，等.26例肺部疾病患者合并蠊缨滴虫感染的诊断和治疗 [J].中国寄生虫学与寄生虫病杂志，2007，25 (5)：430-431.
[4] 姚国忠，张波，迟维维.支气管肺蠊缨滴虫的致病机制探讨：2例报道及文献复习 [J].临床与实验病理学杂，2008，24 (6)：747-748.
[5] 陈树鑫，孟昭霞.人呼吸道发现蠊缨滴虫一例报告 [J].中国寄生虫学与寄生虫病杂志，1993，11 (1)：28.
[6] 杨懿萍，董惠芳，王如凤.痰内发现蠊缨滴虫一例 [J].上海医学检验杂志，2000，15 (1)：35.
[7] 陈翠娥，刘德贵.尿液内发现罕见蠊缨滴虫1例报道 [J].中国实验诊断学，2003，7 (2)：131.

病例 29　多学科协作诊治肝脏原发上皮样血管内皮瘤 1 例

关键词：肝肿瘤；上皮样血管内皮瘤；多学科协作诊治

一、病例介绍

患者男，20 岁，汉族，建筑工人。因"反复右上腹隐痛伴发热 2 个月，发现肝占位 1 月余"收入院。入院诊断：肝占位性质待查，慢性乙型病毒性肝炎。患者于入院前 2 个月无明显诱因出现右上腹轻度阵发性隐痛，伴低度发热，最高体温 37.5 ℃，无咳嗽、咳痰、腹泻等不适。患者入院前 1 个月于外院查上腹增强 CT 提示肝脏多发占位：转移瘤；查上腹增强 MRI 示肝内多发病灶，转移瘤与炎性病变鉴别，以转移瘤可能性大（图 29-1）。血生化相关指标示 WBC 12.5g/L；中性粒细胞比例 75%；甲胎蛋白（AFP）1.88ng/ml；癌胚抗原（CEA）0.5ng/ml；HBsAg（+）；抗-HBe（+）；HBV DNA 3.39log10 拷贝/ml，继而于外院查 PET-CT 示肝内多发占位，转移瘤可能性大（图 29-2）。进一步行电子胃十二指肠镜、结肠镜检查均未见明显异常。入院前半月患者于外院接受肝细针穿刺活组织检查，病理检查提示：（穿刺标本）未见明显肿瘤细胞，考虑慢性炎症改变可能性大。现患者为进一步诊治收入院。起病以来，患者精神、食欲、睡眠可，大小便正常，体重较前无明显下降。入院查体：未见明显异常体征。既往史及个人史：慢性乙型病毒性肝炎病史 2 年，未接受规范抗病毒治疗。否认其他疾病史。

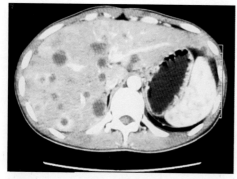

图 29-1　入院前上腹增强 MRI（动脉期）

肝内弥漫分布类圆形病灶，T_1WI 呈低信号，T_2WI 呈环形高信号，边界清晰。动脉期病灶呈环形强化，静脉期及延迟期病灶周边强化消退，部分病灶内部可见小片状强化

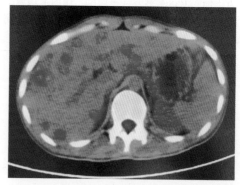

图 29-2　入院前 PET-CT

肝内多发类圆形高代谢灶（SUV_{max} 4.5）

入院后，查相关血液生物化学指标提示：WBC 12.2g/L；中性粒细胞比例 72.4%；嗜酸/碱粒细胞比例正常；CRP 53.4 mg/L；ProCT 0.46 ng/ml；肝、肾功能未见明显异常；多种肿瘤标志物（包括 β_2-MG 等）均为阴性。本院影像科医生会诊外院影像学资料后认为：转移瘤与炎性病变相鉴别，考虑炎性病变可能性大。行超声造影（CEUS）检查提示：肝内多发病灶，动脉期病灶周边强化，门脉期、延迟期强化消退，考虑转移瘤与脓肿相鉴别。因暂无法确诊，经患者同意后，再次进行肝细针穿刺活组织检查（超声定位 PET-CT 所示肝内最高代谢病灶），术中穿出灰白色鱼肉样组织送病理科检查，病理结果提示：CK（+）；CK7（+）；CK19（+）；Ki-67（+，3%）；S-100（-）。结论：考虑为慢性炎症伴纤维组织增生及小胆管轻度不典型增生。经临床讨论，初步认为肝内病灶为炎性病变，故给予该患者经验性抗感染治疗 3 周。

3 周后患者复诊，主诉症状无改善，复查 WBC、ProCT 及 CRP 等指标较前无明显下降。复查 CT 提示：肝内病灶较前增多、增大，部分融合。评价患者病情仍在持续进展，且抗感染治疗已证实为无效。故为该患者申请本院肝脏肿瘤多学科协作组（MDT）会诊。

MDT 讨论会上，肿瘤科、肝胆外科、介入诊疗科、消化科、影像科、放疗科及病理科等多学科的专家经过激烈的讨论与辩论后，多数认为该患者可能为其他罕见疾病。病理科专家结合临床医生意见和思路，重新仔细分析病理资料后亦提出了新的见解：局部可能存在少数异型细胞。最终，专家组建议再次行肝穿刺活组织检查，进一步明确病理。

因患者入院前曾于外院接受肝穿刺活组织检查，故嘱患者借取外院第一次肝穿刺活组织检查病理标本交 MDT 病理专家会诊，病理结果提示：发现肿瘤细胞。HE 染色：所见瘤细胞呈不规则形或梭形、多边形，胞体大，胞质丰富、淡染，核膜厚，核仁明显，核分裂象少见，局部见灶片状坏死。免疫组化：瘤细胞 CD31（+）；CD34（+）；CK19（-）；S-100（-）；Ki-67（+，1%）；FⅧ-Rag（+）；Fli-1（+）；Hepatocyte（-）；特殊染色 PAS（-）；GMS（-）。结论：穿刺组织镜下形态结合免疫表型符合上皮样血管内皮瘤（图 29-3）。明确诊断后，结合循证医学证据，患者个人意愿及其经济情况，制定了治疗方案：干扰素-α（IFN-α）及沙利度胺方案，并开始随访。

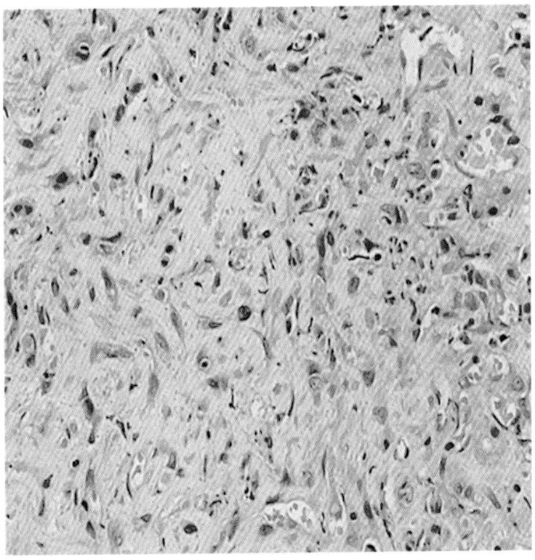

图 29-3　肝穿刺活组织病理检查

瘤细胞呈不规则形或梭形、多边形，胞体大，胞质丰富、淡染，核膜厚，核仁明显，核分裂象少见。局部见片状坏死（HE 染色，×200）

随访 1 个月时患者复查增强 CT，评估肿瘤进展（图 29-4）。随访 2 个月再次复查 CT，评估肿瘤仍为进展（图 29-5），此时经多方面考虑，未更改治疗方案。随访 3 个月时复查 CT 提示：肿瘤数目、大小基本同前，评估肿瘤生长速度较前明显变缓，评估肿瘤疗效为稳定（图 29-6）。后患者因个人原因停药，未继续接受治疗。随访 6 个月后患者返院复查，依据 CT 评估患者肝内病灶较前进展加速（图 29-7），且患者已出现肝功能异常及胸、腹腔内积液。随访 1 年时，患者仍存活。

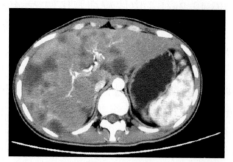

图 29-4 随访 1 个月时上腹增强 CT（动脉期）

肝内病变较前增多、增大，边界较前模糊，
呈相互融合趋势，评估肿瘤进展

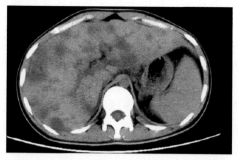

图 29-5 随访 2 个月时上腹 CT（平扫期）

肝内病灶较前增多、增大，评估肿瘤进展

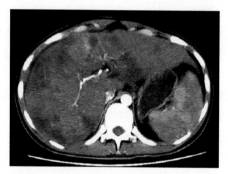

图 29-6 随访 3 个月时上腹 CT（动脉期）

局部病灶增大，但总体所见肝内病灶数目、
范围基本同前，评估肿瘤进展速度减缓

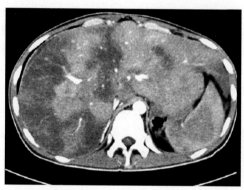

图 29-7 随访 6 个月时上腹增强 CT（动脉期）

患者已自行停药 3 个月，复查可见肝内病灶较前
明显增多、增大，评估肿瘤明显加速进展

二、临床诊治思维过程

该青年患者因右上腹隐痛伴低度发热等非特异性临床表现就医，于外院已反复接受增强 CT、MRI、PET-CT 及肝穿刺活组织检查等多种检查，至入住笔者所在医院时诊断仍不明确。起初，因该患者无特异性临床表现，其检查资料多提示"肝脏转移瘤与炎性病变相鉴别"，所以我们的思维进入了误区，最初我们考虑的主要鉴别诊断有二：

（1）肝脏转移瘤：患者肝内病灶的影像学表现（CT、MRI、PET-CT 及 CEUS）与常见的胃肠道肿瘤肝脏转移极其相似（多发、类圆形、边界相对清楚、动脉期周边环形强化等特征）。但患者的胃肠镜检查及全身 PET-CT 未见其他部位原发肿瘤证据，且多种血清肿瘤标志物筛查均为阴性，先后 2 次细针穿刺活检病理结果均否定肿瘤。

（2）炎性病变：患者的多种影像学证据（CT、MRI、PET-CT 及 CEUS）及影像科医生意见均不能排除炎性病变，且患者有持续低热伴炎症指标升高，2 次活检病理结果均支持炎性病变。

经医疗组内讨论，我们最初倾向于该患者是炎性病变。经强效抗生素治疗 3 周后复查发现患者病情仍在持续进展，至此我们方考虑该患者存在其他少见疾病的可能。经本院肝脏肿瘤多学科协作组（MDT）会诊后，进一步确认了这种怀疑，故再次进行了病理检查，经肝肿瘤多学科诊治专家组内的病理专家再次仔细判读，方对患者的疾病作出了正确诊断。

　　该疾病罕见且为难治性疾病,该患者为疾病较晚阶段,已无有效治疗措施,结合文献报告及患者自身意愿,我们为患者制定了干扰素和沙利度胺的治疗方案,用药起初患者病情仍有进展,但因该病并无标准治疗方案,且患者经济承受能力较差,故未更改治疗方案。治疗 3 个月后评估病情进展得到延缓,治疗可能有效。但后期因患者自行停药,未观察到进一步疗效。

三、诊疗体会

　　上皮样血管内皮瘤 (epithelioid hemangioendothelioma, EHE) 是一种罕见的血管源性肿瘤。1982 年首先由 Weiss 等[1]报道,好发于四肢软组织、肺脏、骨、肝脏等器官。其中肝上皮样血管内皮瘤 (hepatic epithelioid haemangioendothelioma, HEHE) 更为少见,1984 年 Ishak 等[2]首次报道了 32 例肝上皮样血管内皮瘤,最初将其定性为中间性血管肿瘤。在 2002 版 WHO 软组织和骨肿瘤分类标准中,已将其定性为低度恶性软组织血管肿瘤。肝上皮样血管内皮瘤属临床上较为罕见的疾病,好发于中年女性,病因尚不明确,可能同口服避孕药、氯乙烯接触及肝炎病毒感染等因素有关[3]。该病临床表现无特异性,临床诊断困难,国外学者据报道其首诊正确率仅 25%[4],国内孙淑杰等分析了 2000 ~ 2011 年国内报道的肝上皮样血管内皮瘤的病例共 38 例,少数患者存在肿瘤指标 CEA 升高,其术前误诊率为 58%。张树辉等[5]报道上海东方肝胆医院收治的 8 例术后证实为肝上皮样血管内皮瘤的患者,其术前诊断:6 例为原发性肝癌(其中 2 例 AFP 升高,术后病理证实为合并肝细胞癌),1 例为血管瘤,1 例为肝转移癌。

　　病理诊断是该病诊断的金标准[6],肝上皮样血管内皮瘤的大致病理特征为:在黏液样玻璃样基质中可见瘤细胞呈小巢状排列,胞质内有代表血管腔的空泡形成,形似印戒细胞癌,其内偶可见红细胞,核分裂象少见。免疫组织化学具有 CD31、CD34、FⅧ-RAg 阳性及 Vimentin 反应。也有些肝上皮样血管内皮瘤病理表现不典型,易与硬化性血管瘤及腺癌如胆管细胞癌混淆。

　　肝上皮样血管内皮瘤的影像学[7,8]常见表现为 CT 检查见肝脏周边部多发低密度灶,MRI 扫描 T_1WI 病灶呈低信号,T_2WI 可见中高信号,增强后病灶常有周边强化,门脉期部分病灶显示"晕征",肝内静脉主干及分支逐渐闭塞变细并延伸向病灶,终止于结节的边缘;肝包膜因纤维化而发生回缩,呈"包膜回缩征",据报道 25% 的病灶存在钙化。病灶与肝内血管关系密切,可见肝内大血管变细,其末端正常结构消失,取而代之的是膨大的瘤体,球形的瘤体和与之相连的血管共同构成了棒棒糖一样的结构,称之为"棒棒糖"征。仔细回顾分析本例 CT 及 MRI 影像,亦可见部分上述征象。但总体看来,因肝上皮样血管内皮瘤本身瘤体成分比例不同,其影像学表现也较为多样化,且极易与转移瘤、炎性假瘤、肝胆管细胞癌及其他血管来源肿瘤相混淆,临床上单纯依据影像学诊断和鉴别诊断非常困难。

　　肝上皮样血管内皮瘤的治疗以手术切除为主[3],但切除后仍易复发,据报道术后 5 年生存期为 43%。亦有行原位肝移植治疗肝上皮样血管内皮瘤的报道[9],其预后优于手术切除。对于不能手术治疗的病灶有行放疗、化疗(多柔比星、氟尿嘧啶或长春新碱等)的报道,但因肝上皮样血管内皮瘤对放化疗不敏感,故均未见良好临床疗效[10]。临床上亦可考虑选择肝动脉栓塞治疗，有国内学者报道回顾性分析 33 例肝上皮样血管内皮瘤患者进行 TACE 治疗和手术治疗的生存期比较，认为二者没有明显差异[11]。近年来有报道使用 IFN-α、沙利度胺（抑制血管内皮生长）、IL-2 及抗血管新生靶向药物[12]等治疗该病，可考虑试用并进一步探索和研究。

肝上皮样血管内皮瘤生长缓慢，生存期相对较长，亦有肿瘤未经治疗的患者长期存活的报道。原发于肝的 EHE 是更为少见的类型，但因其常为多发病灶，手术困难，远处转移发生率高，所以也是预后较差的类型。

经验教训：

（1）肝上皮样血管内皮瘤的影像学表现多样，影像学诊断非常困难，从已报道的文献来看，尚无有关采用超声造影诊断该病的报道，从本例可知，超声造影虽然是一种较新的鉴别肝脏良恶性疾病的技术手段，但对该病的鉴别诊断可能并无太大帮助。从既往报道来看，该疾病治疗手段匮乏，临床结局不佳。但本例患者在使用 IFN-α 及沙利度胺治疗后，病情似可得到一定程度的控制，这与其他个别文献报道一致，我们今后可继续从该角度进行深入研究和探讨。

（2）该病例的诊治过程提示：临床医生、影像医生及病理医生等均应提高对疑难病、罕见病的认识和了解，从而减少误诊和漏诊的发生。对于临床上存在疑问的病例，应以循证医学为证据，以 MDT 为手段，仔细甄别和推敲，千万不可"得过且过"。

（3）从该患者的诊治过程中，我们不难发现，MDT 在疑难病例诊治过程中的重要性。采用国外先进模式，集多学科专家经验智慧的 MDT 绝不是一个空泛的口号和概念，它是一个可以切实为患者解决实际医疗问题，为临床医生切实提高医疗水准的平台和手段。在实际工作中，我们应该强调提前和覆盖。提前即是应将患者加入 MDT 诊治的时间点前移，例如在为患者开始任何正式治疗之前，甚至是如同香港 MDT 诊治模式一样，在门诊即开始多学科协作诊治，而不应该单凭一己之力、自信满满地为患者进行诊治，直到发生意料之外的特殊情况后再去求助于 MDT。覆盖即是力争为 100% 的患者进行 MDT 诊治，避免因个人的知识经验、诊疗思维及惯用检测手段的模式性固化而忽略了任何一个患者常见之病表象下的罕见之处。

总之，提高对肝上皮样血管内皮瘤的认识，提高对 MDT 的认识，可以帮助临床医生提高医疗水准，从而更好地为广大患者服务。

四、专家点评

上皮样血管内皮瘤是一种罕见的血管源性肿瘤，肝脏原发上皮样血管内皮瘤更为罕见，即使应用先进的影像学检查手段，也极易与转移瘤或肝脓肿混淆，使临床上诊断较困难。近年来随着临床医生对该病认识的不断提高，不断有该病的报道。尽管肿瘤本身恶性度相对较低，如不能早起诊断，及时切除病变肝脏，肿瘤可以侵袭整个肝脏，最终因肝硬化和肝衰竭而死亡。因此，在临床上认识疾病、早期诊断，与疾病的预后密切相关。

该例患者的诊断过程较曲折，先后在几家医院做了包括 PET-CT 在内的所有影响检查，并先后做了几次肝活组织检查，最终才做出了诊断。说明该病的诊断、特别是早期诊断很困难，而且对放射科医生和病理科医生的要求较高。本例病例临床资料完整，临床诊疗思维合理，根据患者的疾病特征包括相对年轻、持续发热伴肝内多发占位性病变，结合肝脏影像学的特点，应该首先考虑常见病、多发病，如肝脓肿和肝转移瘤，当然该患者有慢性 HBV 感染的病史，也要考虑肝细胞癌或淋巴瘤等。如果考虑感染，在做肝活组织检查时还应该做标本的细菌培养。同时还应该做骨髓检查及细菌培养，一方面除外血液系统肿瘤，另一方面也可以提高细菌培养的阳性率。经过治疗不见好转后就应该考虑肝脏少见疾病。

关于 MDT 模式的应用在临床上很重要，既可以提高罕见疾病的及时诊断率，又可以选择出最合适的治疗方案。该患者疾病已经进入进展期，失去手术的机会，其他方法的疗效相对较差。当然该患者为慢性乙型肝炎患者，在应用化疗的同时，不应该忽略抗病毒治疗，因为此类患者最后均死于肝衰竭。

作者：王坤远　翁鸮　陈怀宇　郭亚兵（南方医科大学南方医院肝脏肿瘤中心病区）

点评者：窦晓光（中国医科大学附属盛京医院）

参 考 文 献

[1] Weiss SW, Enzinger FM. Epithelioid hemangio endothelioma: a vascular tumor often mistaken for a carcinoma [J]. Cancer, 1982, 50 (5): 970-981.

[2] Ishak KG, Sesterhenn IA, Goodman ZD, et al. Epithelioid hemangioendothelioma of the liver: a cli- nico-pathologic and follow-up study of 32 cases [J]. Hum Pathol, 1984, 15 (9): 839-852.

[3] Makhlouf HR, Ishak KG, Goodman ZD. Epithelioid hemangioendothelioma of the liver: a clinicopathologic study of 137 cases [J]. Cancer, 1999, 85 (3): 562-582.

[4] Nerlich A, Schleicher E. Differential basement membrane composition in multiple epithelioid haemangioen-dotheliomas of liver and lung [J]. Histophathology, 1991, 18: 303-307.

[5] 张树辉，丛文铭，吴孟超. 肝上皮样血管内皮瘤的临床病例特点（附 8 例报告及文献复习）[J]. 中华肝胆外科杂志, 2003, 9: 327-330.

[6] 赵爱莲，周立新，李向红. 肝脏上皮样血管内皮瘤穿刺标本的病理诊断与鉴别诊断 [J]. 中华病理学杂志, 2011, 40 (1): 23-26.

[7] 吕鹏，林江，周易，等. 肝脏上皮样血管内皮瘤：影像学表现和病理基础 [J]. 中国医学计算机成像杂志, 2011, 17 (5): 416-419.

[8] 缪建良，刘淼，陈达伟. 肝脏上皮样血管内皮瘤的影像学特征 [J]. 放射学实践, 2011, 26 (7): 736- 738.

[9] Grotz TE, Nagorney D, Donohue J, et al. Hepatic epithelioid haemangioendothelioma: is transplan tation the only treatment option [J]. HPB (Oxford), 2010, 12 (8): 546-553.

[10] Mehrabi A, Kashfi A, Fonouni H, et al. Primary malignant hepatic epithelioid hemangioendothelioma: a comprehensive review of the literature with e- mphasis on the surgical therapy [J]. Cancer, 2006, 107: 2108-2121.

[11] Wang LR, Zhou JM, Zhao YM, et al. Clinical experience with primary hepatic epithelioid hemangioendo-thelioma: retrospective study of 33 patients [J]. World J Surg, 2012, 36 (11): 2677-2683.

[12] Emamaullee JA, Edgar R, Toso C, et al. Vascular endothelia growth factor expression in hepatic epithelioid hemangioendothelioma: Implications for treatment and surgical management [J]. Liver Traspl, 2010, 16 (2): 191-197.

病例 30　肝脏上皮样血管内皮瘤 1 例

关键词：肝疾病；癌，肝细胞；诊断，鉴别；上皮样血管内皮瘤

一、病例资料

患者男，57 岁，因"右上腹持续隐痛不适 1 月余"于 2013 年 04 月 12 日以"肝内占位病变？"收入院。患者 1 个多月前自感右上腹疼痛不适，多为持续性隐痛，无恶心、呕吐等其他消化道症状，至笔者所在医院行彩色多普勒超声检查示肝左叶一直径约 1.5 cm 低回声区，考虑肝内占位病变而收入住院。入院后查体示：T 37℃、P 86 次/分、BP 136/85mmHg、R 19 次/分。浅表淋巴结未触及肿大，皮肤、巩膜无黄染，心肺听诊无异常，腹平软，无压痛、反跳痛，肝脾未触及。双肾叩击有不适感。血、尿常规未见异常，肝、肾功能未见异常，心电图及胸部 X 线片未见异常。腹部 CT 示肝左叶有一 1.5cm×1.6 cm 大低密度占位，增强扫描示强化不明显，考虑肝内占位病变，性质待查，行肝活组织检查，病理诊断考虑为腺癌，故行肝左叶肿瘤切除术。患者既往健康，无肝病史。

病理结果：肉眼可见附有部分肝脏的结节状肿物一块，大小 4.7 cm×3.5 cm×2.2 cm，表面粗糙，切面见一灰黄灰白色结节，面积 1.5 cm×1.4 cm，实性，边界欠清，灰白灰红色，中等硬度，无出血坏死；HE 染色见肿瘤组织内细胞密度分布不均，细胞疏松区多见扩张血窦，细胞密集区肿瘤细胞呈梭形或呈束状，多见微小血管和呈印戒样的细胞内微血管（图 30-1），细胞核肥大呈长圆形，多有核仁，核分裂象易见，并可见病理性核分裂象，肿瘤间质多为胶原透明变性并见广泛硬化区。免疫组化染色 CD31、CD34 瘤细胞阳性（图 30-2），Hepart-1S-100、HMB45 阴性。病理诊断为肝脏上皮样血管内皮瘤。

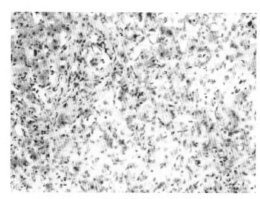

图 30-1　肝脏上皮样血管内皮瘤

瘤细胞密度分布不均，密集区瘤细胞呈梭形或呈束状，
多见微小血管和呈印戒样的细胞内微血管，疏松区间
质嗜酸性，可见血管（HE 染色，×100）

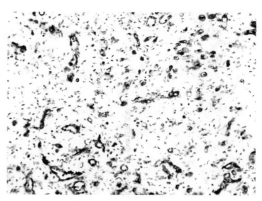

图 30-2　肝脏上皮样血管内皮瘤

瘤细胞 CD31 阳性（IHC，×100）

二、临床诊治思维过程

右上腹持续隐痛不适 1 月余，无恶心、呕吐等其他消化道症状。彩色多普勒超声检查示肝左叶有 1 个直径约 1.5 cm 低回声区，考虑肝内占位病变而收入住院。入院后腹部 CT 示肝左叶有 1 个 1.5cm×1.6 cm 低密度占位，增强扫描示强化不明显，考虑肝内占位病变，肝癌可能性大。行肝组织穿刺活检，病理诊断为腺癌。手术切除病灶，病理免疫组织化学报告为肝脏上皮样血管内皮瘤。此患者临床表现不典型，彩超及 CT 检查考虑为常见病小肝癌可能性大，肝脏穿刺活组织检查亦误诊为肝癌，从而手术治疗。说明此病少见，极易误诊。

三、诊疗体会

上皮样血管内皮瘤由 Weiss 等[1] 于 1982 年首先报道，此瘤罕见，发生在软组织者易被误诊为转移性癌或其他血管源性肿瘤。该疾病多发于成人，儿童罕见，两性均可发生，多见于肢体远端皮下软组织，亦可发生在肺、肝、骨、脑、心、淋巴结和甲状腺等实质器官。以往认为上皮样血管内皮细胞瘤为中间性或交界性肿瘤，属低度恶性肿瘤，WHO（2002）软组织肿瘤分子病理学和遗传学分类将其归为恶性[2]。范钦和等[3] 发现大部分病例瘤细胞图像温和，核分裂象少见，少部分病例瘤细胞有异型性，核分裂象> 1/10 HPF，局部区域有梭形细胞或坏死，相对容易发生转移，而图像温和者很少发生转移。发生于肝脏的上皮样血管内皮瘤由 Ishak 等[4] 于 1984 年首先报道，通过 PubMed 搜索 1984 年至今的文献[4~14]，仅报道 200 余例。肿瘤病因不清，有文献[4,5] 报道其与避孕药存在一定关系。中年女性多发（平均年龄 41.7 岁），男∶女为 2∶3，临床及影像学检查均无特殊性表现。25% 的患者无任何症状，主要症状是右上象限腹痛，部分患者肝脏肿大，体重减轻。超声检查显示多发性低回声结节，CT 表现为低密度肿块影，MRI 显示低信号密度阴影。这些表现酷似转移性癌。由于发生于肝脏的上皮样血管内皮瘤少见，又缺乏临床和影像学特殊性表现，很易误诊，临床上多被误诊为肝转移癌或原发性肝癌。肝活组织检查是明确诊断的主要手段。

大部分肿瘤大体检查界限尚清，多发者常见，Mehrabi 等[7] 报道的一组病例，87.3% 的患者为多发性，散在于肝脏两叶，周边有浸润，灰白灰黄色，中心可有纤维化。镜检见肿瘤周边呈浸润性生长，中心呈结节状趋向，结节中央细胞稀疏，间质似黏液软骨样；细胞密度不高，结节周边比中央明显稠密。瘤细胞胞质丰富，可见空泡，核常偏位，类似印戒状细胞，呈实性细胞巢结构。可见微血管腔雏形，单个细胞卷曲，形成处于细胞水平的微血管，腔内偶见红细胞，形成所谓的 3 个 "1"（1 个内皮细胞、1 个血管、1 个红细胞）。间质呈黏液样或为玻璃样变的胶原纤维。瘤细胞表达 CD31 和 CD34，部分细胞 CK 阳性，VIM、HMB45、SMA、NSE、CD99、S-100 和 desimin 均阴性。本例组织学及免疫组织化学为典型病变。

上皮样血管内皮瘤在病理诊断中应与下列肿瘤鉴别：

（1）转移性癌：由于瘤细胞呈实性巢状或条索状排列，胞质内可见空泡，有的呈印戒细胞样，间质为玻璃样变性的胶原纤维时，易误诊为转移性癌，但转移癌细胞较上皮样血管内皮瘤的瘤细胞异型性更明显，分裂象和病理性分裂象更易见到，很少形成以血管为中心的组织结构，印戒细胞胞质内无红细胞，癌细胞常异型性明显，核分裂象多，易见病理性核分裂象，免疫组化 CK7、CK20、Villin，PAS、AB 染色等。CD34 强阳性，而 CK 部分细胞弱阳性。

（2）上皮样血管瘤：瘤细胞胞质丰富，嗜酸，有些呈空泡状，呈小巢状或呈片状分布在纤维化的间质中，瘤细胞无异型性，常伴有嗜酸粒细胞、淋巴细胞浸润。而上皮样血管内皮肉瘤的血管为原始的、幼稚的、处于细胞水平的，瘤细胞有异型性和分裂象。

（3）上皮样血管肉瘤：具有上皮样结构的血管肉瘤，瘤细胞异型性较上皮样血管内皮瘤显著，除了肿瘤性内皮细胞呈上皮样外，具有血管肉瘤的特点，如大片出血、坏死，早期发生血道转移等。治疗以局部扩大切除为主。

（4）炎性假瘤：浸润性生长，边界不清，成纤维/肌成纤维细胞增生，中性粒细胞、浆细胞、嗜酸粒细胞浸润等，从现代观点看，大部分是炎性肌成纤维细胞，ALK、CD34、Vimentin 阳性。

一般认为，上皮样血管内皮瘤为低度恶性肿瘤，但由于肝脏血窦丰富以及肿瘤细胞易侵入门静脉终末分支，大约有 1/3 病例发生肿瘤转移，最常见转移至肺，也可转移到腹腔。转移的病例可因肝、肺衰竭而致命。

四、专家点评

这是一个非常有意思的临床病理"误诊"病例，由于其组织病理学的特殊性及发病率低而造成误诊。肝脏上皮样血管内皮瘤是介于血管瘤和血管肉瘤间的低度恶性肿瘤，临床有腹痛、肝大、体重减轻、门静脉高压等症状，血中甲胎蛋白正常，而 ALP 升高。影像学检查（B 超、CT 或 MRI）易误诊为转移癌，组织学表现为单个或多灶性树突状内皮细胞，组成条索状或网格状结构，部分肿瘤细胞可形成乳头状突入腔内，细胞呈上皮样、有异型性且有向血管分化的特征，在血管腔内可找到红细胞。肿瘤常见侵犯肝窦和门静脉，肿瘤间胶原纤维丰富，可伴坏死或钙化。本例病例中，就因为其特性，也使病理学家出现了误诊，因此更需要引起临床医生的注意。该病例如作者能提供 CT 影像学图片将对读者认识该病有更大的帮助，希望读者在以后的诊治工作中予以重视。

作者：于亮　张祥盛（山东烟台滨州医学院烟台附属医院肿瘤科）

点评者：陆伦根（上海交通大学附属第一人民医院）

参 考 文 献

［1］ Weiss SW, Enzinger FW. epithelioid hemangioendothelioma: a vascular tumor often mistaken for a carcinoma［J］. Cancer, 1982, 50: 970-981.

［2］ Fletcher CDM, Unni KK, Mertens F. WHO classification of tumors pathologio- genetica of tumors of soft tissue and bone［M］. Lyon: IARC Press, 2002.

［3］ 范钦和，朱雄增，赖日权，等. 软组织病理学［M］. 南昌：江西科学技术出版社，2002: 266-270.

［4］ Ishak KG, Sescerhenn IA, Goodman ZD, et al. Epithelioid henangioendothelioma of the liver: a clinicopathologic and follow-up study of 32 cases［J］. Human Pathol, 1984, 15: 839-852.

［5］ Makhlouf HR, Ishak KG, Goodman ZD. Epithelioid hemangioendothelioma of the liver: a clinicopathologic study of 137 cases ［J］. Cancer, 1999, 85: 562-582.

［6］ Galvao FH, Bakonyi-Neto A, Machado MA, et al. Interferon alpha-2B and liver resection to treat multifocal hepatic epithelioid hemangioendothelioma: a relevant approach to avoid liver transplantation ［J］. Transplant Proc, 2005, 37: 4354-4358.

［7］ Mehrabi A, Kashfi A, Fonouni H, et al. Primary malignant hepatic epithelioid hemangioendothelioma: a comprehensive review of the literature with emphasis on the surgical therapy ［J］. Cancer, 2006, 107: 2108-2121.

［8］ Weiss SW, Goldblum JR. Hemangioendothelioma: vascular tumors of intermediate malignancy ［M］// Weiss SW, Goldblum JR, eds. Enzinger and Weiss's Soft Tissue Tumors. 5th ed. PA: Mosby, 2008: 681-702.

［9］ Fujii T, Zen Y, Sato Y, et al. Podoplanin is a useful diagnostic marker for epithelioid hemangioendothelioma of the liver ［J］. Mod Pathol, 2008, 21: 125-130.

［10］ Läuffer JM, Zimmermann A, Krähenbühl L, et al. Epithelioid hemangioendothelioma of the liver. A rare hepatic tumor ［J］. Cancer, 1996, 78: 2318-2327.

［11］ Da Ines D, Petitcolin V, Joubert-Zakeyh J, et al. Epithelioid hemangioendothelioma of the liver with metastatic coeliac lymph nodes in an 11-year-old boy ［J］. Pediatr Radiol, 2010, 40: 1293-1296.

［12］ Zhang Z, Chen HJ, Yang WJ, et al. Infantile hepatic hemangioendothelioma: a clinicopathologic study in a Chinese population ［J］. World J Gastroenterol, 2010, 16: 4549-4557.

［13］ Grenader T, Vernea F, Reinus C, et al. Malignant epithelioid hemangioendothelioma of the liver successfully treated with pegylated liposomal doxorubicin ［J］. J Clin Oncol, 2011, 29: 722-724.

［14］ Wang LR, Zhou JM, Zhao YM, et al. Clinical experience with primary hepatic epithelioid hemangioendothelioma: retrospective study of 33 patients ［J］. World J Surg, 2012, 36: 2677-2683.

病例31 反复发热、皮肤巩膜黄染肝脏 T 细胞淋巴瘤 1 例

关键词：淋巴瘤；肝脏；黄疸；T 淋巴细胞瘤

一、病例介绍

患者男，33 岁，电子厂员工，既往体健。因"反复发热 15 天，身黄、眼黄 5 天"入院。患者入院前 15 天因受凉后出现午后发热，无畏寒、寒战，无肌肉及关节酸痛，无咳嗽咳痰，无四肢抽搐，最高体温达 40℃，自服"贝诺酯"后热退，仍反复出现午后高热，未引起重视。入院前 7 天，患者出现全身广泛散在皮疹，按之褪色，伴皮肤微痒，在当地医院输液治疗（具体不详），症状无缓解。入院前 5 天，患者出现全身皮肤、黏膜、巩膜发黄，伴厌油、乏力、尿黄，偶有恶心，于当地中医院就诊，完善乙型肝炎血清病毒学标志物定量检查未见异常，给予抗炎、保肝、调节免疫力等治疗，患者症状缓解不明显，遂至笔者所在医院治疗。既往史、个人史、家族史无特殊。入院查体：T 36.5℃，P 80 次/分，R 20 次/分，BP 120/60 mmHg。神志清醒，呼吸平稳，对答切题，口齿清晰，查体合作。全身皮肤、黏膜重度黄染，广泛散在红色多形性皮疹，未高出皮面，按之褪色。双侧颌下及腹股沟可扪及多个肿大淋巴结，黄豆大小、质韧、可活动、无压痛。颈软，无抵抗感，无颈静脉充盈，气管位置居中，胸廓外形正常，无肋间隙增宽，叩诊双肺呈清音，呼吸音呈清音，未闻及干湿啰音，未闻及哮鸣音，心界叩诊无扩大，心率 80 次/分，节律齐，无杂音，腹部平坦，无腹部压痛、反跳痛及肌紧张，肝脏于右侧肋缘下扪及，可触及脾脏，肝颈静脉回流征未做，肝掌阴性，双下肢无凹陷性水肿。

入院诊断为：发热、黄疸原因待查——①病毒性肝炎（嗜肝病毒性或非嗜肝病毒性）？②梗阻性黄疸（化脓性胆管炎）？③成人 Still 病？④EB 病毒感染？⑤伤寒？⑥肝脏恶性肿瘤？⑦其他。

因患者发热、黄疸的原因尚不明确，入院后仅予以保肝、补液等对症支持治疗，同时积极完善相关检查。住院期间，患者每日仍出现高热，最高 39.8°C，予以物理降温或口服解热镇痛药后体温可短时间内下降，但随即上升，且皮肤、黏膜及巩膜黄染逐渐加深。

辅助检查：入院时血常规示红细胞 $3.48 \times 10^{12}/L$，血红蛋白 100 g/L，白细胞 $2.73 \times 10^9/L$，中性粒细胞百分比 75.4%，淋巴细胞百分比 17.6%，血小板 $117 \times 10^9/L$。肝功能示总蛋白 53.5 g/L，白蛋白 27.0 g/L，ALT 574 U/L，AST 524 U/L，碱性磷酸酶 402 U/L，γ-谷胺酰转移酶 236 U/L，总胆红素 289.1 μmol/L，直接胆红素 233.9 μmol/L，间接胆红素 55.2 μmol/L，总胆汁酸 140.2 μmol/L。各种嗜肝病毒标志物（HAV、HBV、HCV 和 HEV）、HIV、TP、TORCH、EB 标志物检查等均为阴性。降钙素原不高。血液培养 1 周无普通细菌及真菌生长。上腹部 MR 检查示肝脏左叶异常灌注；肝脏、脾脏体积增大；肝脏间质水肿；胆囊炎症；少量腹水（图 31-1），未提示腹腔内淋巴结肿大及肝脏内占位。肝

肿瘤标志物：甲胎蛋白、癌胚抗原不高，糖类抗原-50、铁蛋白升高明显。骨髓穿刺检查：有核细胞增生程度明显活跃；粒系增生明显活跃；红系增生明显活跃，以中晚红为主，成熟红细胞大小不均；巨核细胞以颗粒、产板巨为主，可见散在血小板；浆细胞较活跃，偶见吞噬网；肾髓象提示脾功能亢进可能（图31-2）。

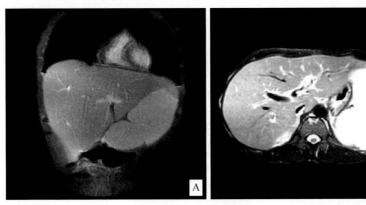

图 31-1　上腹部 MR 检查

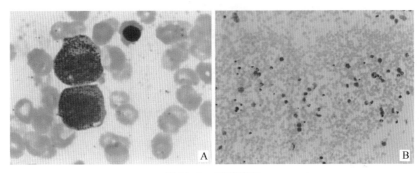

图 31-2　骨髓检查

入院 1 周后复查，肝功能：ALT 688 U/L，AST 1155 U/L，碱性磷酸酶 360 U/L，γ-谷胺酰转移酶 163 U/L，总胆红素 396.7 μmol/L，直接胆红素 309.8 μmol/L，间接胆红素 86.9 μmol/L。血常规：红细胞 3.36×10^{12}/L，血红蛋白 97 g/L，白细胞 3.66×10^9/L，中性粒细胞百分比 76.2 %，淋巴细胞百分比 15.6 %，血小板 84×10^9/L。凝血功能检查：凝血酶原活动度 66 %，凝血酶原时间 16.2 s。

为进一步明确诊断，在入院 1 周后，经与患者给家属充分沟通，患者行 B 超引导下经皮肝穿刺活组织检查，肝穿组织 HE 染色示肝脏内淋巴细胞弥漫性浸润（图31-3）。病理结果：CD3（++）、CD20（−）、CD45RO（+++）、CD79α（−）、TdT（−）、CD43（+++）、CD15（−）、EMA（−）、CD10（−）、CD23（−）、CyclinD1（−）、Bcl-2（+）、Bcl-6（+）、CD5（+）、Ki-67（+++）、>75% P53（++）（图31-4）。确诊为肝脏 T 细胞淋巴瘤。但肝穿刺 3h 后，患者出现大汗、血压下降等休克表现，血常规示血红蛋有所下降，床旁彩超示腹腔内大量积液。考虑腹腔内有出血，经过积极抗休克、止血治疗半日后患者家属自行要求出院。

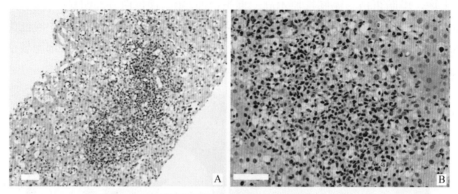

图31-3 肝穿刺活组织 HE 染色（标尺为100μm）

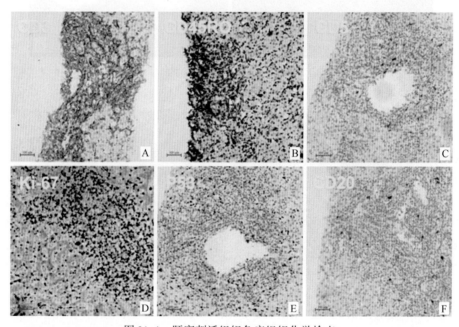

图31-4 肝穿刺活组织免疫组织化学检查

二、临床诊治思维过程

患者因反复高热、黄疸入院，入院时诊断尚不能明确，考虑到的疾病有：①病毒性肝炎（嗜肝病毒性或非嗜肝病毒性）；②梗阻性黄疸（化脓性胆管炎）；③成人 Still 病；④EB 病毒感染；⑤伤寒；⑥肝脏恶性肿瘤等。根据患者病情进展，逐步完善相关检查，最终明确诊断。

鉴别诊断：

（1）病毒性肝炎（嗜肝病毒性或非嗜肝病毒性）：是由多种肝炎病毒引起的以肝脏病变为主的一种传染病。可表现为食欲减退、恶心、上腹部不适、肝区痛、乏力，可有黄疸、发热和肝大，但发热多为低至中热，并在黄疸出现后体温下降至正常。实验室检查示肝功能损害（转氨酶升高和黄疸指数升高），肝炎病毒血清标志物为阳性。本病例中，患者发热在前，以高热为主，逐渐出现黄疸后仍有高热，虽然有纳差、厌油，但各种嗜肝病毒标志物均为阴性，常见的引起肝损害的非嗜肝病毒包括巨细胞病毒、风疹病毒、单纯疱疹病毒、EB 病毒 IgM 标志物均为阴性，故病毒性肝炎可排除。

（2）化脓性胆管炎：是由于胆管结石、胆道蛔虫病、胆管狭窄和胆管肿瘤等，造成胆管阻塞、胆汁郁积，继发细菌感染所致。起病急骤，有剑突下或右上腹剧烈疼痛，伴寒战高热，体温可超过 40℃，可出现败血症和感染性休克。白细胞计数明显升高；血清胆红素和碱性磷酸酶值升高；血培养常有细菌生长。本病例中，患者有黄疸、高热，但感染中毒症状不明显，无腹痛，血常规示白细胞不高，降钙素原不高，上腹部 MRCP 未见胆管异常，故不考虑梗阻所致的化脓性胆管炎。

（3）成人 Still 病：是一种与感染、遗传和免疫异常有关的疾病，常表现为发热、皮疹、关节痛、咽痛、淋巴结肿大、肝和脾大及浆膜炎；发热常超过 39℃；白细胞 ≥15× 10^9/L。本病例中，患者有发热，体温超过 39℃，皮疹，但无全身关节痛，血常规示白细胞不高，略有下降，暂不考虑成人 Still 病。

（4）EB 病毒感染：常出现咽炎、发热和淋巴结病。感染可涉及全身各个器官，有发热，可为高热、食欲减退、恶心、呕吐、腹泻、全身淋巴结肿大、肝脾大和皮疹等。外周血淋巴细胞增多，镜下可见异型淋巴细胞。血清抗 EB 病毒 IgM 抗体阳性，检测到 EBV DNA 阳性可确诊。本病例中，患者症状和 EB 病毒感染有相似之处，但血常规中淋巴细胞比例和总数均不高，EB 病毒 IgM 标志物为阴性，基本可以排除 EB 病毒感染，但若能进一步检测到 EBV DNA 为阴性，就可明确排除该疾病。

（5）伤寒：由伤寒杆菌引起，可有持续 1~2 周或以上的高热，有特殊中毒面容，相对缓脉，皮肤玫瑰疹，肝脾大，出现中毒性肝炎时，有明显肝功能损害和黄疸，外周血白细胞总数下降，嗜酸粒细胞消失，骨髓检查中有伤寒细胞；血、骨髓、尿、粪便和玫瑰疹刮取物中分离到伤寒杆菌；肥达反应 O 抗体凝集效价 ≥1∶80，H 抗体凝集效价 ≥1∶160，恢复期效价增高 4 倍以上者。本病例中，患者有持续高热、黄疸、肝脾大，外周血白细胞总数稍有下降，但无相对缓脉，外周血培养也未见伤寒杆菌生长，骨髓中未见伤寒细胞，故可以排除伤寒。

（6）肝脏恶性肿瘤：可分为原发性和继发性。原发性肝脏恶性肿瘤可为原发性肝癌和肉瘤，转移性肝癌则来源于全身其他器官，均可出现发热、黄疸、肝功能损害，以及肝区疼痛等。本病例中，影像学检查未发现肝内占位，亦无肝外肿瘤的证据，可排除上述疾病。另外还有一些罕见的原发于肝脏为造血系统来源的恶性肿瘤，如原发性肝淋巴细胞瘤，该病通常表现为长期发热、肝脾大、体重减轻，而淋巴结肿大不明显，肝功能异常、甚至发生暴发性肝衰竭等，外周血及骨髓难以发现淋巴瘤细胞，影像学检查可见肝脏有或没有占位性病变，但无论临床症状及实验室检查均为非特异性的表现，只能通过肝穿刺活检明确诊断。该病例中，患者的主要表现为反复高热及黄疸，有皮疹、厌油、乏力、恶心等，浅表淋巴结肿大不明显，最终通过肝脏穿刺活组织检查确诊为特殊类型的肝脏 T 淋巴细胞瘤。

三、诊疗体会

本例患者为青年男性，既往身体健康，起病急，病程仅 3 周多，反复高热，皮肤、巩膜黄染，伴有皮疹，厌油、乏力、恶心等消化道症状，体格检查可见皮肤、巩膜重度黄染，皮肤广泛散在红色多形性皮疹；全身浅表淋巴结肿大不明显，仅于颌下及腹股沟可触及数颗黄豆大小的淋巴结。对于该例患者，以高热、黄疸、肝功能损害为主要表现，症状、体征均无特异性。在病程中出现高热、黄疸的疾病有很多种，仅靠症状、体征明确诊断相当困难，入院诊断考虑为发热、黄疸原因待查，相关的疾病有多种，包括病毒性肝炎、梗阻性黄疸（化脓性胆管炎）、成人 Still 病、EB 病毒感染、伤寒、肝脏恶性肿瘤等，在住院期间，围绕可能疾病继续观察患者病情变化并展开相应的辅助检查。

辅助检测示轻度贫血，白细胞总数降低，转氨酶、黄疸指数升高明显，复查时继续上升；外周血培养无一般细菌及真菌生长；嗜肝病毒标志物及常见的引起肝功能损害的病毒，包括 EB 病毒标志物均为阴性；骨髓穿刺检查提示脾功能亢进可能；腹部 MR 示肝脾大，肝间质水肿，肝脏增大呈弥漫性，无单发或多发的肝脏占位，未见腹腔内淋巴结肿大。排除了之前考虑的病毒性肝炎、梗阻性黄疸（化脓性胆管炎）、成人 Still 病、EB 病毒感染、伤寒、原发性肝癌和转移性肝癌等疾病。

最后经肝脏穿刺病理检查发现肝脏内弥漫性的淋巴细胞浸润，浸润的淋巴细胞有 T 淋巴细胞的标志物，B 淋巴细胞标志物为阴性，肿瘤标志物为阳性，确诊为肝脏特殊类型的 T 淋巴细胞瘤，为肝脏原发 T 淋巴细胞瘤可能性大，脾脏肿大可为肝脏淋巴瘤的脾脏浸润。遗憾的是患者肝穿刺后出现腹腔出血而放弃后续治疗。其腹腔出血的原因考虑为穿刺出血，但原因尚不明确，可能为病变的肝脏肿胀充血，易出血所致。

非霍奇金淋巴瘤是起源于淋巴组织的一种恶性肿瘤，常侵犯淋巴结、脾脏和骨髓，肝脏受累者很少，而原发于肝脏的 T 细胞淋巴瘤更为罕见，仅占非霍奇金淋巴瘤的约 0.016%，恶性程度高，进展迅速[1,2]。原发性肝脏淋巴瘤的病因尚不清楚，该病可发生在病毒感染基础上（HCV、HBV、HIV、EBV 等），也可以发生在原本健康的肝脏[3]。本病常表现为长期发热、肝脾大、体重减轻，而淋巴结肿大不明显，肝功能异常、甚至发生暴发性肝衰竭[4]。因此对于发热、黄疸、肝脾肿大的患者除了考虑为一般病毒性肝炎[5]，还应怀疑有淋巴瘤可能，前者发热多为低到中热，在黄疸出现后不再发热，而后者为长期发热，多为高热。肝脏淋巴瘤的明确诊断十分困难：临床表现无特异性，淋巴结肿大不明显，外周血和骨髓穿刺检查亦难以发现浸润的淋巴瘤细胞，因此积极施行肝脏活组织检查对及早明确诊断、后续合理治疗争取时间有很大的帮助。超声引导下的肝脏穿刺活组织检查是一种有创检查，总的来说是安全的，肝脏穿刺并发症如腹腔内出血，很少见但往往致命，仅 0.01% ~ 0.3% 的肝脏穿刺患者会发生[6]。因此在怀疑肝脏淋巴瘤患者需行肝脏穿刺治组织检查时，需充分评估手术的风险。

四、专家点评

患者以反复高热、黄疸、肝功能损害为主要表现，颌下及腹股沟可触及数颗黄豆大小的淋巴结。通过肝脏穿刺活组织检查确诊 T 淋巴细胞瘤没有问题，但诊断原发性肝脏 T 淋巴细胞瘤有待进一步商讨。原发于肝脏的 T 淋巴细胞瘤十分罕见，T 淋巴细胞瘤常见于脾脏、骨髓或淋巴结。患者脾脏肿大，也有可能脾脏为原发的 T 淋巴细胞瘤转移到肝脏，只有在脾穿刺、淋巴结活组织检查（已做骨髓穿刺）无 T 淋巴细胞瘤发现才能确诊为原发性肝脏的 T 淋巴细胞瘤。但该患者做脾穿刺极易出血、风险相当高，参考肝穿刺的结果，只能是临床诊断 T 淋巴细胞瘤，而不是原发性肝脏 T 淋巴细胞瘤确诊病例。如确诊需进一步行脾穿和淋巴结活组织学检查。

鉴别诊断：

（1）病毒性肝炎：嗜肝病毒性肝炎常无高热。非嗜肝病毒性肝炎可出现高热，包括巨细胞病毒、EB 病毒、单纯疱疹病毒等，应进一步查血清、淋巴细胞、尿液 CMV DNA，或血清、淋巴细胞 EBV DNA 等。

（2）化脓性胆管炎：该患者起病相对缓慢，无剑突下或右上腹剧烈疼痛，无寒战，无白细胞计数明显升高，MRCP 未见胆管异常，故不考虑化脓性胆管炎。

（3）成人 Still 病：患者有发热，体温超过 39℃，皮疹，但无全身关节痛，血常规白细胞不高等，不考虑成人 Still 病。

作者：雷宇　吴静　王娜　石统东　周智（重庆医科大学附属第二医院感染病科）

点评者：徐小元（北京大学第一医院）

参 考 文 献

［1］Lei KI. Primary nonHodgkin′s lymphoma of the liver［J］. Leuk Lymphoma, 1998, 29：293299.

［2］Noronha V, Shafi NQ, Obando JA, et al. Primary nonHodgkin′s lymphoma of the liver［J］. Crit Rev Oncol Hematol, 2005, 53：199207.

［3］Avlonitis VS, Linos D. Primary hepatic lymphoma：a review［J］. Eur J Surg, 1999, 165：725-729.

［4］Gargot D, Maitre F, Causse X, et al. Primary liver non- Hodgkin's lymphoma presenting as fulminant hepatic failure with hyperferritinemia：a case report［J］. J Med Case Rep, 2008, 2：279.

［5］Hu HJ, Liao MY, Qu YJ. Primary hepatic peripheral T- cell lymphoma：a case report［J］. OncolLett, 2014, 8（1）：258-262.

［6］Strassburg CP, Manns MP. Approaches to liver biopsy techniques- revisited［J］. Semin Liver Dis, 2006, 26（4）：318-327.

病例 32　　肝脏原发性鳞状细胞癌 1 例

关键词： 肝脏；肝脏肿瘤；原发性鳞状细胞癌；个案报道

一、病例介绍

患者男，50 岁，农民。因不明原因发热在笔者所在科室住院治疗，既往有慢性乙肝病史，无特殊家族史。入院查体：T 38.3℃，P 98 次/分，R 24 次/分，BP 120/78mmHg。神志清醒，全身皮肤、黏膜无黄染，心肺听诊无异常，腹部平坦，无腹部压痛、反跳痛及肌紧张，肝脏于剑突下扪及，脾脏不大，肝区叩击痛阳性，肝掌阴性，双下肢无凹陷性水肿。

入院诊断：肝脏占位性质待定——①肝脓肿？②肝癌？③肝炎后肝硬化，慢性乙型肝炎。

因患者发热，入院后给予抗感染、保肝及对症治疗，但患者体温仍不能控制，最高39.0℃，经输液抗感染治疗效果差，体温在物理降温及退烧药物应用下，可恢复正常，但停药后反复。

化验分析：入院时血常规示红细胞 3.48 ×10^{12}/L，血红蛋白 115 g/L，白细胞 18.73 ×10^9/L，中性粒细胞百分比 85.4 %，淋巴细胞百分比 17.6 %，血小板 160 ×10^9/L。肝功能示总胆红素 58.4 μmol/L，直接胆红素 35.3μmol/L，间接胆红素 23.1 μmol/L，总蛋白 53.5 g/L，白蛋白 29.0 g/L，谷丙转氨酶 174 U/L，谷草转氨酶 216 U/L，碱性磷酸酶 202 U/L，γ-谷胺酰转移酶 96 U/L。肾功能无异常，AFP 15.7U/L。病毒标志物示 HBsAg、抗-HBe 和抗-HBc 检测均为阳性。

辅助检查及治疗经过：腹部 B 超检查结果提示肝脏左叶巨大囊占位，考虑为肝脏脓肿，后因"肝脓肿"行肝脏脓肿切开引流术，术中发现大量灰褐色脓液，有臭味，术后引流通畅，拔管后体温恢复正常，好转后出院。患者出院 2 个月后再次因发热住院治疗，复查腹部 B 超及血液分析提示炎症不吸收，AFP 30.8ng，CEA 9.06ng/L，CA-199 26.9U/ml，CA-125 207.7U/L，因发热较难控制，患者请上级医院会诊。行腹部 CT 平扫示肝左外叶截面大小为 10.1cm ×6.2cm 的团片状低密度影，CT 值约 24 HU，边界不清，其内见点状钙化，肝缘见少量弧形液样密度影；CT 增强示肝左外叶病灶大部没有强化，部分边缘强化；延迟后边缘呈等密度。后在局部麻醉下行肝脏穿刺活检术，穿刺病理结果提示：符合肝硬化伴慢性炎细胞浸润，局部肝脏细胞轻度异型增生；穿刺液血细胞学检查提示：送检为血细胞及少许间皮细胞，未见恶性瘤细胞。

患者因反复发热，穿刺及保守治疗体温不能控制，第二次行肝脓肿切开引流手术，术中诊断为：肝脓肿，术中可见淡黄色黏稠样脓液约 100ml（与第一次脓液性质不同），用手指探及脓腔间隔，打开间隔，脓腔反复冲洗后在肝脏脓壁切除多块组织送病理检查。病理报告提示：肝脏鳞状细胞癌及免疫组化（图 32-1 ~ 图 32-3），再次请上级医院会诊，同意笔者所在医院的诊断，术后患者体温恢复。

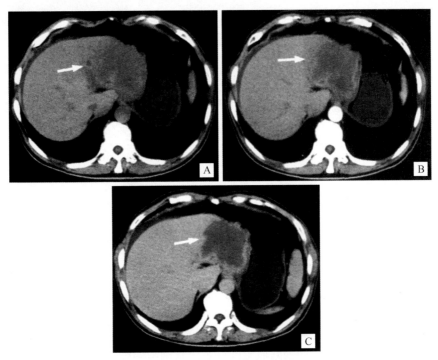

图 32-1　PSCCL 的 CT 表现

A. CT 平扫示肝左外叶见截面大小约 10.1cm×6.2cm 团片状低密度影（箭），CT 值约 24 HU，边界不清，其内见点
状钙化，肝缘见少量弧形液样密度影；B. CT 增强示肝左外叶病灶大部没有强化，部分边缘强化（箭）；C. 延迟后
边缘呈等密度（箭）

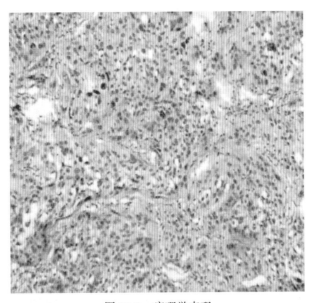

图 32-2　病理学表现

病理片示癌细胞体积大小不等，呈巢团状排列，可见细胞间桥，核大、染色深，明显异型，易见核分裂象，胞质丰富，
嗜双色，并可见癌细胞角化不全及角化珠形成，未见腺管样癌组织结构（HE 染色，×100）

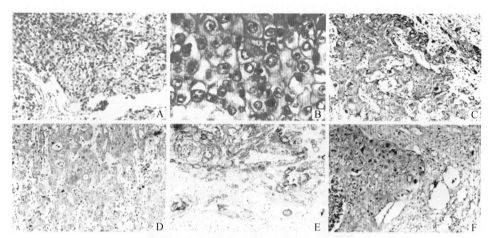

图 32-3　肝鳞状细胞癌组织 HE（A、B）及 EnVsion（C～F）免疫组化染色结果

A. ×100；B. A 图的高倍（×400）；C. HCK 阳性（×100）；D. CK14 阳性（×100）；E. CK19 阳性（×100）；

F. AFP 弱阳性（×100）

二、临床诊治思维过程

患者因发热入院，表现无典型性及特殊性，第一次手术及穿刺未发现肿瘤，结合检查及化验，考虑为肝脓肿。本病例诊断原发性肝脏鳞状细胞癌极其罕见，国内报道较少，加之患者有肝炎、肝硬化背景，也考虑肝癌的可能。因鳞状细胞癌常发生于身体鳞状上皮覆盖的部位，肝脏内无鳞状上皮，根本考虑不到此病。多次穿刺及手术不能确诊，影像学不能提供有价值的诊断依据，增加了确诊本病的难度。

本病主要应与肝脓肿、转移癌及肝血管瘤相鉴别。

（1）肝脓肿：本病大多以肝脓肿表现，极易误诊为肝脓肿[1]，需要与肝脓肿重点鉴别。肝脓肿分为细菌性肝脓肿和阿米巴性肝脓肿、真菌性肝脓肿，后两者比较少。细菌性肝脓肿常与近期手术、阑尾炎等疾病有关。阿米巴性肝脓肿发生于热带或曾经到过热带气候旅游的患者，临床表现为发热、恶心、呕吐和腹泻等症状，有些可累及膈肌，有脓胸倾向。真菌性肝脓肿常见病原菌为白色念珠菌，常累及肝脏和脾脏，预后不良。影像学检查：典型肝脓肿 CT 表现为肝实质内圆形或类圆形低密度阴影，低密度影之间出现气体及液气平面是具有诊断意义的，脓肿壁周围可出现环状水肿带，边缘模糊，可呈多房蜂窝状改变。增强后明显强化，脓腔及周围水肿带无强化，形成环靶征（可出现单环、双环或三环强化征象），结合临床发热、恶寒、血常规等实验室检查等多可确诊。肝脓肿常为圆形单发或多发，在 MRI 检查 T_1 加权像上脓腔为不均匀的低信号，周围常有一信号强度介于脓腔与周围肝实质之间的晕环，T_2 加权像上脓腔为高信号，可伴有不规则低信号。

（2）肝转移癌：多有原发病，CT 表现为肝内单发或多发类圆形低密度灶，大多呈软组织密度，边界模糊，密度不均匀，较大病灶中心可出现液化坏死，也可出现钙化及出血，增强后会有高密度，典型的转移癌增强后呈环形强化，典型者呈"牛眼征"，即在增强扫描时低于肝脏周围密度，病灶之间可出现更低的密度。

（3）肝血管瘤：多无症状，多无肝炎病史，中年女性多见。病变可单发，也可多发。

多见于肝右叶后段。肿瘤被覆结缔组织被膜，肿瘤由扩张的异常血窦和不完全间隔（纤维组织）组成，形成海绵状结构。可有肿瘤内血栓形成及钙化；较大肿瘤可出现囊性变。临床可无症状，病灶大，接近肝脏包膜时多有症状。CT 平扫提示肝内低密度灶，轮廓清楚，密度均匀，少数不均匀。增强扫描：早期（动脉期）病变边缘显著强化呈结节状或"岛屿状"，密度与邻近腹主动脉相近，持续时间超过 2 分钟。随时间延长，增强范围向病变中央推进。实质期及延时扫描病变呈等密度或略高密度（平扫时病变内更低密度无变化）。

三、诊疗体会

肝脏原发性鳞状细胞癌（primary hepatic squamous cell carcinoma，PSCCL）是一种罕见的肝脏原发性恶性病变，国外 1966 年报道第 1 例 PSCCL，以后国内外陆续有个案和少数病例报告。近年来随着医学影像学、病理学及免疫组化等技术的发展以及认识的加深，此病的报告有明显增多趋势。目前综合国内外文献报道 78 例，所有患者发病年龄在 25 ~ 75 岁，平均发病年龄 53.6 岁[2]，无明显性别差异。此病发病原因及发生机制尚不明确。本病的组织来源在学术界仍存在一定争论，相关研究表明其发生与先天性非寄生虫性肝囊肿、肝内胆管结石、胆囊结石、慢性胆管炎、肝硬化、肝脏畸胎瘤、胆道蛔虫等疾病相关[3]。也有学者认为可能的病因是胆道系统或囊肿内壁的单层立方或柱状上皮在长期慢性炎症刺激作用下先发生鳞状上皮细胞化生，进一步发展成不典型增生—重度不典型增生—原位癌，最后演变成浸润性鳞状细胞癌[4]。也有人[5]认为囊肿的形成是由于肝内未与胆道系统相通的胆管残留，随着胆汁的潴留发生异常的囊性扩张所致，其囊内壁由单层立方或柱状上皮衬覆。还有相当一部分学者认为本病可能是因为肝脏内多潜能干细胞在多种致癌因素的作用下，转化为含有鳞状细胞、肝细胞和胆管上皮细胞成分的癌组织，继而发展成鳞状细胞癌[6]。还有少数学者认为可能来自肝细胞癌的鳞形化生或腺癌细胞鳞化或血管内皮细胞癌变导致[7]。PSCCL 无典型的特异性的临床表现，患者大多表现为发热、肝区不适、腹部胀满、纳差，随着肿瘤的生长部位、时间、大小不同而出现上腹不适、疼痛、肿块、消化道症状或发热、贫血、乏力、消瘦等全身症状，但无特异性。故从临床表现方面无法诊断及鉴别 PSCCL。肿瘤标志物 CA-199、CA-125、CA-242 明显升高，AFP 为阴性。此外部分患者鳞状细胞癌相关抗原（SCC- Ag）也明显升高[8]。临床上常用于监测上述恶性肿瘤的治疗效果、复发、转移或评价预后。有学者正在探讨其与肝脏鳞癌有无关联[9]。PSCCL 是一种肿瘤样病变，因肿瘤为鳞状细胞癌，其必定有鳞癌的病理特征。综合国内大多学者总结的 PSCCL 病理特点，主要包括：①有典型的肝癌细胞。因为肝鳞状细胞常发生在原发性肝癌的基础上，肝癌细胞鳞形化生一般仅限于癌瘤的一个局部。②肿瘤主要由鳞状上皮细胞组织所组成，棘细胞呈瘤性增生，呈条索状或巢状细胞团，边缘以基底细胞层为主，中心部有角化珠形成，呈巢状排列，并可见嗜酸性透明胞质及细胞间桥等存在，在癌细胞团内有很多分裂象，周围淋巴细胞和浆细胞浸润[10]。国外学者 Lee 等[11]报道了 1 例角化型中分化肝鳞状细胞癌 CK10、CK14、CK19、CEA 阳性，CK18 个别阳性。目前国内许多学者用 CK14（+），CK18（+）作为 PSCCL 的诊断参考，但因病例较少，需要更多的证据证实。PSCCL 的目前治疗包括手术切除、肝脏移植、介入局部化疗、全身静脉化疗及放疗等[12~15]，其中以肝脏移植和手术切除为首选。本病术前诊断困难，发现时大多已属晚期，恶性程度极高，国内外报道本病对放疗和化疗不敏感[13]。PSCCL虽然发病率低，术前容易误诊，容易导致长期的误诊误治，因而在临床工作中应警惕恶性肿瘤可能，尽早做出诊断，及时治疗，争取获得最佳效果。

四、专家点评

（1）这是一个罕见病的病例报道，具有很重要的临床实用参考价值。

（2）肝脏原发性鳞状细胞癌（PSCCL）是一种罕见的肝脏原发性恶性病变，无典型的特异性的临床表现，患者大多表现为发热、肝区不适、腹部胀满、纳差，随着肿瘤的生长部位、时间、大小不同而出现上腹不适、疼痛、肿块、消化道症状或发热、贫血、乏力、消瘦等全身症状，但无特异性。该病肿瘤标志物CA-199、CA-125、CA-242明显升高，AFP为阴性，此外部分患者鳞状细胞癌相关抗原（SCC-Ag）也明显升高。但对于其真正的病理组织来源，有多种假说和考虑，目前还莫衷一是。

（3）该患者因发热、肝区不适、腹部胀满、纳差入院，给予输液抗感染、保肝及对症治疗，但患者体温仍不能控制，最高39.0℃，治疗效果差，首次切开引流物病理检查，提示肝硬化伴慢性炎细胞浸润，局部肝脏细胞轻度异型增生，未见恶性瘤细胞。当患者再次发热住院手术时，切除肝脏脓壁多块组织送病理，病理报告提示肝脏鳞状细胞癌，此时方得以确诊。

（4）此病少见，而且引流液病理结果也很有限，提示送检病变组织的重要性。

（5）该病以占位效应为主要影像学改变，故应与肝脏其他占位性病变做认真鉴别，避免误诊。

作者：张晓辉 王锦波（解放军371中心医院肝胆外科中心）

点评者：赵龙凤（山西医科大学第一医院）

参 考 文 献

[1] 张晓辉，王锦波. 以肝脓肿为首发症状的原发性肝脏鳞状细胞癌1例 [J]. 中国现代医生，2009，47（9）：127.

[2] Song E, Kew MC, Grieve T, et al. Primary squamous cell carcinoma of the liver occurring in association with hepatolithiasis [J]. Cancer, 1984, 53 (3): 542-546.

[3] Gresham GA, Rue LW. Squamous cell carcinoma of the liver. Hum Pathol, 1985, 16: 413.

[4] Clements D, Newman P, Etherington R, et al. Squamous carcinoma in the liver [J]. Gut, 1990, 31: 1333-1334.

[5] Yoshida T, Aoki H, Kurin aga A, et al. An autopsy case of primary squamous cell carcinoma of the liver associated with hepatitis C virus antibody positive liver cirrhosis [J]. Nippon Shokakibyo Gakkai Zasshi, 1998, 95: 1141-1146.

[6] Arase Y, Endo Y, Hara M, et al. Hepatic squamous cell carcinoma with hypercalcemia in liver cirrhosis [J]. Act A Pathol JPN, 1988, 38: 643-650.

[7] Yagi H, Ueda M, Kawachi S, et al. Squamous cell carcinoma of the liver originating from non-parasitic cysts after a 15 year follow-up [J]. Eur J Gastroenterol Hepatol, 2004, 16: 1051-1056.

[8] 吴晓霞，黄智铭. 鳞状细胞癌抗原与肝细胞癌的关系 [J]. 国际消化病杂志，2008，28（1）：

66-68.

［9］戴捷，金强，刘刚．鳞状细胞癌相关抗原研究进展［J］，淮海医药．2012，30（2）：188-190.

［10］丛文铭，朱世能．肝胆肿瘤诊断病理学［M］．上海：上海科学技术出版社，2002：183-184.

［11］Lee HL，Liu YY，Yeh C N，et al. Primary squamous cell carcinoma of the liver：a successful surgically treated case［J］. World J Gastroenterol，2006，12（1）：5419-5421.

［12］文彬，喻廷碧，周继雍．肝脏原发性鳞状细胞癌［J］．肿瘤研究与临床，1997，9（3）：199，200.

［13］孙爱华，王锦波．肝脏原发性鳞状细胞癌 1 例［J］．实用医药杂志，2010，27（7）：670.

［14］邓荣海，巫林伟，王东平，等．肝移植治疗肝原发性鳞状细胞癌 1 例［J］．中国组织工程研究与临床康复，2011，15（44）：8329-8332.

［15］刘萍，高屹，李云峰，等．原发性肝鳞状细胞癌 1 例报告［J］．实用肿瘤杂志，2009，24（1）：68，69.

病例 33　肝肉瘤样癌 1 例

关键词：肝肿瘤；肉瘤样癌

一、病例介绍

患者男，55 岁，因"反复上腹部胀痛 2 月余"入院，无寒战、发热，无恶心、呕吐，无厌油腻，无腹痛、腹泻。既往无肝病病史。入院后查体：一般情况可，神志清，皮肤、黏膜无黄染及出血点，左侧锁骨上可触及一黄豆大小淋巴结，质中，活动度好，与周围组织无粘连，其余淋巴结未触及异常。腹平，未见肠型及蠕动波。左上腹部可触及一大小约 5cm×4cm 包块，质中，活动度差，与周围组织粘连，压痛，无波动感；右上腹部未触及肝脏下缘，脾脏未触及，上腹部压痛，无反跳痛。肾区叩诊阴性，移动性浊音阴性。血常规、肝肾功能均未见异常。

HBV 标志物：HBsAg、抗-HBs、HBeAg 均阴性，抗-HBe、抗-HBc 阳性。梅毒和 HIV 均阴性。

肿瘤标志物：甲胎蛋白（AFP）3.10 ng/ml，癌胚抗原（CEA）1.47 ng/ml，胃肠癌相关抗原测定（CA-199）18.30 U/ml，均正常。

超声：肝左叶见一实质性稍低回声肿块，大小约 59 mm×49 mm，边界清，回声不均匀。

MRI 表现：肝左叶可见一类圆形混杂稍长 T_1、T_2 信号影，其内见斑片样短 T_2 信号影，大小约 5.9cm×5.7cm，边缘欠清晰。增强扫描动脉期边缘斑片样、环形强化，平衡期病灶强化进一步扩大，较前明显，边缘可见环形包膜强化，其余肝实质信号尚可，左肾可见一囊性长 T_1、T_2 信号，边缘清晰无强化，如图 33-1。

患者经过胸部 X 线检查和腹部 B 超，加上术中探查，未发现肿瘤转移灶，后行胆道镜检查，也未见胆管系统再有发现胆管纤维瘤和类似肿瘤，排除存在转移肿瘤。

二、临床诊治思维过程

患者因反复上腹部胀痛 2 月余入院，入院时诊断性质不明确，考虑到的诊断为肝脏肿瘤：肝癌？肝血管瘤？肝细胞腺瘤？诊断依据：病史、查体、实验室检查结果、B 超和影像学资料，患者左外叶肝肿瘤诊断明确，做到定位诊断，但无法做到定性诊断。

鉴别诊断：

（1）肝脏恶性肿瘤：可分为原发性和继发性两大类，原发性肝癌在我国是高发区，后者称为肉瘤，与原发性肝癌相比，较为少见。本例患者 HBV 标志物阴性，AFP 正常，影像学检查提示肝脏占位病变，原发性肝癌的临床诊断依据不足。如果能行胃肠镜检查，可以通过排除胃肠道肿瘤疾病，来排除恶性肿瘤的肝转移。

（2）肝血管瘤：是较为常见的肝脏良性肿瘤，临床上以海绵状血管瘤最多见，患者多无明显不适症状，常在 B 超检查或在腹部手术中发现。本例患者有临床症状，并且患

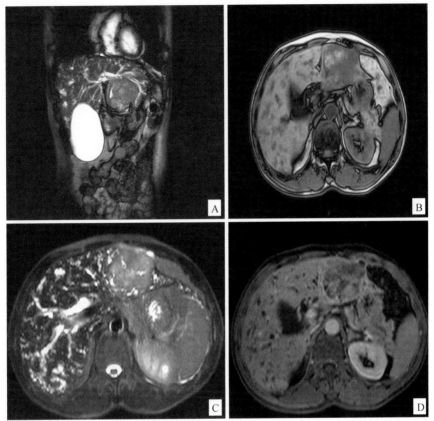

图 33-1　MRI 表现

肝左叶可见一类圆形混杂稍长 T_1、T_2 信号影，其内见斑片样短 T_2 信号影，大小约 5.9 cm×5.7cm，边缘欠清晰。
增强扫描动脉期边缘斑片样、环形强化，平衡期病灶强化进一步扩大，较前明显，边缘可见环形包膜强化，其
余肝实质信号尚可，左肾可见一囊性长 T_1、T_2 信号，边缘清晰、无强化

者腹部 B 超未提示血管瘤征象，MRI 也未给出血管瘤的意见。暂不主要考虑血管瘤。

（3）肝细胞腺瘤：多见于成年女性。本病与生育期妇女口服避孕药有密切关系。肿瘤一般为单发，多为圆形，外覆被膜，大小不一。间质为纤维的毛细血管及结缔组织。肿瘤小时无任何症状，肿瘤大时，出现腹部肿块、腹胀及钝痛。超声表现：显示边界清楚的回声增强区，内部回声分布不均，其内可见更强的回声斑点。患者 B 超未提示如上描述，患者为男性，没有口服避孕药的病史，但无法从上述资料来排除肝细胞腺瘤的诊断，需要提供病理学依据。

本诊断以肝恶性肿瘤为第一诊断，根据肝脏恶性肿瘤不同阶段酌情进行个体化综合治疗。患者行肝左外叶切除术，剖腹探查时未见肿大的淋巴结和邻近脏器累及。

术后病理学检查：（左肝）肉瘤样癌，被膜见肿瘤侵及。免疫组织化学结果显示 EMA（+），CK（+），Viementin（+），CD31（−），CD34（+），S-100（−），CD23（−），AFP（−），CD30（−），PLAP（−），Hepatocyte（−），HBsAg（−），P120（+），CD21（−），LCA（−），ki-67 阳性细胞数约 70%，病理学诊断为肝肉瘤样癌（图 33-2）。

本病例术后随访 13 个月仍无病生存。早期、彻底规范的手术切除是目前肝肉瘤样癌最有效的治疗方法。

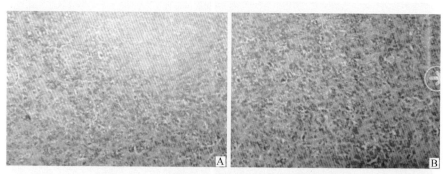

图 33-2 （左肝）肉瘤样癌，被膜见肿瘤侵及

三、诊疗体会

本例患者为男性，无慢性乙型肝炎史，AFP 未见异常，对肝脏肿瘤的诊断最后需要病理学的支持。仅靠临床诊断是相当困难的。但规范的探查和规范的肿瘤切缘对良性肿瘤和恶性肿瘤都是非常必要的。

肉瘤样癌（sarcomatoid carcinoma，SC）是指形态学类似梭形细胞肉瘤但实际上为癌的一类少见恶性肿瘤的总称，可以发生在全身多个器官，但以上呼吸道、肺、乳腺和肾常见。肝肉瘤样癌（sarcomatoid hepatocellular carcinoma，SHC）是一种原发于肝脏的罕见恶性肿瘤，占肝脏活检病例的 3.9% ~ 9.4%，占外科手术切除肝癌的 1.8%[1]。多发生于中老年人。SHC 的病因不详，可能与病毒感染、肝硬化、术前放化疗及介入治疗有关，或与胆管内结石、慢性炎症长期刺激有关[2,3]。临床表现可有发热、腹痛、腹胀不适等，若继发于肝硬化，可有腹水、脾肿大、上消化道出血、蜘蛛痣等症状。SHC 诊断应与肝脏其他常见的肿瘤，如肝细胞癌、肝转移癌及肝胆管细胞癌等相鉴别。由于临床表现缺乏特异性，其血清 AFP、CA-199 和 CEA 等肿瘤标志物水平多正常或轻度升高，故对该病的临床诊断价值有限[4]。SHC 增强时常为延迟周边强化，表明活跃的癌组织内含有纤维间质等成分。CT 平扫多表现为体积较大的囊实性肿块，中央可见大片不规则坏死区，增强可见肿瘤边缘强化，中央坏死区强化不明显，肿瘤强化方式可呈多变性。MRI 平扫表现为巨大混杂信号影，境界欠清，T_1WI 呈低信号，中心常有更低信号区，T_2WI 则大部分呈稍高或高信号；增强 MRI 动脉期可见肿瘤的边缘部实质及中心不规则隔壁强化，中心一般不强化，静脉期及延迟期肿瘤实质部信号减低呈轻度强化，中心无延迟强化呈低信号。本病例增强扫描见动脉期边缘斑片样、环形强化，平衡期病灶强化进一步扩大较前明显，边缘可见环形包膜强化，其余肝实质信号尚可，左肾可见一囊性长 T_1、T_2 信号，边缘清晰无强化，与文献报道一致。

SHC 临床症状和影像学表现不具有特异性，组织学诊断也较为困难，最需与癌肉瘤鉴别。肝癌肉瘤是指肿瘤中含有真正的上皮组织和间叶组织。免疫组化显示肉瘤细胞表达间叶性标志物（Viementin），不表达上皮性标志物（CK、EMA 阴性），这是诊断癌肉瘤的重要依据[5]。SHC 中的肉瘤成分由癌细胞化生而来，无真正的上皮和间叶组织，只有上皮性和间性两种标志物表达阳性。SHC 恶性程度高，一般预后较差，预后主要与肿瘤的大小、分化程度、临床分期、手术切除范围有关[6]。治疗首选手术切除，同时可辅助化疗及介入治疗。对于由肝穿刺等方法确诊而无手术机会的患者应及时给予肝动脉化疗栓塞术等综合治疗。本病例发现时未见邻近脏器累及，可以手术切除，故行肝左外叶手术切除，随访 13 个月仍无病生存。所以早期、彻底规范的手术切除是目前 SHC 最有效的治疗方法。

四、专家点评

作者提供了肝肉瘤样癌成功诊治的经验，值得借鉴。此病例为最终通过病例检查确诊为"肝肉瘤样癌"。提示在临床治疗中患者出现肝占位病变时，除了考虑常见的原发性肝细胞癌外，需经过病理检查进一步排除有无其他的原发于肝脏的肿瘤，尤其是 HBsAg 阴性时，更应拓宽诊断思路。

作者：唐振勇　唐耘天　李辛平　刘天奇（广西壮族自治区人民医院肝胆外科）；
　　　　韦海明（广西壮族自治区人民医院病理科）
点评者：张大志（重庆医科大学附属第二医院）

参 考 文 献

［1］黄海建，余英豪，郑智勇．肝肉瘤样癌的临床病理特征［J］．世界华人消化杂志，2010，18（17）：1780-1785.

［2］Koda M，Maeda Y，Matsunaga Y，et al. Hepatocellular carcinoma with sarcomatous change arising after radiofrequency ablation for well- differentiated hepatocellur carcinoma［J］. Hepatol Res，2003，27（2）：163-167.

［3］马红钦，姚若全．肝肉瘤样癌 1 例并文献复习［J］．现代肿瘤医学，2012，20（4）：765-767.

［4］张建平，倪家连，郑宝珍，等．肝肉瘤样癌二例报告并文献复习［J］．中国医师进修杂志，2012，35（2）：77-78.

［5］邱莎莎，邓晓，李代强，等．肝脏癌肉瘤的临床病理特征研究［J］．重庆医学，2012，41（36）：3859-3861.

［6］Poggio JL，Nagorney DM，Nascimento AG，et al. Surgical treatment of adult primary hepatic sarcoma［J］. Br J Surg，2000，87（11）：1500-1505.

病例34　肝损伤为首发表现的肺、肝、脾、骨及脊柱多发结核1例

关键词：肺肝脾发热；占位病变

一、病例介绍

患者男，农民，66岁。2011年10月15日因面部带状疱疹，在当地某医院予抗病毒治疗20天缓解。11月26日因乏力、纳差、腹胀半个月，于宁波某医院查肝功能：ALB 26.6 g/L、TBil 46.5 μmol/L、DBil 34.9 μmol/L、ALT 59U/L、AST 61U/L、ALP 185U/L、GGT 150U/L；血常规：WBC $17.9×10^9$/L、N% 87.4%、Hb 104g/L；各型肝炎标志物、肿瘤标志物及自身免疫性肝病相关抗体均阴性；上腹增强CT及MRI检查提示肝右叶囊肿；经内镜逆行性胰胆管造影提示胆管末端狭窄、缩窄性乳头炎（图34-1）。诊断考虑

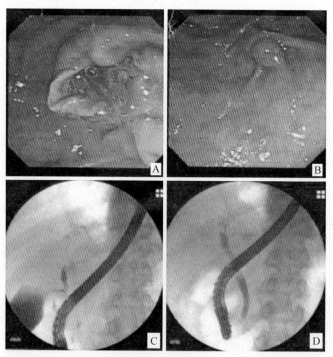

图34-1　2011年12月8日当地医院经内镜逆行性胰胆管造影结果

为：①原发性胆汁性肝硬化？②胆道系统感染，予保肝、抗感染等对症治疗。12月12日出现恶心、呕吐，午后发热，体温37.5~38.2℃，胸部CT示右肺上叶结节伴纵隔淋巴结增大、两侧胸腔积液，遂于12月26日转上海进一步诊治，分别在3家医院就诊。查肝功能：ALB 24.0g/L、TBil 43.0μmol/L、DBil 31.0μmol/L、ALT 24U/L、AST 26U/L、ALP

296U/L、GGT 119U/L；血常规：WBC 29.6×10⁹/L、N% 92.8%；胸部 CT 示右肺上叶肺癌可能、纵隔淋巴结肿大；PET-CT 示右肺上叶糖代谢异常增高的低密度灶，考虑原发 MT 可能性大，肝脏、脾脏多发转移性 MT，右锁骨上、纵隔多发淋巴结转移，全身广泛骨转移（图 34-2）；B 超示肝脾占位、脾大；纵隔镜下淋巴结活检免疫酶标：CD3（+）、CD20（+）、CD45RO（+）、CD79a（+）、Ki-67（+）、TTF-4（-）、P53（-）、抗酸（+）、网染（+）、PAS（-），病理示慢性炎症、未见明显肉芽肿性病变，特染发现抗酸杆菌阳性。当时诊断考虑为：右肺上叶恶性肿瘤（多发转移可能），不能排除肺结核。

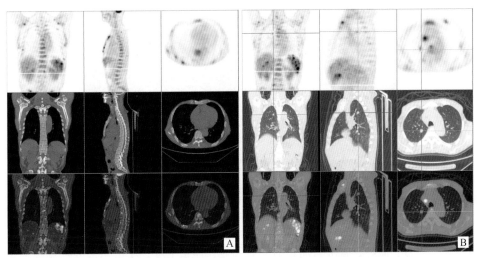

图 34-2　2011 年 12 月上海某医院 PET-CT 检查结果

2012 年 1 月 25 日因反复发热，体温 36.5 ~ 38.5℃，间断咳嗽，少量白痰，在当地医院治疗效果欠佳，遂来笔者所在科室诊治。既往体健。入院查体：T 37.7℃，P 83 次/分、R 20 次/分、BP 110/70mmHg。神志清楚，消瘦，巩膜及全身皮肤中度黄染，全身浅表淋巴结无肿大，未见肝掌及蜘蛛痣，心肺听诊无特殊，腹平软，无压痛及反跳痛，肝脾肋下未及，腹部移动性浊音阴性，双下肢无水肿。入院后查 CRP 144.0 mg/L，Hb 78 g/L；肝功能：TBil 72.2 μmol/L、DBil 54.0 μmol/L、ALP 386 U/L、GGT 202 U/L、CHE 703 U/L，IgG 24.61 g/L、IgM 4.90 g/L，ESR 127 mm/h，降钙素原 2.66 ng/ml；上腹部增强 MRI 及 MRCP 示肝硬化、肝癌不能除外、肝内胆管扩张（图 34-3）；骨髓涂片示感染骨髓象；肝穿刺病理学检查为化脓性胆管周围炎。上海某医院病理会诊考虑药物所致的继发性胆汁性肝硬化。笔者所在医院诊断考虑为：①胆汁性肝硬化；②全身多发占位（肝癌？肺癌？肺结核？）。给予护肝、退黄、抗感染等治疗效果仍不佳。

2 月下旬出现胸闷、气急、咳大量白色黏痰，端坐呼吸，查体示两肺大量干湿性啰音，肺部 CT 示两肺中下叶大片阴影。因病情危重，遂转入杭州某院感染科进一步诊治。化验血氧分压 63.8 mmHg；肝功能示 ALB 26.2 g/L、TBil 57 μmol/L、DBil 40 μmol/L；ESR 94 mm/h。B 超提示脾内多发偏低回声结节；复查肺部 CT：双肺大片阴影、考虑合并真菌肺炎（图 34-4）。病理片会诊：肝组织慢性化脓性炎伴纤维组织增生、（肺）淋巴结慢性炎。该院诊断为：①继发性胆汁性肝硬化；②肺部混合感染（细菌+真菌），予抗感染（美罗培南+卡泊芬净）、激素（甲泼尼龙）等治疗后肺部病灶吸收。院外继续口服甲泼尼龙片。

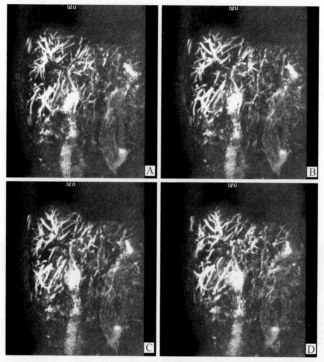

图 34-3　2012 年 1 月笔者所在医院上腹部 MRCP 结果

4 月感纳差、乏力、低热，腰酸背痛，活动后明显，体重下降，于杭州某医院查腹部 MRI 考虑硬化性胆管炎可能、肝硬化、脾大，继续口服甲泼尼龙片，自觉症状渐加重。

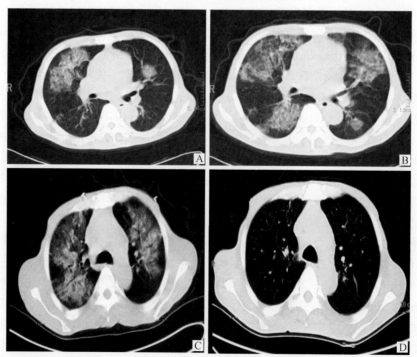

图 34-4　2012 年 2 月在杭州某医院治疗前后肺部 CT 比较
A. 2 月 17 日；B. 2 月 19 日；C. 2 月 21 日；D. 2 月 25 日

2012 年 5 月及 7 月 2 次住笔者所在科，期间出现极度乏力、厌食、卧床不起，消瘦、体重降至 40 kg，持续低热，体温 37.4~37.7℃，无盗汗、咳嗽，右肋部出现带状疱疹，反复低钾、低钠、低蛋白血症，Hb 低至 58 g/L，ESR 升至 118 mm/h，咽拭子及痰涂片检查见孢子和菌丝，多次痰涂片查抗酸杆菌阴性，胃镜检查示慢性浅表性胃炎，影像学检查示两肺结节、纵隔多发淋巴结肿大、硬化性胆管炎、肝硬化、脾脏多发占位，予抗感染、保肝、空肠管置入术行肠道营养、口服及静脉补钾等治疗效果不佳。遂组织宁波多家医院会诊：排除结缔组织病，考虑消化道或神经内分泌肿瘤，或结核待排。经与本院相关科室会诊商定，并与患者家属充分沟通，于 9 月 11 日开始异烟肼、乙胺丁醇、吡嗪酰胺和可乐比妥联合试验性抗结核治疗，体温渐恢复正常，食欲明显增加，体重增长。2013 年 4 月复查影像学提示肺癌，胸骨、胸椎、肋骨、肩胛骨、胸腰椎多发转移性骨肿瘤（溶骨性）。11 月复查 ESR 50 mm/h，血 T-spot 检测阴性，血常规及肝功能正常；肺 CT 示两肺结节吸收（图 34-5）；MRI 示肝脾干酪性炎症（脾脏为主），T_9~L_3 诸椎体及部分椎体附件骨质信号异常并椎旁脓肿形成，符合椎体结核表现（图 34-6）。2014 年 1 月一度出现肝功能损害（TBil 95.4 μmol/L，DBil 70.7 μmol/L），停用吡嗪酰胺，加强保肝治疗后肝功能恢复正常。继续异烟肼、乙胺丁醇及可乐比妥三联抗结核治疗。6 月初体重增至 60 kg，腰痛缓解。复查 ESR 29 mm/h，Hb 134 g/L，血常规和肝功能正常。MRI 检查提示肝、脾干酪性炎症和胸腰椎体结核病灶明显好转，椎旁脓肿吸收。追问病史，其父及祖父均患肺结核。经诊断性治疗最后确诊为全身多发结核。继续抗结核治疗至今。

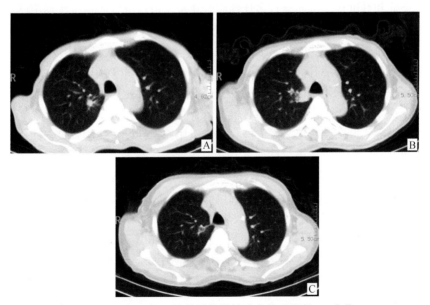

图 34-5　2012 年 9 月始予抗结核治疗前后胸部 CT 变化
A. 2012 年 9 月 26 日；B. 2012 年 4 月 2 日；C. 2012 年 10 月 29 日

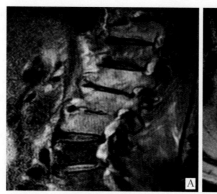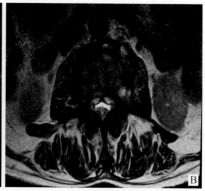

图 34-6 2013 年 11 月笔者所在医院胸腰椎 MRI 结果

二、临床诊治思维过程

患者因反复乏力、纳差、发热、肝功能异常，影像学检查发现肺、肝、脾及全身骨骼多发性占位病变而反复于多家医院就诊，考虑到的疾病有：①原发性硬化性胆管炎；②胆汁性肝硬化；③肺癌并肝脾及全身骨骼转移；④细菌及真菌混合型感染；⑤结核病等。根据患者病情进展及反复，逐步完善相关检查及给予经验性治疗，最终明确诊断。

鉴别诊断：

（1）原发性硬化性胆管炎（PSC）：PSC 是免疫介导的进展性疾病，男性多发，特征为肝内外胆管炎症和纤维化，进而导致多灶性胆管狭窄，可以继发胆道系统细菌感染，还可伴有代谢性骨病，大多最终进展为肝硬化。本患者为老年男性，起病后出现乏力、纳差、尿黄、低热；化验血象高，肝功能异常表现为白蛋白降低、胆红素轻至中度升高，总胆汁酸、碱性磷酸酶和谷氨酰转移酶升高，血沉快；影像学检查显示肝内胆管扩张，部分主支狭窄，脾大；肝穿病理检查提示化脓性胆管周围炎，伴纤维组织增生。因此，患者就诊的多家医院曾考虑为原发性硬化性胆管炎。但是患者检测自身免疫性相关抗体全阴性，存在的肺部结节及后来发现的纵隔、肝脾、骨骼多发占位病变难以用原发性硬化性胆管炎一元化解释，而且激素治疗无效，自觉症状仍在进行性加重，呈消耗衰竭状态，故此诊断难以成立。

（2）胆汁性肝硬化：胆汁性肝硬化分为原发性和继发性两类。

原发性胆汁性肝硬化属于自身免疫性肝病，临床症状可以有乏力、纳差、尿黄、低热等不适；肝功能异常主要表现为碱性磷酸酶和谷氨酰转移酶升高，免疫球蛋白 G 及免疫球蛋白 M 升高，血沉快，也可以出现白蛋白降低、胆红素升高。但是该病女性多见，血抗核抗体及抗线粒体 M2 抗体大多阳性，肝脏穿刺活组织检查特征性的病理改变为慢性非化脓性破坏性胆管炎，重叠自身免疫性肝炎者激素治疗有效，不会出现肺及骨骼的占位性病变，本患者与之不符。

继发性胆汁性肝硬化大多由肝外胆管长期梗阻所致，引起肝外胆管长期梗阻的各种疾病最后均可导致胆汁性肝硬化。其原因主要有先天性肝外胆道闭塞或缺如、胆总管结石、胆囊切除术后胆管狭窄、胰头癌、壶腹癌及胰腺囊肿等。表现为慢性进行性梗阻性黄疸，肝功能减退症状明显，有门静脉高压的各种表现，也不会出现肺及骨骼的占位性病变，本患者多次影像学检查均未见引起胆道梗阻的病变，故不考虑此诊断。

（3）肿瘤：老年男性，进行性消瘦，极度乏力，厌食，持续低热，体温37.4～37.7℃，反复低钾、低钠、低蛋白血症，重度贫血，ESR快，2次发生带状疱疹，病程中多家医院PET-CT、CT、MRI、B超等影像学检查均发现肺、纵隔、全身骨骼、肝、脾、腹膜后多发占位性病变，予抗感染、保肝、空肠管置入术行肠道营养、口服及静脉补钾等治疗效果不佳。因此，多家医院首先考虑肿瘤性疾病。但是，无论是纵隔淋巴结或肝穿刺病理检查，还是胃镜检查都没有发现肿瘤，化验血肿瘤标志物均阴性，故诊断肿瘤依据不足。

（4）细菌及真菌感染：老年男性，8个月内2次出现带状疱疹，提示免疫力低下；反复低热，血沉快，血象一度升高，进行性消瘦，极度乏力，厌食；影像学检查发现肝、脾、肺多发占位病灶，纵隔淋巴结活检病理提示慢性炎症，肝穿刺病理活检提示化脓性胆管周围炎；一度出现胸闷、气急、咳大量白色黏痰、肺部CT示两肺中下叶大片阴影、血液及口腔2次发现真菌，抗感染、激素等治疗后肺部炎症病灶明显吸收，一度病情好转。故需考虑在机体免疫功能低下的情况下，细菌感染后的脓毒血症或真菌感染引起的多脏器迁徙性病灶。但是抗生素及激素治疗仅仅在某个阶段能够有效控制病情，持续使用效果不佳，而且病情持续性加重，影像学显示多脏器占位性病变的形态学改变与细菌或真菌感染不符。因此考虑患者在原发病的基础上，某个阶段合并了细菌和真菌感染，而抗生素及激素对原发病无效。

（5）结核病：患者发病初期表现为乏力、纳差、尿黄、发热，化验肝功能异常，血沉快，影像学检查主要表现为肝内胆管扩张及狭窄，病毒性肝炎标志物阴性，医生多考虑硬化性胆管炎；继之影像学检查发现肺、肝、脾、骨的多发性占位病变，患者逐渐表现出恶病质，又考虑肿瘤可能。患者就医2年，先后辗转宁波、上海、杭州7个大医院，其影像学检查均未诊断结核；某专科医院认为1年中患者肺部结节无明显改变，不符合结核；而且认为即使是肺结核，肺内病变轻，也不需要治疗。但是患者表现为进行性消耗性的疾病，反复发热，血沉明显增快，纵隔淋巴结活检抗酸染色阳性，较长期使用激素后病情仍在加重，8个月内2次发生带状疱疹，提示其免疫力极度低下，其父亲及祖父均死于肺结核；在基本排除其他疾病且各种相应的治疗无效的基础上，经与患者家属充分沟通后，我们考虑抗结核试验性治疗。其后，患者首先表现为体温正常，消化道症状缓解，体重增加；但是自感腰痛，随后的影像学检查发现椎旁脓肿，更支持结核病的诊断。经长期抗结核治疗，患者自觉症状完全缓解，化验指标及影像学检查均明显好转，故最终诊断为全身多器官结核。

三、诊疗体会

本例患者为老年男性，其父及祖父均患肺结核，病史2年，以带状疱疹起病，其后渐次出现乏力、纳差、腹胀、黄疸、发热、呼吸道症状、贫血、消瘦及腰背疼痛，病程中并再次发生另一部位的带状疱疹；化验提示血沉快，血象高，降钙素原高，血红蛋白降低，肝功能异常主要表现为ALB降低、胆红素、ALP及GGT升高；肝炎标志物和肿瘤相关标志物均无异常；影像学检查示肝、胆、肺、脾、纵隔淋巴结、胸骨、肋骨、肩胛骨及脊柱广泛病变；纵隔淋巴结特殊染色抗酸杆菌阳性，肝脏穿刺病理检查提示化脓性胆管周围炎，骨髓化验提示感染性骨髓象。根据本例患者的主要临床表现、辅助检查及常规抗感染、保肝降黄等治疗效果不佳，先后于多家医院辗转就医，对于全身多发占位的诊断均徘徊于恶性肿瘤与结核之间。发病同时还合并肝脏病变，曾一度考虑胆汁性肝硬化或硬化性胆管炎，但激素治疗后乏力、纳差进行性加重，体重一度降至40kg，难以用一元化解释。病程中一直未发现有关肿瘤的直接证据，结合患者有肺结核家族史，予以试验性抗结核治疗后病情得以逆转，最终确诊为全身多发结核。

近年来随着人口老龄化，老年人群结核病发病率呈上升趋势，而且肺外结核发病率有所增加[1]。腹腔内实质器官结核经过血行、淋巴、邻近器官的扩散而传播；临床表现及影像学表现均不具有特异性，故肝、脾结核常误诊为肝癌、脾淋巴瘤等恶性肿瘤[2,3]。骨结核在肺外结核中占主要位置，其中脊柱结核占骨结核的1/2，呈现结核分枝杆菌耐药率高、老年患者比重大、难治或复治患者增多的特点。X线片及CT等影像检查表现为骨组织破坏、软组织增厚、脓肿形成等，与肿瘤相似，容易误诊[4,5]。

本患者因带状疱疹起病，在抵抗力降低的情况下，结核杆菌随血行播散至全身。临床医师往往忽视不典型结核尤其是肺外结核，缺乏对病史和相关检查的系统综合分析，加上患者频繁更换就诊医院，难免造成误诊。同时，激素可使结核复燃或加重，应慎重。本例患者的诊治经过提示临床医生对肺外结核应提高警惕。对穿刺活组织检查仍不能确诊者，在病情允许的情况下，可考虑腹腔镜检查。T-spot检测，其检测结核病的灵敏度及特异度分别为93.3%和100%，但最好在抗结核治疗前检测。

四、专家点评

该病例的曲折诊疗过程充分显示对结核病，尤其是老年人结核病重视和认识的重要性。20世纪50年代我国结核病疫情明显下降，但20世纪后10年，结核病发病率又有回升趋势，尤其是老年结核的感染率与发病率均有上升趋势。老年人结核病上升的原因多因随年龄增长，又常患有多种疾病或营养不良，机体免疫功能更趋降低，或在治疗其他疾病的过程中应用皮质激素或免疫抑制剂，致使休眠状态下的结核菌重新繁殖生长，导致结核病复发或结核菌再侵入而发病。

该病例成功诊疗的关键在于：①医生重视病史和疾病诊疗过程中的演变，通过细致的病史询问发现患者有结核病密切接触史，密切的诊疗过程观察发现患者持续低热，呼吸道症状、贫血、消瘦及腰背疼痛，检验结果提示血沉快，ALP及GGT升高，常规抗菌治疗病情改善不理想，糖皮质激素治疗后病灶有扩散。这些临床过程的变化促使临床医生重新梳理患者的临床特征，为进一步拓展思路和确定诊断提供了重要线索。②充分利用常规检查、影像学检查结果，结合临床过程进行综合分析判断。该病例通过影像学检查发现肝、胆、肺、脾、纵隔淋巴结、胸骨、肋骨、肩胛骨及脊柱广泛病变，肝穿病理检查提示化脓性胆管周围炎，骨髓化验提示感染性骨髓象。最重要的是纵隔淋巴结特殊染色证实抗酸杆菌阳性。这些线索综合为"一元论"的合理解释最可能的疾病是全身多发性结核病，为最终治疗成功提供了病原学依据。

作者：范平 陈仕祥 熊志远 周艳 何维新 江军（解放军第一一三医院肝病感染科）

点评者：李军（江苏省人民医院）

参 考 文 献

[1] Golden MP, Vikram HR. Extrapulmonary tuberculosis: an overview [J]. Am Fam Physician, 2005,

72 （9）：1761-1768.

［2］ Zorbas K, Koutoulidis V, Foukas P, et al. Hepatic tuberculoma mimicking hepatocellular carcinoma in an immunocompetent host ［J］. BMJ Case Rep, 2013, p Ⅱ：bcr2013008775. doi：10. 1136/bcr-2013-008775.

［3］ Fan P, Chen S, Xiong Z, et al. A case report of disseminated tuberculosis involving the lung, liver, spleen, bone and spine ［J］. Zhonghua Gan Zang Bing Za Zhi, 2014, 22 （7）：551.

［4］ García-Elorriaga G, Martínez-Elizondo O, Del Rey-Pineda G, et al. Clinical, radiological and molecular diagnosis correlation in serum samples from patients with osteoarticular tuberculosis ［J］. Asian Pac J Trop Biomed, 2014, 4 （7）：581-585.

［5］ Elgendy AY, Mahmoud A, Elgendy IY. Abdominal pain and swelling as an initial presentation of spinal tuberculosis ［J］. BMJ Case Rep, 2014, pii：bcr2013202550. doi：10. 1136/bcr-2013-202550.

病例 35　误诊为肝占位病变的肝结核 1 例

关键词：肝疾病；结核；治疗

一、病例介绍

患者女，48 岁，会计。主因右上腹胀痛 2 月余入院。患者于 2 月余前无明显诱因出现右上腹持续性胀痛，疼痛无放射，无发热、盗汗，偶有咳嗽、咳痰，咳白色黏痰。自服消炎利胆片后症状缓解。无明显体重减轻。1 个月前上述症状再次出现，较前无明显加重或减轻，于某省级医院就诊，查胸腹 CT、腹部 MRI、胃镜、结肠镜、甲状腺超声，并给予保肝、提高免疫力、抗肿瘤等治疗，症状未见明显好转，遂至笔者所在医院治疗。既往史：1986 年行甲状腺部分切除术，否认肝炎、结核等传染病史，有输血史，无其他疾病史。个人史及家族史无特殊。

查体：T 36.8℃，P 88 次/分，R 22 次/分，BP 130/80mmHg。全身皮肤、黏膜无黄染；无肝掌、蜘蛛痣；全身浅表淋巴结未触及肿大；左下肺闻及少许湿啰音；腹软，肝脾肋下未触及肿大，肝叩击痛（-），全腹无压痛、反跳痛，腹水征（-）。

辅助检查：腹部 B 超示肝内回声不均，可见多个团状低回声。腹部 CT 示肝内可见多发类圆形稍低密度影，边界欠清，较大者约 2.5 cm×1.8 cm，增强扫描动脉期病变周边明显强化，内无明显强化，呈"牛眼征"，部分病变周围肝实质可见片状高密度影，门静脉期及平衡期强化程度减退。肝内多发稍低密度病变，不除外转移癌；左肾上极小囊肿（图 35-1）。胸部 CT 示两肺小气道炎症；双侧胸膜轻度局限性增厚；纵隔多发小淋巴结（图 35-2）。腹部 MRI 示肝内见多发类圆形长 T_1 稍长 T_2 信号，其内见点状更长 T_2 信号，病变周边强化，内壁不光滑，中央未见强化。肝内多发结节病变，考虑转移癌；左肾上极小囊肿（图 35-3）。胃镜示慢性非萎缩性胃炎（图 35-4）。结肠镜示大肠镜检查未见异常（图 35-5）。子宫及双附件 B 超示子宫内低回声病变（子宫肌瘤）。甲状腺 B 超示左叶结节 2.1 cm×0.6 cm×0.8 cm；右叶结节 2.6 cm×0.8 cm×0.7 cm。病毒性肝炎血清标志物检测：抗-HBc（+），其余阴性，HBV DNA<1000 拷贝/ml，查肝功能、C-反应蛋白、肿瘤标志物［癌胚抗原（CEA）、甲胎蛋白（AFP）、CA-199、CA-724、CA-125］、血尿便常规均正常，结核抗体阴性，血沉 30 mm/h，痰培养未见异常，自身免疫抗体阴性，免疫球蛋白正常。

初步诊断：肝多发占位病变，性质待查：①肝脏恶性病变（原发性肝癌？肝转移癌？肝脏脂肪肉瘤及其他少见肿瘤？）；②肝脏良性病变（肝血管瘤？肝脓肿？肝结核？）。入笔者所在医院后行肝脏穿刺术，术后病理回报：肝组织慢性炎症，可见非典型上皮样结节，不除外结核（图 35-6）；组织抗酸染色（-）。行 γ-干扰素释放试验，结果阳性。遂修正诊断为肝脏结核，嘱患者口服异烟肼 300 mg/d、利福平 500 mg/d、吡嗪酰胺 0.5g 每日 3 次抗结核治疗，并建议患者口服双环醇片 50mg 每日 3 次保肝治疗。口服抗结核药物 3 个月、5 个月后随访，患者腹部不适症状较前好转，患者定期监测肝功能，未见明显异常，复查胸腹部 CT，对比之前，胸部 CT 无明显变化，肝内病灶较前缩小（图 35-7）。遂确诊为肝脏结核，继续抗结核治疗。随访，患者无症状，肝功能、血常规正常，复查腹部 B 超可见肝内无病灶。

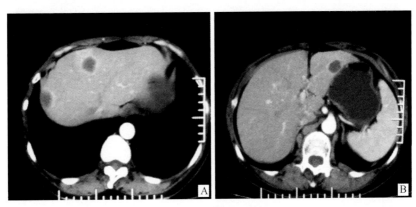

图 35-1　腹部 CT 表现

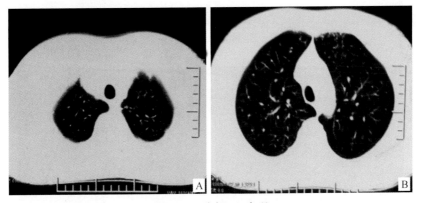

图 35-2　胸部 CT 表现

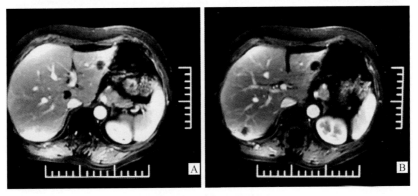

图 35-3　腹部 MRI 表现

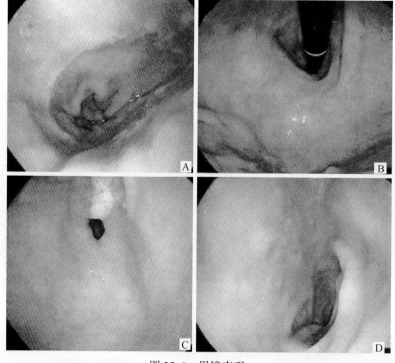

图 35-4　胃镜表现

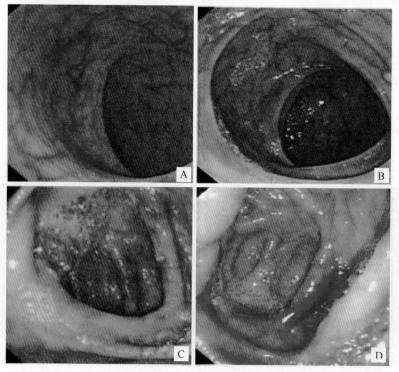

图 35-5　结肠镜表现

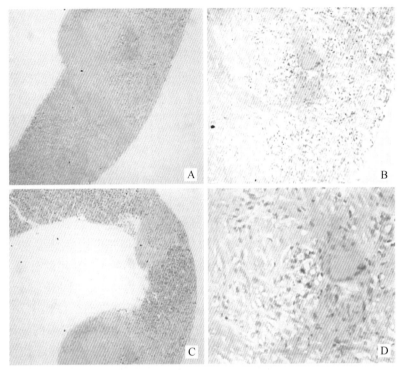

图 35-6　肝脏穿刺组织病理表现

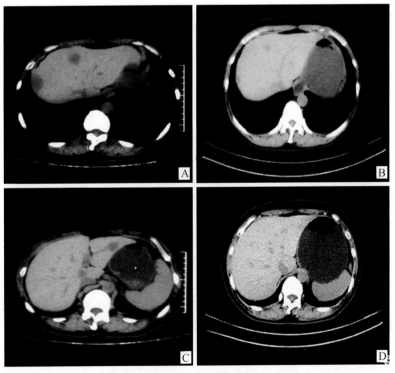

图 35-7　抗结核治疗前后腹部 CT 变化

A、C. 治疗前；B、D. 治疗后

二、临床诊治思维过程

患者因右上腹胀痛 2 月余入院，无其他特异临床表现，入院时影像学示肝脏多发占位，因此以"肝内占位性病变"为主线进行诊断及鉴别诊断，考虑到的疾病有：①肝脏恶性病变，主要包括原发性肝癌、肝转移癌、肝脏脂肪肉瘤、其他少见肿瘤等；②肝脏良性病变，主要包括肝血管瘤、肝脓肿、肝结核等。根据患者病情，逐步完善相关检查，并进行行恰当治疗，最终明确诊断。

鉴别诊断：

（1）原发性肝癌：患者有肝炎病史，继发于肝硬化，且有肝大、肝区疼痛、消瘦、乏力、食欲缺乏等表现，可有血 AFP 及其他肿瘤标志物升高。影像学：动态扫描动脉期为全肿瘤性的均匀或不均匀的密度升高，门静脉期为相对低密度，延迟扫描为低密度，呈"快进快出"表现。本患者影像学表现为"快进快出"，但是肝内病灶多发，临床无肝炎病史、无肝硬化表现，实验室血 AFP 及其他肿瘤标志物指标正常，可除外原发性肝癌。

（2）肝转移癌：肝脏转移癌以弥漫多发、大小不等为特点，但也有部分转移癌单发。肝转移癌的症状和体征与原发性肝癌很相似，但在疾病进展方面往往比原发性肝癌缓慢，症状也相对较轻。临床表现主要为：①原发性肿瘤的临床表现；②肝癌的临床表现；③全身功能状况的改变。实验室检查 AFP 多为正常，但 CEA 等其他肿瘤标志物常升高，胸腹 CT、胃镜、结肠镜等检查可能发现原发癌。CT 表现复杂多样：①病灶边缘强化，大部分仍低于正常肝实质；②整个病灶均匀或不均匀强化，通常低于正常肝组织，而且两者密度差异较大；③囊样改变：大的病灶中心坏死，中心密度低于边缘部分；④牛眼征：病灶中心密度低，边缘强化，最外层密度又低于肝实质；⑤晕圈征：病灶边缘强化，形似包膜。综合本患者临床及辅助资料，肝转移癌首先考虑，遂行进一步检查寻找原发部位。胃镜、肠镜及甲状腺、妇科检查均未见癌，至此结直肠、胃、胆、胰腺、肾、卵巢子宫、乳腺、肺和甲状腺等部位均未见肿瘤迹象，肝转移癌诊断不成立。

（3）肝脏脂肪肉瘤及其他少见肿瘤：①肝脏脂肪肉瘤，发病初期无明显症状，部分患者出现右上腹钝痛或隐痛，常向右肩放射，可有食欲减退、消瘦、乏力。AFP、CEA 等肿瘤标志物正常，CT 表现为边缘清晰的低密度区，CT 值小，注射造影剂后无增强反应。②其他肝脏恶性肿瘤，如肝上皮样血管内皮细胞瘤等。该患者腹部 CT 示肝内多发占位，腹部 CT、MRI 影像学检查特点不支持诊断肝脏脂肪肉瘤或其他少见肿瘤，可基本排除肝脏脂肪肉瘤及其他少见肿瘤。

（4）肝血管瘤：患者多无临床症状，常为查体时发现，部分大于 4cm 的血管瘤可出现一些非特异性症状，如上腹部钝痛、餐后饱胀、恶心、呕吐，极少可出现梗阻性黄疸。体检多无明显阳性体征。肝功能检查多正常。增强 CT 肿瘤呈"快进慢出"不规则强化，且为周边向中心逐渐强化，延迟期仍可见明显强化征象。该患者超声、CT/MRI 影像学检查特点不支持血管瘤诊断，可基本除外肝血管瘤。

（5）肝脏炎性假瘤：非肝实质性细胞成分的炎性增生病变，是一种良性增生性瘤样结节，患者多为单发病灶，部分可能多发。主要临床表现有上腹部疼痛、间歇性发热伴消瘦，偶有疲劳、不适、恶心、呕吐等症状。部分患者右上腹部可触及质韧、光滑的肿物，一般无肝掌、蜘蛛痣等肝硬化体征。CT 扫描无肝硬化表现，脾脏不大，病变部位呈低密度影，边界清晰，小的炎性假瘤与肝癌很难鉴别。该患者临床主要表现为右上腹胀痛，CT 显示肝内多发占位，CT/MRI 影像学检查特点与肝脏炎性假瘤难以鉴别，遂不能排除该病，需进一步行肝脏穿刺活组织检查以排除该病。

（6）肝脓肿：临床上常见高热、全身乏力，食欲缺乏，体重减轻。少数患者可有黄疸。体格检查发现肝大、压痛、肝区疼痛。腹部 CT 示肝内低密度影，液化越完全，密度越低，越均匀。病灶内呈簇状、皂泡状、花瓣状，脓肿周围可有特征性多环征。该患者无感染中毒临床表现，可除外本病。

（7）肝结核：临床表现多样性，少数病例可无任何表现。一般有发热、乏力、纳差、盗汗等症状，体格检查可见肝大、肝区压痛、脾大等体征。实验室检查常有不同程度的贫血、血沉增快、结核菌素实验常呈强阳性、肝功能轻至中度受损。CT 检查多表现为低密度占位性病变或液性脓肿样病灶，有的伴高密度点状钙化灶，周边可有增强；粟粒型者多有肝大，偶见散在多发小结节。本患者临床资料不支持肝结核，实验室及影像学资料亦非肝结核典型表现。

在排除肝血管瘤、无其他肝脏穿刺活组织检查禁忌情况下，行肝脏穿刺活组织检查以明确诊断。组织病理结果：非典型上皮样结节，不除外结核；组织抗酸染色（-）。遂进一步行 γ-干扰素释放试验，结果阳性。经验给予抗结核治疗后，患者肝内病灶缩小，且腹部不适症状较前好转，随访患者肝内病灶消失，遂确诊为肝脏结核，临床治愈。

三、诊疗体会

在我国肺结核是常见病，肺外结核则少见。根据结核菌感染肝的同时是否伴有全身其他部位结核，将肝结核分为原发性和继发性。原发性是指肝局部结核感染，无其他器官结核感染证据[1,2]，而继发性则是指肺结核或粟粒型结核病的肝受累。原发性肝结核由于临床表现不具特异性，诊断十分困难。Maharaj 等[3]制定的肝结核诊断标准为：①肝组织抗酸染色阳性；②肝外脏器存在结核杆菌，肝肿物合并有朗汉斯巨细胞或干酪样坏死；③剖腹探查或腹腔镜检查发现典型结核改变；④抗结核治疗有效。

肝结核的临床表现缺乏特异性，一般应有结核中毒症状，以往的研究[4,5]认为全身症状中以发热最为常见，其次为消瘦、乏力、食欲减退等。体征以肝肿大和肝区叩痛为主，其余可有脾大、黄疸等，与肝实质损害、肝内胆管阻塞等有关。实验室检查中血红蛋白下降和血沉加快最为常见，PPD 检查阳性有助于诊断，但阳性率较低。

肝结核的 CT 检查可表现为肝内低密度灶和混合密度灶，增强扫描时呈早期边缘强化，MRI 表现为 T_1 加权低信号灶，T_2 加权等信号或高信号灶，若肝内病灶伴有钙化，尤其是粉末状钙化，有报道认为是肝结核的特征性表现。原发性肝结核临床少见，CT、MRI 虽然能提高检出率，但仅能起到提示作用，无诊断特异性，极易漏诊或误诊为原发性肝细胞癌、肝转移癌或肝脓肿[6]，尤其是当有肿块形成的时候，CT 检查可见不同的低密度团块，有或没有边缘增强，坏死中心可见"牛眼"样钙化灶这些表象没有明显差异。蔡长明[7]研究了 20 例肝结核患者的 B 超表现，显示结核瘤型肝结核较为多见，有 18 例属于此型，其基本病理变化是结核性肉芽肿，不同时期的表现为干酪样坏死、液化坏死、纤维增生和钙化，超声表现分别为低回声、无回声或高回声、强回声。该型需与肝脓肿、肝血管瘤及低回声小肝癌鉴别，B 超检查亦无明显特异性。

肝结核的诊断较为困难，尤其是局限结节型肝结核，肝活组织检查是最为有效的确诊方法，诊断性治疗对于肝结核诊断，尤其在合并肝外结核时有着积极的临床意义。肝结核的病理分型分为粟粒型（小结型）、结核瘤型（巨结节型）和肝内胆管型（结核型胆管炎），其病理改变为结核性肉芽肿、干酪样坏死、液化坏死、纤维组织增生、钙化，病变的不同阶段呈不同的表现形式，常常多种病理改变同时并存。

肝结核临床不多见，本例患者诊断的难点在于该患者临床表现和实验室检查不具特异性，辅助检查亦无特异性，无其他器官结核的证据，CT 及 MRI 表现与转移性肝癌难以鉴别，肝脏穿刺活检结果不是镜下结核的典型表现，但结核可能性大，患者 γ-干扰素释放试验结果为阳性，因此除外常见肿瘤引起肝转移癌的可能后，进行诊断性抗结核治疗 5 个月后患者病情好转，CT 评价肝脏病变缩小，因此最终诊断为肝结核。本病若及时诊断，并能给予有效治疗，大多预后良好，若治疗后肝脏内局部病变吸收不理想或有破溃趋势，可考虑外科手术治疗，也可考虑经皮肝穿刺微波治疗，将局部组织固化。若穿破入胸腔、腹腔而导致脓胸、脓腹，则治疗困难，预后差。

对于肝多发占位病变，当患者临床表现及辅助资料不典型时，应想到包括结核在内的少见疾病的可能性，及时行肝脏穿刺活组织检查及综合分析、随访是确诊的关键。

四、专家点评

"肝多发性占位"的诊断是临床医生经常面临的一个棘手问题，如何正确诊治是必须面对的挑战。特别像该病例中这位女性患者，无论是临床症状、体征，还是实验室和影像学检查均无特异性表现的情况下，让主诊医生给出明确诊断，应该是难上加难。但是，他们能通过肝脏穿刺活组织检查表现结核可能性大、患者 γ-干扰素释放试验结果为阳性等很有限的诊断依据，就进行诊断性抗结核治疗是很有决断力的，而且经过 5 个月后随访观察患者病情好转，CT 评价肝脏病变缩小，因此最终诊断该患者为肝结核，应该说这是个成功诊治范例。假如 5 个月随访病情和影像学均无变化呢？患者就一定是肝癌并且需要手术治疗吗？

我们知道，随着细菌株的变异和抗生素的乱用，结核菌的耐药率明显升高，所以，首选四联抗结核治疗能更有效减少抗结核治疗耐药性的发生。另外，寄生虫性肝脏病变（如血吸虫感染等）对抗结核治疗也是无效的。希望读者能通过对该病例的学习，开拓临床视野，拓展诊疗思路，减少误诊误治的发生。

作者：姚乐 赵慧全 李胜棉（河北医科大学第四医院消化内科）

点评者：黄缘（南昌大学第二附属医院）

参 考 文 献

[1] Keksal D, Keksal AS, KekluS, et al. Primary tuberculous liver abscess: a case report and review of the literature [J]. South Med J, 2006, 99: 393-395.

[2] AkOayMN, Polat KY, Keren D, et al. Primary tuberculous liver abscess: a case report and review of literature [J]. Int J Clin Pract, 2004, 58: 625-627.

[3] Maharaj B, Leury WP, Pudifin DJ. A prospective study of hepatic tuberculosis in 41 black patients [J]. Q

J Med, 1987, 62: 517-522.

[4] 曹培华, 李健, 冀东霞. 肝结核 308 例临床资料分析 [J]. 济宁医学院学报, 2000, 23 (4): 40.

[5] 唐宇, 马洪升. 24 例肝结核临床研究阴 [J]. 临床消化病杂志, 2008, 20 (1): 49, 50.

[6] Ladeiro Y, Couchy G, Balabaud C, et al. MicroRNA profiling in hepatocellular tumors is associated with clinical features and oncogene/tumor suppressor gene mutatio [J]. Hepatology, 2008, 47 (6): 1955-1963.

[7] 蔡长明. 20 例肝结核患者临床分析 [J]. 实用肝脏病杂志, 2009, 12 (4): 295, 296.

病例 36 直肠癌并肝转移、肝原发性 B 细胞淋巴瘤 1 例

关键词：肝肿瘤；淋巴瘤；直肠癌

一、病例介绍

患者男，58 岁，因"反复血便 3 个月"于 2012 年 11 月 15 日至某医院行肠镜检查提示距肛门 3～5cm 见一肿物突出肠腔，表面糜烂。活体组织检查：质脆，病理学结果为腺癌。未行治疗，于 2012 年 11 月 22 日至笔者所在医院胃肠外科就诊，测 CEA 正常，LDH 为 206 U/L，外院病理切片：符合直肠中分化腺癌，行直肠 MRI 平扫加增强+肝平扫：①直肠壁增厚，考虑直肠癌侵犯肌层可能性大（T2?）；②肝左外叶肿物及膈前多发淋巴结，考虑转移瘤可能性大，不除外其他性质病变（原发性肝癌或淋巴瘤）可能。于 2012 年 12 月 7 日行腹腔镜肝左叶活检术+直肠癌切除+区域淋巴结清扫+肠粘连松解术，术中腹腔、盆腔、大网膜未见种植灶，无明显腹水，腹主动脉旁未及肿大淋巴结，肝、脾、胰、小肠、结肠未见异常，大网膜有少量粘连，肿瘤位于直肠腹膜反折下 4～7cm，约 4cm×5cm×1cm，未浸出浆膜，肠旁可见肿大、质韧淋巴结。直肠术后病理：①（直肠肿物）中分化腺癌。部分为黏液腺癌，浸润肠壁深肌层（肿物大体呈菜花状，3cm×2cm、5cm×1cm、3cm）。②上切缘未见癌。③（肛门残端）未见癌。④（肠系膜淋巴结）3 枚淋巴结均为慢性炎症。肝左叶病理检查：（肝左叶肿物）非霍奇金淋巴瘤，B 细胞性，惰性。免疫组织化学染色瘤细胞呈 bcl-2（+），CD79a（+），pax-5（+），K 轻链（-），λ 轻链（+），CD21 及 CD23 示 FDC 网大部分被破坏；少数残留，CD38（-），CD138（-），CD5（-），CyclinD1（-），Syn（-），CgA（-），ki-67 约 7% 瘤细胞阳性。（肝左叶肿物）非霍奇金淋巴瘤，B 细胞性。倾向于黏膜相关结外边缘区 B 细胞淋巴瘤。2013 年 1 月 8 日行胸部+全腹部 CT 检查：①盆腔及左下腹壁呈术后改变，未见明确肿瘤复发征象；②肝左叶表现符合淋巴瘤表现。诊断为：①直肠癌术后（T2N0M0 Ⅰ期）；②（肝）非霍奇金淋巴瘤（B 细胞性 ⅣA 期 aaIPI 评分：0 分 低危组）。2013 年 1 月 10 日按 FC（环磷酰胺 0.5g d1～3+氟达拉滨 42mg d1～3）方案化疗，过程顺利，此后由于患者原因未按时返院继续治疗。

2013 年 7 月 18 日患者返院就诊，查 CT 提示：肝左叶大片状低密度灶大致同前片，肝右叶多发小低密度灶，淋巴瘤浸润与转移瘤待鉴别；7 月 30 日行肝右叶穿刺病理检查：肝右叶穿刺物符合转移性中分化腺癌；2013 年 8 月 9 日在笔者所在科行直肠+肝 MRI 检查：①直肠癌术后改变；②肝左叶淋巴瘤病变较前缩小；肝右叶多发结节灶，考虑转移瘤可能性大；膈前淋巴结较前缩小，考虑转移可能性大。结合患者病史，考虑疾病进展，拟予单药卡培他滨化疗，但患者口服卡培他滨 4 天后右下肢、足背均出现皮疹，轻微疼痛，无瘙痒，予抗病毒、抗过敏治疗效果欠佳，遂停用卡培他滨，此后患者未予特殊治疗及检查。

2014 年 7 月患者至惠州市中心人民医院行上腹部 CT 检查提示肝脏多个肿块，考虑转移瘤可能，右下肺两个结节，考虑转移瘤。为进一步治疗患者至笔者所在科室就诊，查胸部 CT 提示双肺多发转移瘤，肝右叶多发转移瘤可能，肝左叶密度降低，符合淋巴瘤表现。对比患者 2013 年 7 月 CT，肝脏转移瘤较前增多、增大，疗效评价 PD。于 2014 年 7 月至 9 月予奥沙利铂+替吉奥化疗 3 个周期，化疗过程顺利，患者未出现不可耐受不良反应。但 3 个周期化疗结束后患者未按时返院复查，至 2014 年 11 月患者再次返院，复查 CT 疗效评价 SD，遂于 2014 年 11 月至 2015 年 1 月继续予奥沙利铂+替吉奥化疗 3 个周期，完成 6 个周期化疗。

二、临床诊治思维过程

患者因 "反复血便 3 个月" 及外院肠镜提示腺癌来诊，根据入院时的直肠及肝脏 MRI 检查提示：①直肠壁增厚考虑直肠癌侵犯肌层可能性大（T2?）；②肝左外叶肿物及膈前多发淋巴结，考虑转移瘤可能性大，不除外其他性质病变（原发性肝癌或淋巴瘤）可能；遂行直肠癌切除+肝左叶活体组织检查术，术后病理明确直肠肿物为直肠腺癌，淋巴结为慢性炎，肝内肿物病理为肝脏原发淋巴瘤，术后诊断：①直肠癌中分化腺癌术后（T2N0M0 I 期）②（肝）非霍奇金淋巴瘤（B 细胞性 ⅣA 期 aaIPI 评分：0 分 低危组）。术后按 FC（环磷酰胺 0.5g d1～3+氟达拉滨 42mg d1～3）方案化疗 1 个周期，但由于患者依从性较差，未能按时返院治疗，9 个月后返院复查提示肝右叶多发小低密度灶，淋巴瘤浸润与转移瘤待鉴别，再次行直肠+肝 MRI 检查：①直肠癌术后改变；②肝左叶淋巴瘤病变较前缩小；肝右叶多发结节灶，考虑转移瘤可能性大；膈前淋巴结较前缩小，考虑转移可能性大。行肝右叶穿刺活组织检查，病理明确为转移性中分化腺癌。根据患者病史及辅助检查结果，考虑患者肝右叶肿物为直肠癌肝转移瘤，但由于肝内病灶多发，无手术切除机会，故予全身治疗为主。根据患者 MRI 结果，考虑患者目前肝脏原发淋巴瘤稳定，之前病理提示为惰性的 B 细胞性淋巴瘤，可暂不予特殊处理，而肝右叶肿物明确为直肠癌远处转移，下一步治疗以直肠癌化疗为主，定期复查动态观察肝脏病灶变化情况。但由于患者入院时血常规提示白细胞Ⅱ度下降，粒细胞Ⅳ度下降，骨髓涂片显示为增生活跃骨髓象，未见肿瘤细胞。考虑患者白细胞及粒细胞下降，免疫力及耐受力较差，无法耐受静脉化疗，遂于 2013 年 8 月开始口服卡培他滨单药化疗，但患者口服卡培他滨过程中右下肢、足背均出现皮疹，轻微疼痛，无瘙痒，予抗病毒、抗过敏治疗效果欠佳，遂停用卡培他滨，但此后患者未予特殊治疗及检查。

至 2014 年 7 月患者再次复查发现肝脏病灶增多、增大，且双肺出现多发转移瘤，考虑患者较前进展，遂予奥沙利铂+替吉奥化疗 3 个周期，化疗过程顺利，无不可耐受不良反应，但患者由于自身原因未能按时返院治疗，直到 2014 年 11 月患者再次返院，复查 CT，疗效评价 SD，肿瘤控制稳定，遂继续予原方案继续化疗 3 个周期，无不可耐受化疗后不良反应，期间复查 CT，疗效评价 SD。

三、诊疗体会

多原发癌（multiple primary carcinoma，MPC）是指同一个体同时或先后发生两种或两种以上原发性恶性肿瘤。多原发性癌的报道近年增多，但同一患者患同时性多原发癌极为罕见。MPC 是肿瘤发生学上的一种较少见的现象，国外文献报道发生率为 1.2% ~ 10.7%，而国内文献报道发生率仅为 0.4% ~ 2.4%。随着恶性肿瘤患者生存期的延长和诊断水平的提高，如 PET/CT 等先进手段在临床的逐步应用，近年对 MPC 发病率的报道有渐增的趋势，所以提高对 MPC 的认识，减少误诊、漏诊对进一步延长患者的生存期至关重要。MPC 在发生机制上还不十分明确。有资料表明，肿瘤患者发生 MPC 的机会是正常人的 6 ~ 12 倍，提示 MPC 病因可能与以下几个因素有关：①饮食和环境；②自身因素包括个体易感性，免疫缺陷和遗传等；③医源性因素，如放化疗的使用、免疫水平的低下，致癌因素的持续作用、家族基因的缺陷等。MPC 的诊断目前国际上以 Warren 与 Gates 提出的诊断标准为依据。其诊断标准如下：①所有新生的肿瘤均是恶性的；②这些癌瘤在解剖学上各自独立，癌瘤之间应有正常黏膜相隔，当重复癌位于一个器官的邻近部位时，病理组织学检查发现癌与正常组织交界处的正常上皮有移行，亦是确诊依据；另外在先证癌（indexcancer）的发生部位又出现癌瘤，但发生在 5 年以后，这种现象也是重复癌；③第二种癌瘤的发生应完全排除是由第一种癌瘤转移或复发而来的可能性；④在确诊先证癌的同时或 6 个月内，确诊患有其他原位癌，称为同时性多原发癌，6 个月之后确诊患有其他原位癌，则称为异时性多原发癌。本例显著特点是直肠、肝脏同时性多原发癌在同一个体出现。病理明确直肠为中分化腺癌，肝脏为非霍奇金淋巴瘤。

患者为同时性的多原发癌病例，初诊时即确诊为直肠癌和淋巴瘤，且肠癌术后分期很早，术后按淋巴瘤化疗方案化疗 1 个周期后，患者未再予特殊治疗，依从性较差，治疗不规范，未能定时返院复查及治疗是导致 1 年后疾病进展的主要因素。

2013 年患者返院复查发现肝脏多发占位，对于多原发癌患者，应积极取活组织做病理检查明确占位性质，对疾病分期做出准确判断，行肝脏穿刺活检发现肝脏右叶为直肠癌转移瘤，而肝左叶为淋巴瘤浸润。当时患者血常规提示白细胞及粒细胞均明显下降，骨髓涂片未见肿瘤细胞。患者诊断直肠癌术后肝转移明确，肝左叶淋巴瘤浸润病灶稳定，下一步治疗考虑按照不可切除的晚期直肠癌治疗原则进行姑息治疗，但由于患者当时一般情况较差，免疫力低下，考虑患者对静脉化疗耐受力差，故予单药口服卡培他滨化疗，但患者口服卡培他滨后出现不可耐受的皮疹，且经积极处理未见好转，停用卡培他滨后可自行缓解，停药后患者未再予特殊治疗及复查。

直至 2014 年 7 月，患者再次返院复查发现双肺出现新发病灶，且肝右叶转移瘤较前增多、增大，而肝左叶低密度淋巴瘤浸润灶仍大致同前。考虑患者直肠癌再次进展，遂予奥沙利铂+替吉奥行姑息化疗，化疗后疾病稳定，定期复查未见肿瘤进展征象。通过规范的治疗，肿瘤能得到良好控制。

经验教训：

（1）MPC 治疗原则是根据病期、部位决定患者治疗方案。早期患者选择手术为主的治疗方法；而复发和转移癌则多采用化疗为主的全身治疗方式。患者出现新病灶时，除考虑复发和转移外，必要时通过病理来鉴别，且当两种疾病无法兼顾时，应优先选择下一阶段最可能影响患者生活质量和危及生命的疾病进行治疗。

（2）肿瘤患者依从性通常较差，应加强肿瘤患者的宣教工作，尽量动员患者到正规医院进行治疗，做到早诊早治，规范化治疗。通过规范化治疗患者是可以临床获益的。

四、专家点评

这是一个直肠癌肝转移和肝原发性 B 细胞淋巴瘤多元性癌症病例，有很好的临床参考价值，提醒存在多元癌存在的可能性。但患者治疗依从性差，未能给以足够重视。

作者：林燕（广西壮族自治区肿瘤医院化疗一科）
点评者：陈成伟（南京军区上海肝病临床研究中心）

病例 37 家族聚集性原发性肝癌——一家系 2 代 6 例发病

关键词：癌，干细胞；家族

一、病例介绍

家族谱及发病情况见图 37-1：

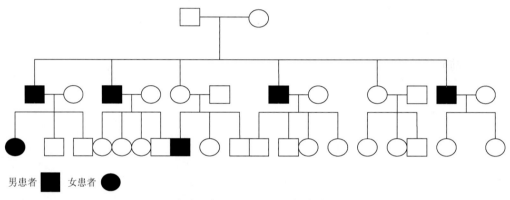

男患者 ■　女患者 ●

图 37-1　家族聚集性原发性肝癌家族谱及发病情况

　　根据患者发病时间：先证者 II₂，男，48 岁，因出现右上腹不适，食欲减退 1 个月就诊。查体：一般情况可，心肺无异常，腹平软，无压痛，肝脾未触及，腹水征（－）。地市级医院检查肝脏 CT 诊断为原发性肝癌，无明显肝硬化，血清甲胎蛋白升高（具体不详），肝功能大致正常，HBsAg（－），抗–HCV（－）。患者无饮酒史。经检查综合考虑：不适合手术治疗，给予药物等对症治疗，3 年后死于多脏器功能衰竭。

　　家系调查：图 II₄，男，46 岁，因右上腹部不适、腹胀 2 个月就诊。查体：慢性病容，心肺无明显异常，腹部膨隆，肝脏肋下 5cm，剑突下 7cm，质硬，表面结节感，腹水征（＋），甲胎蛋白升高，排除病毒性肝炎；肝脏 CT 示原发性肝癌，对症治疗后 3 个月死亡。

　　II₁，男，52 岁发病，右上腹不适 1 个月就诊。检查：甲胎蛋白升高，CT 示原发性肝癌，病灶位于肝右叶，直径大小约 2.0cm，不适合手术治疗，在医院行肝动脉栓塞及药物等治疗，5 年后死亡。

　　III₁，女，30 岁发病，表现为上腹部不适，入院检查：甲胎蛋白升高，肝脏 CT 示原发性肝癌，未能行手术及 TACE 等治疗，对症治疗，1 年后死亡。

　　III₂，男，32 岁发病，肝脏 CT 发现原发性肝癌并肝内转移，已属晚期，对症治疗 2 个月死亡。

Ⅱ$_3$，男 64 岁发病，表现为右上腹不适、腹胀、双下肢水肿，地市级医院肝脏 CT 示原发性肝癌，未经特殊治疗，8 个月死亡。

二、临床诊治思维过程

本家族发病特点：第一代均生存到 80 余岁，未出现肝癌病症，死于其他病症。第二代 4 个儿子均发生肝癌，而死于肝癌，2 个女儿未发病；第三代长子之女儿和排行第三的女儿之儿子发病。家族中无乙型肝炎、丙型肝炎病史，无饮酒和脂肪肝病史，无进食霉变食品及环境因素所致（患病者非居住在同一地区）。发病患者均有上腹症状时就诊，发现时均已属肝癌晚期，且第三代患者发病年龄提前 10 ～ 20 年，估计肝癌恶性程度高，故进展快，治疗效果差，生存时间短。原因可能是当时医疗条件的限制和对健康问题重视的不够，未能早期发现早期治疗（最后一位死亡者在 6 年前）。家族其他成员目前未再发现肝癌。由于当时条件所限未进行基因及染色体检查，因此考虑肝癌的发生与遗传密切有关。

原发性肝癌的病因和发病机制尚未确定，可能与多种因素的综合作用有关。在世界任何地区都同样发现，任何原因导致的慢性肝病都可能在肝癌发生和发展过程中起着重要的作用。目前研究结果表明最主要是病毒因素，遗传因素方面发现有家族聚集现象，多认为与病毒垂直传播有关，本案例未发现病毒等其他引起肝癌的致病因素，且家族中多人发病，家族中无近亲婚配者，除考虑遗传因素外未找到其他原因。

流行病学和实验研究均表明病毒性肝炎与原发性肝癌的发生有着特定的关系，目前比较明确的与肝癌有关系的病毒性肝炎有乙型、丙型和丁型肝炎 3 种。其中以乙型肝炎与肝癌关系最为密切，目前发现丙型肝炎所致肝癌的发病率也在上升。我国肝癌患者中约 90% 有乙型肝炎病毒（HBV）感染背景。其他危险因素包括酒精性肝硬化、肝腺瘤、长期摄入黄曲霉素、其他类型的慢性活动性肝炎、Wilson 病、酪氨酸血症和糖原累积病。近年来研究着重于乙型与丙型肝炎病毒、黄曲霉毒素 B1 和其他化学致癌物质。原发性肝癌常发生于肝硬化的基础上，在世界范围内，大约 70% 的原发性肝癌发生于肝硬化基础上。肝硬化癌变的机制目前有两种解释：第一，肝硬化本身就是一种癌前疾病，在没有其他因素情况下，从增生、间变导致癌的形成；第二，肝硬化时肝细胞快速的转换率，使得这些细胞对环境的致癌因子更加敏感，即致癌因子可引起肝细胞的损伤，在损伤修复之前，发生 DNA 复制，从而产生永久改变的异常细胞。

遗传因素：在高发区原发性肝癌有时出现家族聚集现象，尤以共同生活并有血缘关系者的原发性肝癌罹患率高，有人认为这与肝炎病毒垂直传播有关，但尚待证实。另有研究结果提示，α$_1$-抗胰蛋白酶缺乏症患者发生 HCC 的危险性增加。HCC 与血色素沉着症的联系，仅仅存在于那些患此病且能长期生存，以致发生肝硬化的患者。本家族均排除了以上因素，有明显的肝癌家族发病倾向，且以男性发病为主，考虑家族中来源于父亲或母亲的 X 染色体携带的致癌基因或抑癌基因减弱，从两代人发病情况，第一代和第二代女性均未发病，第三代有女性发病，第二代女性之子发病，考虑致癌基因来源于 X 染色体。发病者不确定有肝硬化病史，但排除了病毒性等其他肝硬化原因。目前报道单纯遗传因素少见。本家族的肝癌发生明确与遗传有关，未发现其他诱发肝硬化和肝癌的原因。故报道以引起重视，对发现肝癌的致病原因提供一点线索。

三、诊疗体会

原发性肝癌出现症状时一般均属于晚期，病情发展迅速，治疗效果差，病死率高，严重危害人们的健康。由于目前尚难以用一种因素满意解释我国和世界各地肝癌的发病原因和分布情况，故肝癌的发生可能由多种因素经多种途径引起；不同地区致癌和促癌因素可能不完全相同，什么是主要因素，各因素之间相互关系如何尚待研究。无论如何，对于有肝癌家族史和慢性乙型肝炎、丙型肝炎等高危因素患者，应定期查体，积极抗病毒等对因治疗，加强防癌宣传，提高人们对肝癌高危人群的认识，提前预防，早期发现。只有对高危人群定期查体，控制可控因素，尽早发现早期肝癌方能提延长患者生存时间。

四、专家点评

原发性肝癌（primary liver cancer，PLC）是全世界流行率和病死率最高的恶性肿瘤之一，据世界卫生组织（WHO）发布的《全球癌症报告2014》，中国肝癌的新增病例和死亡人数均占世界首位。由于PLC起病隐匿，进展迅速，确诊时大多数患者已经达到局部晚期或发生远处转移，预后欠佳。

我国PLC主要病因包括肝炎病毒感染、食物黄曲霉毒素污染、长期酗酒及农村饮水蓝绿藻类毒素污染等，此外，遗传代谢性肝病、自身免疫性疾病或隐源性肝硬化等亦为致病因素，为环境因素与遗传物质相互作用的结果。流行病学研究发现，不论在低发区或高发区，PLC的发病均具有一定的家族聚集性现象，特别是在有血缘关系的亲属中PLC共患率更高，而且越是高危人群，发病的年龄越低，男女性别比越高；非血缘关系的家属即使生活在相同环境下发病率也相当低。PLC家族成员肝癌易感遗传因素包括染色体畸变、基因过表达与缺失，如癌基因N-ras、c-fms、c-myc、IGF-2基因的过量表达以及抑癌基因p53的突变或缺失等。

该文报道的家系中，无慢性肝病家族史，PLC的患者均为直系亲属，有明显的家族聚集现象，男性多见，配偶均未发病，提示遗传易感性为重要致病因素，但缺乏基因及染色体检测等重要依据。该类家族聚集性疾病的确诊及病因的明确，特别是基因学检测证据的获得，将有助于防治措施的制定。此外，肝组织及肿瘤组织病理学检查与基因学检测的联合应用有助于排除遗传代谢性肝病基础上发生的原发性肝癌。

作者：乔秀丽 李爱君（威海市立医院消化科）

点评者：南月敏（河北医科大学第三医院）

病例38 无症状肝内胆管乳头状瘤1例

关键词： 肝胆管；囊性占位；乳头状瘤

一、病例介绍

患者女，46岁，务农，主因体检行腹部B超检查时发现肝左叶囊性占位1周而入院。患者缘于1周前在当地医院体检，行腹部B超检查提示肝左叶囊性占位，占位与左肝管相通。化验肝功能正常，无腹痛、腹胀，无发热、黄疸，无恶心、呕吐等不适症状。既往体检，否认乙、丙型肝炎等慢性肝炎病史，生于原籍，否认疫区接触史。本次就诊以来，精神、体力可，饮食、睡眠好，大小便正常，体重无明显变化。入院查体：体温36.5℃，脉搏69次/分，呼吸19次/分，血压119/67mmHg。神志清，精神好，全身皮肤、巩膜无黄染，无出血点、皮疹及瘀斑，未见肝掌、蜘蛛痣。心肺听诊未见异常。腹平软，未见胃肠型及蠕动波，全腹无压痛和反跳痛，Murphy征阴性，肝、脾肋下未触及，移动性浊音阴性，双下肢无水肿。实验室检查：血常规：WBC $6.7×10^9$/L，N 0.57，RBC $4.6×10^{12}$/L，Hb 158g/L，血小板计数 $122×10^9$/L；肝功能：总胆红素 12.1μmol/L，白蛋白46.2 g/L，球蛋白29.3 g/L，ALT 28U/L，AST 22U/L，ALP 158 U/L，GGT 347 U/L。血凝系列：凝血酶原时间 12.8s，凝血酶原活动度84%；肿瘤标志物系列：AFP 4.8μg/L，CEA 2.5μg/L，CA-199 13.5U/ml。术前感染四项（HBV、HCV、梅毒、艾滋病毒）全部阴性。腹部B超：肝脏大小正常，肝左叶可见一约5cm×4cm大小囊性影，与左肝管相通，考虑形成胆汁湖，胆总管轻度扩张，直径 1.1 cm。上腹部增强CT：肝左叶可见一约5.3cm×3.5cm大小囊性低密度灶，囊壁动脉期轻度强化，考虑囊腺（瘤）癌或胆管乳头状瘤（癌）。

二、临床诊治思维过程

患者因无明显不适症状，体检B超发现肝脏囊性占位，术前诊断比较困难，诊断为肝左叶囊性占位，需与肝内胆管囊性扩张症、肝内胆管囊腺瘤相鉴别。

肝内胆管囊性扩张症：又称先天性肝内胆管囊状扩张症或交通性海绵状胆管扩张症，具有特征性胆管上皮增生和囊性扩张，上皮增生无异型性，在增生胆管可见厚壁血管、神经和淋巴滤泡等以及炎细胞浸润和纤维组织细胞增生反应。临床表现多种多样，无特异性，典型者可表现有腹痛、黄疸和腹部肿块三联征。常因胆汁淤滞而导致反复发作的持续性胆管炎，继发感染者有发热。病变压迫十二指肠可引起食欲缺乏、恶心、呕吐等消化道症状。儿童可有胆汁样便，偶可致肝脓肿，严重者可发生败血症，常伴发多囊肾。本患者无明显不适症状，故可排除。

肝内胆管囊腺瘤：指发生于肝内胆管上皮的囊性肿瘤，与发生于胰腺和卵巢的黏液囊性肿瘤一样，是少见肿瘤，可位于胆管任何部位，有恶变可能。好发于中年女性，其临床表现无特异性，多伴有腹胀或上腹部隐痛不适。病理特点为病变可单房或多房，多呈囊性或囊实性相间，囊液可为透亮或黏液状，颜色从淡黄色至棕色；镜下纤维组织部分呈乳头状生长，乳头分支少，被覆良性柱状或扁平上皮，组织无明显异型性。

患者检查、化验完善后，无明显手术禁忌，安排在全麻下行剖腹探查，术中发现肝左叶囊性占位沿左肝管不规则隆起，边界较清楚，内可见白色透明黏稠液体，最终行左半肝切除术。术后病理提示：肝左叶胆管内乳头状瘤并局部高级别上皮内瘤变。

三、诊疗体会

胆管内乳头状瘤是一种少见的累及胆道系统的乳头瘤样病变，其病因目前尚不十分明确，可为单发或多发，可发生于肝内外胆管或为多中心病变[1]。而肝内胆管的乳头状瘤临床上更为罕见，其症状无特异性，可表现为间歇性或持续性黄疸和反复发作的右上腹胀痛、发热等胆管炎表现，晚期可发展为胆汁性肝硬化，甚至肝衰竭，也可无任何症状[2]，无意中体检发现，本例患者即是如此。

通常认为，胆管内乳头状瘤是良性的乳头状腺瘤，但有恶变及沿胆道黏膜表面扩散的倾向。胆管内乳头状瘤可以根据是否分泌黏液分为黏液高分泌型和非黏液型，二者大体和镜下结构没有明显差异，区别只在于是否分泌黏液[3]。本例患者就属于分泌大量黏液的类型。

本病术前确定诊断困难，B超、CT检查多提示肝内外胆管扩张，而胆管内肿瘤难以被发现。文献报道，ERCP检查对本病诊断有帮助，ERCP可发现乳头口流出胶冻状黏液或胆管内抽出胶冻状黏液，造影后扩张的胆管内充满不规则、絮状漂浮的充盈缺损影。术中诊断是目前最重要的诊断手段，胆管乳头状瘤最具特征性的改变是胆管内的息肉状新生物和胆管内充填着大量白色透明状黏液，术中如发现肝内胆管有胶冻状黏液，应高度警惕本病存在[4]。另外，纤维胆管镜检查和活检也是诊断本病的较好方法。

在治疗方面，因肝内胆管乳头状瘤多能分泌黏稠的胶冻状黏液，外科手术是本病目前首选治疗方法，如病灶局限于某一肝叶或半肝，可实行包括受累胆管在内的肝切除术，根治性手术切除，包括肝段、肝叶甚至半肝切除可以有效改善患者的预后。本例患者即根据术中探查结果采取了左半肝切除。如若无法根治性切除，也应采取措施进行胆道引流减压。

四、专家点评

肝内胆管乳头状瘤是一种罕见疾病，但近年报告的例数增多，系良性胆管肿瘤，但有低度恶性倾向，预后较差，主要致死原因是胆道梗阻和复发性胆管炎，胆汁性肝硬化，甚至肝衰竭，并可产生癌变。本病临床表现缺乏特异性，多数病例有慢性胆管炎症状（表现为间歇性或持续性黄疸和反复发作的上腹胀痛、发热等）。该病的术前诊断极其困难，B超、CT、MRCP和ERCP等对诊断有帮助。胆道造影可显示胆管内弥漫性梗阻性病变及胆管扩张，但肿瘤较小时易漏诊。术中诊断是目前最重要的诊断手段，术中从扩张的胆管穿刺抽得白色黏液样胆汁有诊断意义，因此认为术中对一切出现白色透明黏液样胆汁者应警惕胆道乳头状瘤可能，但最终确诊则依赖于病理组织检查。本文病例中患者无任何临床表现，仅在体检时影像学检查发现异常，通过进一步检查及剖腹探查而确诊，得到及时诊断和治疗。如能提供手术病理图片，并加以准确描述，会使读者对该病有更加形象、深刻的认识。

作者：董鑫　刘杰（西京医院肝胆科）
点评者：蔺淑梅（西安交大医学院第一附属医院传染科）

参 考 文 献

[1] 杨丽，杨锦林，胡兵，等．胆管乳头状瘤研究进展［J］，世界华人消化杂志，2009，17（19）：1967-1971.

[2] 孟翔凌，朱化刚，杨文奇，等．肝内胆管乳头状瘤的诊治［J］，中华肝胆外科杂志，2004，10：107，110.

[3] 陆才德，卢长江，吴胜东，等．肝内胆管乳头状瘤病的临床病理特征和诊治分析（附九例报告）［J］．中华肝胆外科杂志，2009，16：328-332.

[4] 李涛，樊嘉，胡三元，等．胆管内乳头状肿瘤的临床病理分析［J］．中华外科杂志，2010，7：488-491.

病例 39　肝嗜酸性肉芽肿 1 例

关键词：肝脏；嗜酸性肉芽肿；转移瘤

一、病例介绍

患者男，70 岁。因体格检查发现右肝占位性病变 1 周，于 2012 年 9 月 12 日入院。患者 3 年前因胃窦癌在笔者所在医院行胃癌根治术（D_2），术后切除标本行病理检查示胃中分化腺癌侵犯黏膜肌层，淋巴结无转移，术后予以 Folfox 化疗方案治疗 3 个疗程。

入院体格检查：体温 35.4℃，脉搏 78 次/分，呼吸 20 次/分，血压 116/65mmHg。患者发育正常，消瘦，体重为 45kg；全身皮肤、巩膜无黄染，浅表淋巴结未触及肿大。心肺无明显异常。腹部平坦，腹上区有一纵行手术瘢痕，未见胃肠型及蠕动波，无腹壁静脉曲张。肝、脾肋下未触及，腹部未触及包块，无压痛。腹部叩诊呈鼓音，肝区无叩击痛。腹部移动性浊音阴性，肠鸣音 4~5 次/分。

实验室检查：血常规 WBC $5.7×10^9$/L，中性粒细胞占 0.57，淋巴细胞占 0.20，嗜酸粒细胞占 0.16，单核细胞占 0.05，嗜酸粒细胞计数 $0.9×10^9$/L，Hb 122g/L，PLT $257×10^9$/L。肝功能检查：TP 67.3g/L，ALB 39.1g/L，TBil 16.7μmol/L，ALT 24 U/L，AST 39 U/L；肝脏储备功能ICGR15 为 8%；抗-HBs、抗-HBe、抗-HBc 阳性，HBVDNA 定量检测<5×10^2kU/L。血清肿瘤标志物检测：AFP 3.9μg/L，CEA 4.0μg/L，CA-199 9.0kU/L。凝血功能检查 PT 12.4s。肝功能 Child A 级。外院腹部 B 超检查：右肝Ⅵ段大小为 2.5cm×1.8cm 低回声团，呈"牛眼征"，考虑肝转移瘤。腹部 CT 检查：胃癌术后，见吻合口影，残胃未见明显软组织增厚影。肝Ⅱ段见圆形低密度影，直径约为 4mm，增强扫描未见明显异常强化。肝Ⅵ段可见一圆形低密度影，大小约为 1.8cm×1.8cm，增强扫描可见轻度强化。MRI 检查：肝Ⅵ段见类圆形长 T_1 和长 T_2 异常信号，T_2WI 示右肝Ⅵ段稍高信号影，大小约 2.4cm×1.7cm，中间较高信号影；动态增强示肝Ⅵ段类圆形环形强化异常信号；肝Ⅱ段见类圆形长 T_1 和长 T_2 异常信号，动态增强扫描后未见明显异常强化。PET-CT 检查：胃大部缺如，残胃与十二指肠吻合口部未见放射性物质分布异常浓聚灶；肝Ⅵ段见一类圆形低密度影，界限不清楚，大小约为 2.4cm×2.5cm，放射性物质分布略浓聚，最大SUV 为 2.9；左肝外叶见一更低密度影，大小约为 0.5cm×0.5cm，放射性物质分布稀疏。

二、临床诊治思维过程

患者男，70 岁，3 年前因胃窦癌在笔者所在医院行胃癌根治术，1 周前发现右肝占位性病变，根据 CT、MRI 及 PET-CT 检查结果，结合胃癌手术史，术前诊断右肝占位性病变为胃癌术后肝转移瘤可能性大，但需与原发性肝癌及其他肝脏良性肿瘤鉴别。

（1）原发性肝癌：多有乙型病毒性肝炎病史，血 AFP 常升高，CT 增强扫描检查表现为"快进快出"的强化方式。

（2）肝脓肿：发病急且病程短，一般多有发热、WBC 增高，但外周血嗜酸粒细胞计数未升高。

（3）肝局灶结节性增生：患者 MRI 增强扫描检查病灶动脉期强化，大多可见典型的中央星状瘢痕。

（4）肝转移瘤：患者常表现为多发病灶，有原发癌症病史，B 超和 MRI 检查病灶表现为"牛眼征"，但无 HEG 病灶特征性的网格状改变。

患者于 2012 年 9 月 22 日在全身麻醉下施行手术治疗。术中快速冷冻病理检查结果为肉芽肿性病变。患者术后予抗炎、异甘草酸镁保肝、补液等支持治疗，术后第 3 天肛门排气后进食半流质饮食，进食后未诉不适。术后第 5 天拔除右膈下引流管，无胆汁漏、出血等并发症发生，患者恢复良好。术后第 10 天复查血常规示嗜酸粒细胞计数降至正常。术后病理检查显示肝寄生虫病伴嗜酸性肉芽肿，切缘阴性。免疫组织化学染色检查显示 CK20、Hepatocyte（肝细胞抗原）、CEA、AFP、CK7 均为阴性。

三、诊疗体会

肝嗜酸性肉芽肿（hepatic eosinophilic granuloma，HEG）是一种肝脏良性病变，具有肉芽肿的形态学特征，是肝脏对相关致病因素产生的一种局部慢性炎性反应。该病的病理表现为网状细胞增生及嗜酸粒细胞浸润，常伴有内脏浸润，内脏浸润以胃肠道、肺、心内膜为主，而肝的嗜酸性肉芽肿极为少见[1]。HEG 多见于寄生虫病、药物引起的过敏反应等变态反应性疾病，但也有部分原因不明者。本例患者既往无药物过敏史，无明确结核病及寄生虫病史，也无食生鱼史。3 年前患者有胃癌手术史，结合其术后病理检查结果分析，其发病原因可能与患者胃癌术后机体免疫功能不全，感染寄生虫致肝脏炎症渗出有关。

该病多发生于青年女性，本例患者为老年男性，较为少见。HEG 临床表现无特异性，术前诊断困难。B 超、CT 及 MRI 等影像学检查均无特异性，HEG 病灶区可有低密度影呈网状，增强扫描后呈轻度强化，其内可见分隔状强化影[2]。本例患者术前影像学检查均误诊为肝转移瘤，这提示仅凭影像学检查诊断 HEG 极为困难。外周血嗜酸粒细胞计数增高以及生鱼或者其他动物接触史是临床诊断 HEG 的重要依据，当临床上遇到外周血嗜酸粒细胞计数增高，同时肝脏有占位性病变时，应想到本病的可能。但 HEG 的确诊有赖于肝组织病理检查。术前 B 超定位下细针穿刺有助于明确病变性质，可避免不必要的手术探查。

对诊断明确的寄生虫性肝嗜酸性肉芽肿，可服用吡喹酮等治疗。Jin 等[3]的研究结果表明：HEG 患者口服吡喹酮治疗 12 周后，CT 扫描肝脏病灶几乎完全消失，嗜酸粒细胞计数恢复正常。本例患者术前血中嗜酸粒细胞计数明显增高，经手术切除肿块后降至正常，证明外科手术治疗效果明确。笔者认为：对于病灶较小、无症状，诊断明确的 HEG 患者，可予以随访观察；明确由寄生虫病感染所致者，可服用药物治疗；而对于病灶较大、临床症状明显或病灶虽小，但不能排除恶变者，应予以外科手术治疗。

总之，肝嗜酸性肉芽肿术前诊断困难，极易误诊。该患者既往有胃癌手术史，术前 B 超、CT、MRI 及 PET-CT 均诊断为肝转移瘤，但术后病理检查诊断为肝嗜酸性肉芽肿。本例患者通过手术切除了病灶，既明确了病变性质，又解除了患者癌症复发转移的心理负担，同时避免了不必要的术后化疗。

四、专家点评

肝肉芽肿病的病因很多，常需与肝脏肿瘤性疾病鉴别。该病最主要的病因是感染性疾病，如细菌感染（如结核和其他分枝杆菌感染、布鲁菌病、土拉菌病、放线菌病），真菌感染（如组织胞浆菌病、隐球菌病、芽生菌病）及寄生虫感染（如血吸虫病、弓形体病、内脏幼虫移行症）等。非感染性病因可见于风湿性多肌痛，变应性肉芽肿性血管炎及血液系统恶性肿瘤等全身性疾病。肝嗜酸性肉芽肿是一种肝脏良性病变，最常见的原因是寄生虫病、药物所致过敏反应等变态反应性疾病。

该病例成功诊疗的关键在于：①患者有胃窦癌的胃癌根治术，定期监测随访是及时发现肝脏病灶和及时治疗的重要因素。②肝脏结节样病变病理检查是确定诊断的重要依据，故对不能明确鉴别病变性质以及孤立、较大的病灶，手术切除不仅是一种有效的治疗手段，也有助于明确诊断而采用更加合理规范的治疗。

诊疗的不足之处：①虽然病理诊断明确为肝寄生虫病伴嗜酸性肉芽肿，但寄生虫的种类没有明确，虽然嗜酸粒细胞逐渐恢复正常，是否有器官组织病灶或抗虫治疗需继续随访。②病史追询是否存在抗肿瘤偏方或者食疗等因素，这些病史信息有利于鉴别外周血嗜酸粒细胞升高的原因，以及肝脏病变的性质，更有利于确定肝穿刺诊断或手术治疗。如果能够结合其他辅助检查如寄生虫抗原的检测，明确寄生虫种类不仅有利于早期诊断，也更利于规范合理治疗。

作者：厉学民　郑樟栋（浙江省金华市中心医院肝胆胰外科）

点评者：李军（江苏省人民医院）

参 考 文 献

[1] 刘景云，黄道中. 静脉超声造影对1例肝嗜酸性肉芽肿的观察 [J]. 中国医学影像技术，2006，22（7）：1127.

[2] 丛振杰，贺书杰，董成功，等. 肝脏非特异性嗜酸性肉芽肿的影像学特征 [J]. 中华消化外科杂志，2013，12（1）：68-70.

[3] Jin SA, Jo DY, Lee HJ. An eosinophilic pseudotumour in the liver [J]. Br J Haematol, 2009, 146（3）：232.

病例 40　干扰素治疗慢性丙型肝炎导致甲状腺功能减退 2 例

关键词：干扰素；病毒性肝炎；甲状腺疾病；危险因素

一、病例介绍

患者女，35 岁，公务员。因"抗 HCV 阳性 20 年，乏力、纳差、厌油 1 周"就诊。患者 20 年前常规体检发现抗 HCV 阳性，肝功能正常。1 周前患者因乏力、纳差、厌油等消化道症状就诊，无尿黄、眼黄、身黄。一般情况可，精神、睡眠可，大小便正常，体重无明显变化。幼时曾有输血史。无糖尿病病史。查体：慢性肝病面容，无肝掌及蜘蛛痣，皮肤、巩膜无黄染，心肺无异常，腹平软，肝脾不大，移动性浊音阴性，双下肢无水肿。实验室检查：血常规正常，肝功能 ALT 102 U/L，AST 99 U/L，HCV RNA 3.05×10^6 拷贝/ml，甲状腺功能正常，自身免疫性抗体全阴。腹部彩超：肝回声不均匀。诊断为病毒性肝炎（丙型）慢性。给予聚乙二醇干扰素 180μg 皮下注射，每周 1 次，联合利巴韦林片 900mg/d 口服抗病毒治疗。1 个月后复查血常规正常，肝功能检查示 ALT 56U/L，AST 45 U/L，HCV RNA 2.05×10^4 拷贝/ml，甲状腺功能正常。3 个月后复查血常规正常，肝功能 ALT 36U/L，AST 40 U/L，HCV RNA 阴性。6 个月后复查血常规正常，肝功能 ALT 38U/L，AST 46U/L，甲状腺功能正常。9 个月后患者出现颜面部水肿，表情淡漠，体重增加，再次复查血常规正常，肝功能检查示 ALT 31 U/L，AST 35U/L，HCV RNA 阴性，甲状腺功能检查示 T_3 140ng/dl、T_4 8.1μg/dl、TSH 20.2mU/L，诊断为甲状腺功能减退症，给予"优甲乐"口服，干扰素减量至 135μg 皮下注射，每周 1 次，利巴韦林片用量不变。12 个月后再次复查血常规正常，肝功能检查示 ALT 30 U/L，AST 35U/L，HCV RNA 阴性，甲状腺功能检查示 T_3 135.1ng/dl、T_4 7.6μg/dl、TSH 15.3mU/L，颜面水肿减轻，停用干扰素，继续"优甲乐"口服。15 个月后复查血常规正常，肝功能检查示 ALT 32 U/L，AST 31U/L，HCV RNA 阴性，甲状腺功能检查示 T_3 131.1ng/dl、T_4 6.7μg/dl、TSH 9.3mU/L，继续服用"优甲乐"。18 个月后复查血常规正常，肝功能检查示 ALT 36U/L，AST 34U/L，HCV RNA 阴性，甲状腺功能检查示 T_3 142.1ng/dl、T_4 9.6μg/dl、TSH 4.6mU/L，颜面部水肿消退，停用"优甲乐"。

患者男，21 岁，学生。因"抗 HCV 阳性 1 年，乏力、纳差 1 周"就诊。患者 1 年前常规体检发现抗 HCV 阳性。1 周前患者因乏力、纳差等消化道症状就诊，无尿黄、眼黄、身黄。一般情况可，精神、睡眠可，大小便正常，体重无明显变化。无输血史。无糖尿病病史。查体：无肝掌及蜘蛛痣，皮肤、巩膜无黄染，心肺无异常，腹平软，肝脾不大，移动性浊音阴性，双下肢无水肿。实验室检查：血常规正常，肝功能 ALT 100 U/L，AST 96U/L，HCV RNA 1.16×10^7 拷贝/ml，甲状腺功能正常，自身免疫性抗体全阴。腹部彩超：肝胆脾未见异常。诊断为病毒性肝炎（丙型）慢性。给予聚乙二醇干扰素 180μg 皮下注射，每周 1 次，联合利巴韦林片 900mg/d，口服抗病毒治疗。1 个月后复查血常规正常，肝功能检查示 ALT 66U/L，AST 65 U/L，HCV RNA $3.56×10^5$ 拷贝/ml，甲状腺功能正常。3 个月后复查血常规正常，肝功能检查示 ALT 38U/L，AST 42U/L，HCV RNA 阴性。6 个月后复查血常规正常，肝功能检查示 ALT 36U/L，AST 40U/L，甲状腺功能正常。12 个月后再次复查血常规正常，肝功能检查示 ALT 33 U/L，AST 30U/L，HCV RNA 阴性，甲状腺功能检查示 T_3 126.1ng/dl、T_4 6.6μg/dl、TSH 12.3mU/L，诊断为甲状腺功能减退症，停用干扰素，加用"优甲乐"口服。15 个月后再次复查血常规正常，肝功能检查示 ALT 37 U/L，AST 35U/L，HCV RNA 阴性，甲状腺功能检查示 T_3 124.3ng/dl、T_4 6.1μg/dl、TSH 4.9mU/L，停用"优甲乐"。

二、临床诊治思维过程

（1）干扰素治疗病毒学持续性应答：2 例患者就诊时结合其症状、体征、辅助检查，根据《慢性丙型肝炎防治指南》，符合慢性丙型病毒性肝炎（活动期）的诊断。因目前丙肝抗病毒药物仅有干扰素，故而我们选择的治疗方案是聚乙二醇干扰素联合利巴韦林片抗病毒。2 例患者在 3 个月内 HCV RNA 均下降至检测下限，转氨酶下降至正常，说明病毒学应答完全，干扰素治疗有效。所以继续此方案抗病毒治疗，直到抗病毒治疗 1 年疗程结束而停药。

（2）甲状腺功能异常：2 例患者应用干扰素治疗，1 例在治疗结束时出现甲状腺功能异常，经"优甲乐"治疗后，甲状腺功能恢复正常，1 例在治疗后期出现甲状腺功能异常，经减量应用干扰素并加用"优甲乐"治疗后，甲状腺功能亦恢复正常。干扰素是一种具有多种功能的活性蛋白，主要是糖蛋白，是一种由单核细胞和淋巴细胞产生的细胞因子，影响细胞生产、分化及调节免疫功能等多种生物活性，它的抗病毒作用并不是直接杀伤或抑制病毒，它主要通过促进细胞产生抗病毒蛋白，或通过免疫调节增强免疫细胞的活力。

甲状腺激素的代谢与功能异常可导致甲状腺功能紊乱，一般认为干扰素是对甲状腺的直接作用或免疫介导而引发的甲状腺疾病。

干扰素抗肝炎病毒过程中，诱发的甲状腺疾病以丙型肝炎、女性患者多见，提示丙型肝炎病毒对干扰素致甲状腺疾病有协同作用，丙型肝炎病毒可使干扰素在甲状腺聚集，并参与它的自身免疫过程[1]，在干扰素治疗中，女性患者比男性患者发病率高，已有报道的资料表明女性是该病的独立危险因素[2]。

三、诊疗体会

（1）在干扰素治疗中，需监测甲状腺功能，及时发现，及时诊断甲状腺疾病。

（2）在干扰素治疗中，若发生了甲状腺功能异常，不要着急停用干扰素，及时调整抗病毒治疗方案（减量应用干扰素），加用调节甲状腺功能的药物，以充分发挥干扰素抗病毒治疗的最佳疗效。

（3）在干扰素治疗中，女性患者更易出现甲状腺功能异常。

（4）对进行干扰素治疗的患者，即使治疗结束，也应监测甲状腺功能。

四、专家点评

甲状腺功能异常是病毒性肝炎干扰素抗病毒治疗过程中比较常见的不良反应，可以表现为甲状腺功能亢进或减退或两者交替，从而影响干扰素的抗病毒治疗。该文观察了 2 例干扰素治疗慢性丙型肝炎患者过程中出现甲状腺功能减退，一例在治疗过程中发生，经干扰素减量，同时服用甲状腺素片，坚持了继续抗病毒治疗并保证了疗效；另一例于治疗结束时出现甲状腺功能减退，经过甲状腺素片治疗，甲状腺功能恢复。指出在干扰素治疗过程中应定期监测甲状腺功能，如出现异常，应及时进行干预，以保证继续干扰素治疗。该文对慢性丙型肝炎患者进行干扰素联合利巴韦林抗病毒治疗提供了较好的参考价值及指导意义。提示：在干扰素治疗前，应告知该不良反应；在用药过程中和停药时，应定期监测甲状腺功能；当发生甲状腺功能异常时，应及时给予对症治疗，尽量完成抗病毒治疗的疗程，并加强随访。

作者：刘华（襄阳市中心医院内科）

点评者：王磊（山东大学第二医院）

参 考 文 献

[1] Doi F, kakizaki S, Takagi H, et al. Long- term outcome of interferon- alpha induced autoimmune thyroid disorders in chronic hepatitis C [J]. Liver Int, 2005. 25：242-246.

[2] Dalgard O, Bjoro K, Hellum K, et al. Thyroid dysfunction during treatment of chronic hepatitis C with interferon alpha：no association with either interferon dosage or efficacy of therapy [J]. Int Med, 2002, 251：400-406.

病例 41　肝硬化患者门静脉海绵样变并脾脏切除术后血小板异常增生 1 例

关键词：门静脉海绵样变性；肝硬化；脾脏切除术

一、病例介绍

患者女，51 岁，既往无肝炎病史，因"间断黑便 20 天，加重 1 天"于 2009 年 2 月 20 日入院。患者入院前 20 天无明显诱因下出现解黑色柏油样便，每日 1~2 次，未在意，入院前再次解黑色柏油样便约 800g，感心悸、乏力、头晕，急诊入院。患者入院前 3 年曾体检 B 超提示肝硬化，既往 2 次因消化道出血入院治疗，期间反复检查乙肝、丙肝等病毒性肝炎血清标志物为阴性，肝功能正常。入院查体：贫血貌，双侧巩膜无黄染，无肝掌、蜘蛛痣，心、肺未见异常，腹软，未见腹壁静脉曲张，肝未触及，脾肋下约 4cm、质中、边钝、无触痛，无移动性浊音，双下肢无水肿。

入院诊断：肝硬化失代偿期合并上消化道出血、脾大。

入院后检查：血常规示白细胞计数 $7.2×10^9$/L、中性粒细胞比例 73.14%、红细胞计数 $3.32×10^{12}$/L、血红蛋白 76 g/L、血小板计数 $114×10^9$/L。血糖 4.84 mmol/L、白蛋白 35.6 g/L、球蛋白 34.5 g/L、总胆红素 14.02μmol/L、ALT 7.0 U/L、AST 25.0 U/L、碱性磷酸酶 46 U/L、γ-谷氨酰转移酶 11.0 U/L，血沉 7 mm/h，甲胎蛋白 4.2μg/L，凝血酶原时间 14.4 s，PTA 66.5%。自身免疫性肝病相关指标：抗肝、肾微粒体抗体、抗可溶性肝抗原抗体/肝胰抗原抗体、抗肝溶质抗原抗体 1 型、抗线粒体抗体 M2 型均阴性。铜蓝蛋白正常，甲状腺功能正常。HBV 标志物：HBsAg 阴性、抗-HBs 阳性、HBeAg 阴性、抗-HBe 阴性、抗-HBc 阴性、HBV DNA 阴性，甲、丙、丁型肝炎病毒标志物阴性。心电图：窦性心动过缓。肾功能正常、电解质正常。胃镜检查：食管胃底静脉重度曲张，糜烂性胃炎，十二指肠球部炎症。入院床旁彩超检查：肝硬化，脾大。出血停止后再次行彩色多普勒超声：门静脉正常结构消失，形成蜂窝状或多条弯曲管状液性暗区，血流双向，肝脏体积缩小，肝脏表面粗糙不平，呈锯齿状，肝实质回声弥漫性增粗，肝静脉受挤压变细，门静脉主干内径扩张（14 mm）、脾脏体积增大（厚约 75 mm，肋下 44mm）、脾门静脉扩张（15mm），心脏、下腔静脉、肝静脉、下肢血管彩超检查无明显异常。结论：门静脉海绵样变、肝硬化、脾脏肿大。在笔者所在医院消化科给予止血营养支持对症处理后转入外科行贲门血管离断联合脾脏切除手术，术中输红细胞 4U。术后第 1 天检查：白细胞计数 $14.9×10^9$/L、红细胞计数 $3.32×10^{12}$/L、血红蛋白 76 g/L、血小板计数 $114×10^9$/L，随后血小板呈持续升高趋势，术后 1 周白细胞计数 $17.3×10^9$/L、血小板计数 $263×10^9$/L，术后第 2 周白细胞计数 $17.3×10^9$/L、血小板计数 $263×10^9$/L；术后第 4 周白细胞计数 $15.6×10^9$/L、血小板计数 $317×10^9$/L；此后 1 年内血小板计数 $453×10^9$/L ~$636×10^9$/L。经笔者所在医院血液科就诊，除外血液病后给予口服羟基脲治疗，血小板计数逐渐降低至 300×

10^9/L 左右。

二、临床诊治思维过程

该患者因上消化道出血入院诊断，既往有肝硬化病史，但未明确肝硬化病因，本次入院后诊断的要点在于明确出血原因及肝硬化成因。

肝硬化病因诊断考虑：

（1）病毒性肝炎：主要为乙型、丙型和丁型肝炎病毒感染，通常经过慢性肝炎阶段演变而来，急性或亚急性肝炎如有大量肝细胞坏死和肝纤维化可以直接演变为肝硬化，乙型和丙型或丁型肝炎病毒的重叠感染可加速发展至肝硬化。甲型和戊型病毒性肝炎不发展为肝硬化，患者反复检查病毒性肝炎标志物均为阴性，可排除。

（2）自身免疫性肝病：女性多见，包括自身免疫性肝炎（autoimmunehepatitis，AIH）及原发性胆汁性肝硬化（primary biliary cirrhosis，PBC）。其中 AIH 在 10～30 岁及 40 岁呈两个发病高峰，一般起病缓慢，症状轻重不一，轻者可无症状。一般表现为疲劳、上腹不适、瘙痒、食欲缺乏等。早期肝大，通常还有脾大、黄疸、蜘蛛痣等。晚期发展为肝硬化，肝外表现可有持续发热伴急性、复发性、游走性大关节炎；检查可见 IgG>正常上限1.5 倍；血清自身抗体阳性 ANA、SMA 或 LMK1 抗体滴度≥1∶80；肝组织学见界面性肝炎及汇管区大量浆细胞浸润。PBC 多见于中年以上女性，呈慢性病程，有显著皮肤瘙痒、黄疸、肝大，伴有胆汁淤积性黄疸的生化改变而无肝外胆管阻塞证据时要考虑本病，检查可见碱性磷酸酶等升高大于 6 个月；AMA 或 AMA–M_2 亚型阳性提示该病。该患者经免疫学检查排除自身免疫性肝病。

（3）肝静脉回流受阻：常见于慢性充血性心力衰竭、缩窄性心包炎、Budd–Chiari 综合征等病因，因患者心脏、下腔静脉、肝静脉、下肢血管彩超无明显异常均可排除。

（4）其他病因：如肝豆状核变性，患者铜蓝蛋白正常，可排除，工业毒物或药物、血吸虫病等病因因患者无接触史均可排除。

三、诊疗体会

本例患者为中年女性，既往无肝炎病史，B 超提示肝硬化，反复消化道出血为典型特征，肝硬化常见的原因为病毒性肝炎、酒精性肝病等，而随着诊断技术和认识的提高，自身免疫性肝病病例逐渐增加，由于入院时床旁彩超条件所限，仅提示肝硬化、脾大，而自身免疫性疾病女性多发，故在入院初期曾重点考虑自身免疫相关性肝脏病，但反复检查自身免疫学指标均为阴性，排除自身免疫性肝病。随后经仔细分析：患者既往无肝炎病史，多次职工体检肝功能均正常，本次入院肝功能损伤较轻，主要以门静脉高压症状（脾大、胃底食管静脉曲张）为主要表现。在逐渐排除肝脏疾病后，将重点放在血管疾病如 Budd–Chiari 综合征等的筛查，待患者病情稳定后经超声科医师仔细探查，最终确诊为门静脉海绵样变导致的肝硬化。

门静脉海绵样变（cavernous transformation of the portal vein，CTPV），是指肝门部或肝内门静脉分支慢性部分性或完全性阻塞后，导致门静脉血流受阻，引起门静脉压力增高，为减轻门静脉高压，在门静脉周围形成侧支循环或阻塞后的再通。本病临床少见，是肝前性门静脉高压的原因之一，成人 CTPV 多是由于继发性原因导致，部分病因为各种肿瘤侵犯、腹部炎症、血栓形成、肝门周围组织炎、血液系统疾病（红细胞增多症）及各种腹部手术（如脾切除、门静脉吻合术等）导致门静脉部分或全部栓塞，但多数病因仍不完全清楚[1]。随着彩色多普勒超声等技术的广泛应用，近年来报道日渐增多。彩色多普勒见门静脉内径变细、栓塞，周围可见"蜂窝状"管道回声，期间有红蓝相间的血流信号可以明确诊断[2]。近年来本病报道逐渐增多，考虑与彩色多普勒诊断技术的提高和普及有关。该病主要影响门静脉栓塞，动脉供血不受影响，肝功能多不受影响，不易出现黄疸及腹水，早期多无症状，随着病情进展，多因门静脉高压导致反复消化道出血而就诊，所以对于肝功能正常、反复出血、脾脏增大的患者要考虑本病。

该病治疗包括内科保守治疗、内镜治疗、外科治疗及介入治疗，外科治疗包括断流术、分流术、断流术联合分流术及肝移植，介入治疗门静脉主干 PTA 及支架术介入性分流术（TIPSS）、介入性断流术、食管胃底曲张静脉栓塞等方法[3,4]。应根据患者的年龄、闭塞段的位置与范围以及不同的基础病变选用不同的治疗方法。

本例患者由于合并脾功能亢进者，故最终选择脾脏切除及贲门血管离断手术，术后出现血小板增多症，长达 1 年时间血小板波动在 $453×10^9/L$ ~$636×10^9/L$。脾脏切除术后血小板异常增高时见报道，原因众多，尚不清楚。有研究表示，脾切除术患者常于术后24 小时内出现血小板增高，术后 3~5 天达到高峰，1 个月左右恢复正常，1 年未恢复正常者属少见。血小板增加可能由于血小板在脾脏中清除减少、脾脏内产生的体液调节因子减少致反馈调节机制异常等原因。脾切除术后血小板增多症最严重的并发症为血栓栓塞性疾病，虽少见，但一旦发生于某些部位的血管，如视网膜动脉、肠系膜静脉、门静脉主干等，常可造成严重后果，故对于长期血小板异常升高的患者可采用抗凝、抗血小板聚集、血小板去除、中医药治疗等方法[5]。

四、专家点评

本病例分析从患者上消化道出血入手，分析其出血可能的各种原因，经行必要的检查逐渐排除其他诊断，再次行彩色多普勒超声检查后明确门静脉海绵样变的诊断并术中得到证实，病例比较典型，有一定的临床参考价值。

门静脉海绵样变是指肝门部或肝内门静脉分支慢性部分性或完全性阻塞后，导致门静脉血流受阻，引起门静脉压力增高，为减轻门静脉高压，在门静脉周围形成侧支循环或阻塞后的再通。本病临床少见。门静脉海绵样变根据病因可分为原发性和继发性。儿童门静脉海绵样变多属原发性，主要是肝门部及其分支部门静脉管腔的缺失，结构先天发育异常、狭窄或闭锁所致。成人门静脉海绵样变多属继发性，长期病变进展，最终出现肝硬化门静脉高压，很多患者以出血而首诊，而脾脏切除及贲门血管离断手术治疗往往是大多数患者的首选。

肝硬化患者脾脏对血小板的滞留和破坏功能亢进，从而导致此类患者血小板数量减少。大多数脾切除术后患者 24 小时内血小板开始回升。一般术后 1~3 周达到最高峰值，1 个月后开始下降。当血小板上升到 $500×10^9/L$ 以上时，血栓形成的可能性明显增加，故应严密动态监测患者凝血状态和血小板总数。该患者术后出现血小板增多症，长达 1 年时间，血小板波动在 $453 \times 10^9/L$ ~ $636 \times 10^9/L$，在临床上比较少见，应引起重视，并定期检测和及时处理。

作者：张威　张帆　王喜梅（河南科技大学第三附属医院消化科）；李家燕（河南科技大学第三附属医院超声科）

点评者：赵龙凤（山西医科大学第一医院）

参 考 文 献

[1] Kuczkowski KM. Controversies in the delivery suite: obstetrical anesthesia for the part urient with cavernous transformation of the portal vein [J]. Arch Gynecol Obstet, 2005, 272 (2): 179-181.

[2] 陶杰, 王先银, 廖明松, 等. 超声对门静脉海绵样变性的诊断 [J]. 临床超声医学杂志, 2007, 9 (10): 609-611.

[3] 闫朝岐, 杨维良. 门静脉海绵样变的临床诊治现状 [J]. 中国普通外科杂志 2008, 17 (6): 605-607.

[4] 方主亭, 颜志平, 罗剑钧, 等. 门静脉海绵样变的介入治疗 [J]. 复旦学报（医学版）2012, 39 (5): 489-495.

[5] 陈国栋, 杜丽. 外伤性脾切除术后血小板变化的研究与治疗进展 [J]. 浙江创伤外科 2012, 17 (4): 574-576.

病例 42　恶性肌成纤维细胞肉瘤致肝损害 1 例

关键词：恶性肌成纤维细胞肉瘤；肝功能

一、病例介绍

患者女，38 岁，3 个月前因"腰痛"在笔者所在医院外科诊断为"腹膜后占位"病变，行手术治疗；术后病理学检查显示"炎性肌成纤维细胞瘤，属中间型（相当于交界性肿瘤）"，术后诊断：腹膜后炎性肌成纤维细胞瘤（IMT）。术前查肝功能正常，术后外科随访未发现肿瘤复发。术后 1 个月查肝功能：TBil 13.8μmol/L，ALT 78U/L，AST 105U/L，ALP 458U/L，GGT 225U/L。无发热、眼黄、尿黄、乏力、呕吐、食欲下降等不适。经保肝治疗后肝功能好转不明显。术后 3 个月复查肝功能：TBil 16.1μmol/L、ALT 165U/L、AST 127U/L、GGT 438U/L、ALP 1426U/L。由外科门诊转诊感染科，以"肝功能损害待查"收入住院。

入院查体：神志清楚，皮肤、巩膜无黄染，未见肝掌、蜘蛛痣；双肺呼吸音清，未闻及干湿性啰音，心律齐，未闻及杂音；腹平软，腹部见长约 20cm 斜行手术切口，无压痛、反跳痛，肝右肋、剑突下未触及，脾左肋下未触及，Murphy 征阴性。移动性浊音阴性，双下肢无水肿。入院诊断：肝功能异常原因待查。

辅助检查：甲胎蛋白正常，甲胎蛋白异质体 <1.0 ng/ml，肝炎病毒标志物阴性，自身免疫性肝病抗体谱阴性，自身抗体阴性，IgG 22.20g/L，IgA 3.82 g/L，IgM 2.42g/L，IgG2 11.00g/L。上腹部彩色多普勒超声检查：肝实质弥漫性病变。肝脏 MRI 平扫+增强检查：肝脏体积略缩小，肝右后叶海绵状血管瘤，腹膜后肿瘤术后改变。

为明确肝功能损害原因，与患者充分沟通后在 B 超引导下行肝穿刺活组织病理学检查。肝组织病理学检查 HE 染色显示：梭形细胞浸润，细胞质丰富，粉染，细胞界限不清，核轻至中度异型，伴少量淋巴细胞、嗜酸粒细胞浸润；周围肝组织、肝小叶结构尚清晰，少数肝细胞水肿，肝小叶内可见点灶坏死，汇管区轻度扩张，汇管区少量淋巴细胞、单核细胞、嗜酸粒细胞浸润（图 42-1）。肝组织免疫组织化学检查显示：细胞角蛋白（CK）、CK8、磷脂酰肌醇蛋白聚糖 3（glypican-3，GPC3）、肝细胞抗原（Hep）、肌红蛋白（myoglobin）、肌球蛋白（myosin）、结蛋白（desmin）、S100 蛋白、抗黑素瘤特异性单抗（HMB45）、分化抗原簇 117（CD117）、CD34、间变性淋巴瘤激酶（ALK）均阴性，平滑肌肌动蛋白（SMA）弱阳性，CD99、B 淋巴细胞瘤-2 基因（Bcl-2）、人体抑癌基因（P53）、调宁蛋白（calponin）、波形蛋白（vimentin）均阳性。Masson+Rf 染色：肝小叶网状支架存在，结构清晰，汇管区纤维组织轻度增生。病埋学诊断：考虑为低度恶性肌成纤维细胞肉瘤（MS）浸润肝脏。

最终诊断：低度恶性肌成纤维细胞肉瘤。确诊后患者转诊肿瘤科继续治疗。

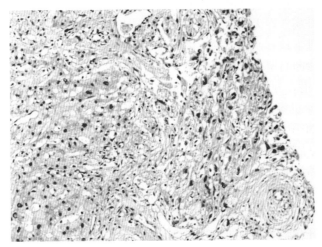

图 42-1　肝组织细胞中见梭形肿瘤细胞浸润（HE 染色，×100）

二、临床诊治思维过程

患者以往曾行腹膜后肿物手术，术前肝功能基本正常，术后随访过程中出现长期的肝功能异常，经保肝治疗效果不佳，其肝功能损害特点是以 ALT、AST 轻度升高，而 ALP、GGT，尤其是 ALP 明显升高为特征。肝功能损害原因不明，逐步完善检查，最终经过肝穿刺活组织检查明确诊断。

鉴别诊断：

（1）病毒性肝炎：是由多种肝炎病毒引起的以肝脏病变为主的一组疾病，慢性病毒性肝炎如乙型、丙型肝炎有时症状不明显，急性病毒性肝炎往往表现为腹胀、食欲缺乏、乏力、恶心等。实验室检查可见转氨酶、胆红素升高，肝炎病毒标志物阳性。本例患者肝功能异常 2 月余，所查肝炎病毒标志物阴性，不支持病毒性肝炎。

（2）自身免疫性肝病：患者为中青年女性，ALP、GGT 明显升高容易误诊为自身免疫性肝病，而且患者无用药、饮酒史，肝炎病毒标志物阴性，在诊疗中应注意自身免疫性肝病的可能。此时就需要肝组织病理学检查以确认或排除。

（3）胆道系统疾病（如结石、肿瘤）：胆道系统疾病也可能造成肝功能异常，表现为ALP、GGT 升高。在 CT 或磁共振等影像学检查时可显示结石或肿瘤的证据。但患者相关的影像学检查结果不支持胆道系统疾病。

（4）药物性肝病与酒精性肝病：药物性肝病与酒精性肝病在肝功能指标上可表现为ALP、GGT 升高。但其诊断需要有明确的用药或饮酒史。本例患者无服用肝损伤药物或饮酒的证据，故不支持。

三、诊治体会

本例患者既往腹膜后肿物病理学证实为 IMT，属中间类型的肿瘤，术后随访未发现腹膜后肿物复发的情况，腹腔脏器也未发现有肿物形成。患者以肝功能异常为首发表现，其肝功能损害是以 ALT、AST 轻度升高，而 ALP、GGT，尤其是 ALP 明显升高为特征。患者为中青年女性，无病毒性肝炎、酒精性肝病、药物性肝病依据；ALP、GGT 明显升高容易误诊为自身免疫性肝病。在无创性辅助检查不能明确病因的情况下与患者沟通后行肝穿刺活组织检查，经病理学检查明确诊断。因此，肝组织活组织检查、病理学检查对不明原因肝功能异常患者的诊断与鉴别诊断有很重要的价值。

MS 起源于具有潜在分化为纤维细胞和组织细胞倾向的未分化间叶细胞，属恶性纤维组织细胞瘤。2002 年世界卫生组织公布的新的肿瘤分类中将肌纤维肉瘤与低度恶性肌成纤维细胞肉瘤（LGMS）等同[1]。LGMS 临床较少见，累及部位广泛，多见于头颈部、四肢、股骨[2,3]；发生于腹腔的较罕见，国内外的现有文献多为个案报道，其临床特征大多数为肿瘤在腹腔脏器形成肿块经手术或穿刺后病理学证实[2,4~6]。

该患者肝脏影像学未见明确的肿瘤占位性病变，在常规的肝穿刺活组织病理学检查中可见肿瘤细胞浸润，提示肿瘤细胞可能广泛、弥漫地浸润整个肝脏，此情况在现有的文献中十分少见。而且肝穿刺组织中的 LGMS 与腹膜后的 IMT 非同一类型肿瘤。

由于 LGMS 临床病例数量少，其生物学特性仍有待于进一步研究。本例患者肝功能指标的异常为肿瘤细胞本身引起或为肿瘤细胞破坏肝组织所致尚需进一步探讨。另外，IMT 与 LGMS 在肿瘤发生学上的关系也有待于进一步研究[7,8]。因此，本例中两种肿瘤的关系仍值得探讨。

四、专家点评

酶是参与机体物质代谢、维持生命活动所必需的能源物质。肝脏是富含酶的器官，体内几乎所有的酶都在肝内合成。因此，当肝脏受损伤的时候，可因细胞膜通透性增加、细胞坏死等使酶释放入血，导致血清酶量发生变化，因此可以通过酶学检测评估肝病诊断和鉴别诊断、判断预后及评价疗效。该例患者肝损伤以 ALP、GGT 升高为主要临床表现。以此为线索，进一步完善血液等无创检查，仍不能明确诊断时进行肝穿刺活组织检查明确诊断。γ-谷氨酰转移酶（GGT）广泛分布于人体组织中，肾内最多，其次为胰和肝，胚胎期则以肝内最多，在肝内主要分布于肝细胞质和肝内胆管上皮中，正常人血清中 GGT 主要来自肝脏。此酶在急性肝炎、慢性活动性肝炎及肝硬化失代偿时仅轻中度升高。但当阻塞性黄疸时，此酶因排泄障碍而逆流入血；原发性肝癌时，此酶在肝内合成亢进，均可引起血中 GGT 显著升高，甚至达正常的 10 倍以上。乙醇中毒者 GGT 亦明显升高，有助于诊断酒精性肝病。GGT 升高在临床上主要见于：①原发性或转移性肝癌时，血中 GGT 明显升高。其原因是癌细胞产生的 GGT 增多和癌组织本身或其周围的炎症刺激作用，使肝细胞膜的通透性增加，以致血中 GGT 增高。②阻塞性黄疸、急性肝炎、慢性肝炎活动期与胆道感染、肝硬化等都可使 GGT 升高。③其他疾病如心肌梗死、急性胰腺炎及某些药物等均可使血中 GGT 升高。ALP 分布在胎盘、回肠黏膜、肾脏、骨骼和肝脏中。骨、肝和肾 ALP 具有同种基因编码的蛋白质结构，其差别在于糖基含量不同。ALP 肝同工酶半衰期为 3 天。在正常人血清中，小儿 ALP 主要来自骨骼（ALP3）。成人主要来自肝脏（ALP2）。餐后 2 小时（尤其是高脂餐）ALP 可升高 1.5 ~ 2 倍，并可持续 6 小时。其成分主要是来自小肠绒毛上皮细胞分泌的 ALP5。肝胆疾病时 ALP 明显升高。其升高的程度可归纳为胆汁淤积>肝癌>肝细胞损伤。胆管内压增高可使肝脏合成增多，胆道排泄障碍，故血中 ALP 显著增加。肝脏浸润性病变时，异常细胞可以刺激肝脏细胞合成 GGT、ALP

增多，肝细胞及肝内胆管系统损坏，出现异常 GGT、ALP 升高。而对于临床上原因不明的生物化学指标异常、一般常规免疫和影像等检测不能确诊的患者，只要没有肝穿刺禁忌证，原则上都应行早期肝穿刺活组织检查，以明确诊断并指导治疗。

作者：欧宏杰　潘业　吴晓鹭　刘家俊（厦门大学附属第一医院感染科）

点评者：尚佳（河南省人民医院）

参 考 文 献

[1] Fetcher CD, Unni KK, Mertens F, et al. World Health Organization Classification of Tumors：Pathology and Genetics of Soft Tissue and Bone［M］. Lyon France：IARC Press, 2002：101-103.

[2] Meng G Z, Zhang H Y, Bu H, et al. Myofibroblastic sarcoma：a clinicopathological study of 20 cases［J］. Chinese Medical Journal, 2007, 120（5）：363-369.

[3] Takahama A Jr, Nascimento AG, Brum MC. Low-grade myofibroblastic sarcoma of the parapharyngeal space［J］. International Journal of Oral and Maxillofacial Surgery, 2006, 35：965-968.

[4] Miyazawa M, Naritaka Y, Miyaki A. A low-grade myofibroblastic sarcoma in the abdominal cavity［J］. Anticancer Research, 2011, 31（9）：2989-2994.

[5] 阎涛，毕新宇，张宏图，等. 肝脏恶性肌纤维母细胞瘤肉瘤一例［J］. 中华肿瘤杂志，2011, 33（6）：477-478.

[6] Agaimy A, Wünsch PH, Schroeder J. Low-grade abdominopelvic sarcoma with myofibroblastic features（low-grade myofibroblastic sarcoma）：clinicopathological, immunohistochemical, molecular genetic and ultrastructural study of two cases with literature review［J］. Journal of Clinical Pathology, 2008, 61：301-306.

[7] Xiao Y, Zhou S, Ma C, et al. Radiological and histopathological features of hepatic inflammatory myofibroblastic tumour：analysis of 10 cases［J］. Clinical Radiology, 2013, 68：1114-1120.

[8] 林建韶，张建民，惠京，等. 炎症性肌纤维母细胞瘤及低度恶性肌纤维母细胞肉瘤［J］. 临床与实验病理学杂志，2007, 23（4）：385-388.

病例 43　婴幼儿肝糖原累积病并肝硬化 1 例分析

关键词：肝硬化；婴儿；糖原累积

一、病例介绍

患儿男，7 个月零 17 天，因"发现肝脏肿大 5 个月"于 2 年半前收住入院。患儿于出生时家长就发现其肚子偏大，未在意。出生 2 个月时行肝脏彩超检查提示：肝肋缘下3.3cm，其余未见异常。4 个月后复查彩超提示：肝大、肝回声明显增粗增强、门静脉主干内径不宽、双肾强回声斑、胆脾未见异常声像。5 个月时先后住两家三甲医院诊治，曾行结肠造影未见异常。查肝功能：A/G 33/29g/L、TBil 7.2μmol/L、ALT 138IU/L、AST144IU/L、GGT 129IU/L、ALP 222IU/L、TG 7.78mmol/L、CHOL 3.85mmol/L、血氨115μmol/L、糖5.93 mmol/L、乳酸2.68mmol/L。血常规：正常。抗 CMV IgM 阴性。血醛固酮、17-羟基孕酮、促肾上腺皮质激素均正常。血遗传代谢病氨基酸和酰基肉碱谱均正常。彩超：心动过速、肝脏增大、胆脾胰未见异常。胸片：双肺纹理稍增多，模糊。血气分析及血常规均正常。入院后给予谷胱甘肽保肝、磷酸肌酸支持治疗，因肝功能改善不理想家属自动出院。出院诊断：①轻度营养不良；②肝脾肿大原因待查。

入院查体：T 37.3℃，P 150 次/分，R 40 次/分，神志清楚、精神好、反应尚佳，但尚不能坐、营养差、消瘦体型、老头貌、细小尖脸、发育落后于同龄儿，呼吸平稳。全身皮肤、巩膜无黄染，皮肤弹性稍差，皮下脂肪厚度约0.3cm。颈部、腋下、腹股沟浅表淋巴结无肿大。前囟平软，1.5cm×1.5cm，颅缝无分离或重叠。双肺呼吸音粗，双肺未闻及干湿啰音。心率150 次/分，律齐，各瓣膜听诊区未闻及杂音。腹膨隆，无胃肠型及蠕动波，全腹柔软，肝右肋下 10cm，剑突下 7cm，左肋下 6cm 可触及，质地偏硬。移动性浊音阴性。肠鸣音 5 次/分，外生殖器外观及肛门未见畸形，脊柱、四肢外观无畸形，无活动障碍，双下肢无水肿。神经系统检查：四肢肌力、肌张力正常，膝腱反射正常。布氏征、克氏征阴性，双侧巴氏征未引出。入院诊断：肝大原因待查。

入院后查血常规：白细胞15.5×10⁹/L、淋巴细胞70.1%、中性粒细胞16.7%、嗜酸粒细胞0.7×10⁹/L、血红蛋白116 g/L，其余基本正常；大小便常规正常；凝血时间正常；铁蛋白21.6ng/ml；抗-HBs（+）；甲胎蛋白定量274.7ng/ml。

肝、肾功能：A/G 47/31g/L、TBil 6.6μmol/L、ALT 109IU/L、AST 70IU/L、GGT187IU/L，ALP 226IU/L，TG 7.39mmol/L、CHOL 4.5mmol/L、尿素 1.6mmol/L、铁17.1mmol/L、二氧化碳17.9mmol/L、磷 2.1mmol/L、血氨115μmol/L。EB 病毒 IgA、IgM抗体及巨细胞病毒抗体均阴性。铜蓝蛋白正常。自身免疫性肝炎抗体阴性。

上腹部 MRI 提示：肝脏显著增大，以左叶为著，左右叶比例失调，肝上下径约13.3cm，肝裂不宽，未见异常信号，增强扫描未见异常强化灶。下腔静脉肾脏水平以下显示不清，肝内外胆管无扩张。脾增大，胆囊大小、形态正常，左肾囊肿。

入院后给予异甘草酸镁、谷胱甘肽保肝治疗，效果不佳，因诊断不明建议行肝穿刺活组织检查。

肝组织病理学提示：肝小叶内肝细胞弥漫变性，可见脂肪变性，部分肝细胞胞质透亮，呈气球样改变，小叶内可见点状坏死、灶性坏死、碎屑样坏死，肝窦变窄，假小叶形成。免疫组织化学：CD、AAT 染色提示仅见散在细胞胞质呈棕色阳性反应（+），肝细胞呈阴性反应（−），提示窦组织细胞未见弥漫性增生。CK8 染色：肝细胞胞质呈阳性反应（+）。PAS 染色：呈阳性反应（+++）（图 43-1 和图 43-2）。因条件所限，未做 G-6-PD 活性及肝糖原定量测定。后经上海长海医院远程会诊考虑：肝糖原累积病伴肝纤维化。

后建议患者家属转至复旦大学附属儿童医院进一步诊治，经基因检测证实存在 AGL 剪切突变：C.1735+1G > T。诊断为糖原累积病Ⅲ型。

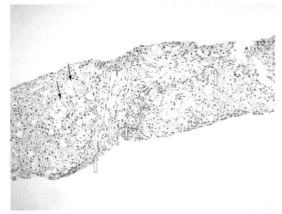

图 43-1　肝组织病理学检查（HE 染色，×100）
实心箭头：肝细胞弥漫变性，可见脂肪样变性，肝细胞胞质透亮，呈气球样改变；空心箭头：汇管区纤维组织增生，分隔包绕肝小叶，肝硬化形成

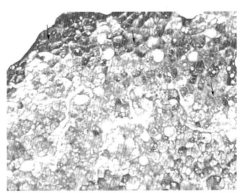

图 43-2　肝组织病理学检查（PAS 染色，×100）
箭头：肝细胞经 PAS 染色后，肝细胞呈砖红色强性染色反应

二、临床诊治思维过程

婴幼儿时期出现的肝大伴肝功能异常通常应考虑以下几种常见病：

（1）病毒性感染：该患儿多次查 HBV 标志物（HBsAg、抗-HBs、HBeAg、抗-HBe、抗-HBc）、HCV RNA、HCV 抗体、抗 CMV IgM 及风疹病毒、柯萨奇病毒等均为阴性，因此诊断依据不足，不予考虑为上述病毒感染所致的肝炎。

（2）先天性胆道闭锁：以肝内外胆管闭锁及梗阻性黄疸为特点。彩超可见无胆囊或小胆囊（长度小于 1.5cm），胆管细小或阻塞，肝门部可见纤维块形成。临床上多见有黄疸，解陶土样大便，肝功能见胆红素升高，以直接胆红素升高为主，GGT、ALP 明显升高。患儿从发病以来始终未见黄疸，肝功能以 ALT、AST 升高为主，GGT 不高。彩超及磁共振均可见正常大小的胆囊，因此也可排除本病。

（3）脂肪性肝炎：因营养过剩脂肪堆积在肝脏所致。多见于年长儿童，可见形体肥胖，彩超提示脂肪浸润。但该患儿形态瘦小，皮下脂肪很薄，彩超未见脂肪肝声像图，可排除该病。

（4）先天性遗传代谢性疾病

1）氨基酸代谢类疾病：是由于各种氨基酸代谢过程中酶的缺陷导致的疾病。表现为肝大，肝功能异常，生长迟缓，有的血氨升高出现神经系统症状，如酪氨酸血症、尿素循环障碍、高低瓜氨酸血症、枫糖尿等。该患儿曾在外院行血氨基酸、有机酸和酰基肉碱谱检查均正常，因此可以排除此类疾病。

2）铜代谢异常——肝豆状核变性：是由于铜转运酶的缺陷导致铜代谢障碍，大量的铜沉积于肝、脑等部位。大部分5岁后发病，以肝脏和神经系统损害为主。可出现肝功能异常，甚至出现肝硬化，门静脉高压。神经系统可表现为四肢震颤、肌肉强直、口吃、吞咽困难、表情僵硬、智力下降等。体征上可于巩膜上见 K-F 角膜色素环。生物化学检查：铜蓝蛋白下降，尿铜排泄增加，血清铜下降。磁共振检查可见脑室扩大，脑豆状核病变。该患儿无神经系统表现，没有眼睛上的体征，铜蓝蛋白水平正常。肝脏病理学检查未见有铜沉积，因此可排除。

3）脂类代谢异常：主要是鞘脂类等代谢过程中酶的缺陷造成的疾患。由于鞘磷脂沉积在中枢神经系统和外周组织器官中，因此可见到神经系统症状，如智力低下、肌痉挛、肌张力增高、惊厥、震颤等。这两类疾病除了肝脏肿大外还常常伴有脾脏异常肿大。脾脏肿大程度甚至可以超过肝脏。随着病情进展，可出现脾功能亢进现象，如贫血、血象三系减少。常见疾病有戈谢病和尼曼-匹克病。肝脏病理学检查可见到戈谢细胞或匹克细胞（又称泡沫样细胞）浸润。患儿无神经系统症状，血常规正常，肝脏病理学检查未见到上述两种细胞浸润，因此不予考虑。

4）糖代谢异常的疾病：其一是半乳糖血症，是由于半乳糖代谢过程中相关酶的缺陷造成的。临床上可见到给婴儿喂食乳制品后出现呕吐、拒食、嗜睡，若继续喂食甚至可出现黄疸、肝大。该患儿自小喝母乳和奶粉后未出现上述症状，可以排除。其二是糖原累积病，是由于先天性酶缺陷所致的糖代谢障碍，由于糖原代谢异常，糖原异常累积于肝、肌肉等器官组织中。临床常见的表现有肝脏异常肿大、肝功能异常、血胆固醇异常升高。肝脏病理学检查可见到脂肪变性、植物样细胞，PAS 染色阳性，肝糖原定量异常升高。患儿生物化学表现为肝功能转氨酶升高，高胆固醇血症。彩超见肝脏异常增大，体征上肝于肋下10cm 可扪及，肝脏病理学检查见到脂肪细胞浸润，PAS 强阳性反应。符合以上表现，特别是基因检测证实染色体特殊位点的变异，最终明确诊断。

三、诊疗体会

（1）该患儿辗转了两家三甲医院，历经5个月始终无法明确诊断。回顾该患儿的发病及就医经过，患儿刚出生时就被发现腹部较一般婴儿膨大，查彩超提示肝于肋下3.3cm。此时的肝脏已经较正常婴儿稍大，可惜当时未进行常规生化检查而未能及早发现病情。随着疾病的进展，肝脏逐渐增大且出现肝功能异常。在住院期间发现该患儿有多毛症、发育落后而进行了相关排查，排除先天性肾上腺皮质增生症。另外发现患儿腹部膨隆，体型瘦小进一步排除了先天性巨结肠症。随着相关疾病的排除，明确患儿腹部异常膨隆为异常肿大的肝脏所致。因此我们重点围绕肝脏肿大、肝功能异常进行逐步的排查。最后把重点放在先天性糖代谢异常性疾病——肝糖原累积病上。患儿的表现：肝脏异常肿大、肝功能异常、血胆固醇异常升高、血糖正常，符合该病临床特点，加上肝脏病理学的诊断和基因诊断最终明确为肝糖原累积病Ⅲ型。

（2）糖原累积病（glucogen storage disease，GSD）是由于先天性酶缺陷所致的糖代谢障碍，常见于儿童期发病。其发病率为（4～5）/10 万。目前已经证实糖原合成和糖原分解代谢中所必需的各种酶至少有 8 种，由于这些酶缺陷所造成的临床疾病可分为 12 种类型[1]。这 12 种类型中又可以分为两大类型：其中以肝脏病变为主的常见于Ⅰ、Ⅲ、Ⅳ、Ⅸ型；以肌肉组织受损为主的见于Ⅱ、Ⅴ、Ⅶ、Ⅹ、Ⅻ型。

糖原累积病Ⅰ型[2]：系因缺乏葡萄糖-6-磷酸酶（G-6-P）所致。在正常人体中，由糖原分解或糖原异生过程所产生的 6-磷酸葡萄糖，都必须经葡萄糖-6-磷酸酶系统水解以获得所需的葡萄糖，该酶系统可提供由肝糖原分解所得的 90% 葡萄糖，在维持血糖稳定方面起主导作用。当酶缺乏时，糖代谢即发生紊乱：机体仅能获得由脱支酶分解糖原 1，6-糖苷键所产生的少量葡萄糖分子（约 8%），因此该 G-6-P 的缺乏必然造成严重空腹低血糖。临床表现：低血糖（较为明显）、高脂血症、高尿酸血症、酸中毒，但身体各部比例和智能等正常。可有不同程度肾脏损害表现，如肾脏肿大。病理学检查：细胞核内糖原累积、肝脂肪变性明显但无纤维化改变，这是本型的突出病理学变化。

糖原累积病Ⅲ型[2]：是由于脱支酶缺乏所致。本型临床症状远较 GSD-Ⅰ轻缓，由于糖原异生仍能进行，故其少发生严重低血糖，但仍有糖、脂肪代谢紊乱，可无乳酸性酸中毒及高尿酸血症。不少患儿除肝脏外，肌组织亦被累及（Ⅲa），表现为肌无力，在行走过速或爬坡时尤为明显，甚至发生肌痉挛；肝脏肿大病情持续发展至肝硬化、肝衰竭或小肝细胞癌。病理学检查：本型的肝组织病理变化与 GSD-Ⅰ者类似，甚少脂肪变性，且纤维化明显，可资鉴别。

（3）肝糖原累积病临床表现复杂多样，起病的年龄、病情进展的速度、其他器官的累及程度等临床表现差异很大。杨天娇等[3]研究了 42 例肝糖原累积病患儿，发病年龄 5 个月至 17.5 岁；均有肝大，95.2% 为中重度肿大；71.4% 存在低血糖；33.3% 有发育落后。肝脏病理学检查：36 例均有明显的糖原累积，63.9% 伴有不同程度的肝纤维化。

目前临床上报道较多的为Ⅰ型，症状如上所述，较为典型，临床医师易形成惯性思维。对肝功能异常伴严重低血糖、高血脂的考虑为该病，而对那些血糖正常的易造成漏诊。正由于糖原累积病本身是少见病，加上Ⅲ型临床类型报道少，症状隐匿，短时间内就进展至肝硬化非常罕见，造成了诊断困难。

回顾本例患儿的临床经过，在早期诊治时由于对患儿肝肿大的病因、病种了解不全面，医师按照自己的习惯性思维进行诊治。加之对糖原累积病的认识不够，导致未能及时确诊。在时间上、经济上均造成延误和浪费，此点值得反思。

经验教训：

（1）对婴幼儿发现其肚子偏大时应想到进一步体检，尤其是腹部触诊。婴幼儿肝脏可以相对稍大，但不应超过右肋下 3cm，且随着年龄增大，至 3 岁时基本应回缩至肋骨内。对于超过标准的，应进行肝功能检查，并定期跟踪。该患儿在 2 个月大时查彩超提示肝于肋下 3.3cm，已经偏大且未进行常规生化检查而未能及早发现病情。

（2）在临床上对有诊断不清的除根据临床表现、生化特点等加以推断外，肝活组织检查也是诊断的重要手段。不要因为婴幼儿配合差、肝穿刺活组织检查风险大而放弃这么重要的诊断依据。

（3）要加强对先天性代谢性疾病的学习。目前临床上肝功能异常的儿童患者日益增多，发病年龄越来越小。很多是先天性遗传性疾病，这类疾病往往属于肝病科和儿科交叉的部分，而这一部分疾病又很复杂隐蔽，因此要加强对这类疾病的学习，开阔视野。

（4）对确实怀疑为先天性遗传代谢性疾病者，有条件的建议行基因检测明确分型，对判断预后、指导治疗有重要参考价值。

四、专家点评

遗传代谢障碍性肝病通常是指遗传性酶缺陷所致的中间代谢紊乱引起的疾病，主要表现为肝脏形态结构和功能上的改变。目前尚无统一的分类。梁扩寰教授根据物质代谢的类别及酶缺陷所致的异常代谢途径把遗传代谢病分为糖类代谢病、脂类代谢病、氨基酸代谢病、血浆循环蛋白与酶代谢病、金属元素代谢病、肝卟啉代谢病、胆红素代谢病七大类。其中糖类代谢病根据其相应的酶缺失分为糖原累积病、半乳糖血症、果糖不耐受症、果糖-1,6-二磷酸酶缺乏症、黏多糖病等五种类型。糖原沉积症Ⅲ型（GSD-Ⅲ）有 2 种亚型，Ⅲa 型主要影响肝脏和肌肉；Ⅲb 亚型只是影响肝脏。肝脏肿大、低血糖、矮小、血脂异常是其主要临床表现。部分病例有智力发育异常。肌肉症状可以和肝病症状同时出现，或者肝脏异常很久之后，或者肝脏疾病症状消失之后出现。甚至有一小部分患者童年之后只有肌肉症状，却没有肝脏异常的病史。肝脏症状会随着年龄而逐渐改善，通常在成年之后消失，明显的肝硬化很少发生。在Ⅲa 亚型，肌肉症状虽然在儿童期表现不是很明显，但会是成年之后的唯一症状。该患儿以"肝大"为主诉就诊，通过体格检查发现该患儿有发育迟缓，进一步实验室检查提示患儿具备肝功能异常、高脂血症、高乳酸血症表现。结合以上表现应该首先考虑先天遗传性代谢病。根据患儿的肝穿刺结果提示 PAS 染色阳性，考虑糖代谢异常可能性大。基因检测技术在此类疾病诊断中占有重要地位。

作者：俞晓芳　吴剑华　郑卫东　蔡虹（厦门市中医院肝病中心）

点评者：尚佳（河南省人民医院）

参 考 文 献

[1] 陈灏珠. 实用内科学 [M]. 第 12 版. 北京：人民卫生出版社，2005：1075-1077.

[2] 姚光弼. 临床肝脏病学 [M]. 第 2 版. 上海：上海科学技术出版社，569-572.

[3] 杨天娇，王晓红，朱启镕. 儿童肝糖原累积病的临床特点分析 [J]. 中国临床医学，2007，14（2）：209，210.

病例 44　反复皮肤、巩膜黄染伴瘙痒 1 例

关键词：胆汁淤积，肝内；黄疸；皮肤瘙痒

一、病例介绍

患儿女，9 岁，因"皮肤、巩膜黄染伴全身瘙痒 3 月余"于 2 年前入院。2 年半前患儿无明显诱因出现全身瘙痒，夜间加重，睡眠差，伴乏力、厌油、恶心，无皮疹、溃疡、皮下出血等，未予特殊处理。随后 3 天患儿皮肤、巩膜明显黄染，皮肤瘙痒明显，并出现一过性白陶土色大便，小便黄染如浓茶色，无发热，无呕吐，腹胀、腹泻。于本院检查：血常规 PLT 412×10⁹/L；生物化学指标：ALT 79.6U/L，AST 46.1U/L，TBil 199.3μmol/L，DBil 109.7μmol/L，ALB 43.8g/L，ALP 1170.6U/L，GGT 12.9U/L，TBA 628μmol/L。考虑"胆汁淤积性肝炎"，给予地塞米松（5mg/d，用 3 天）、还原型谷胱甘肽、多烯磷脂酰胆碱、马来酸氯苯那敏片、甘草酸二胺治疗，效果不明显，约 2 周出院后转至外院。查血常规：PLT 662g/L；肝功能：ALT 52U/L，AST 59U/L，TBil 272.5μmol/L，DBil 141.3μmol/L，ALB 43.4g/L，ALP 471U/L，GGT 13U/L，TBA 426.1μmol/L；查头颅 MRI 示松果体囊肿，双侧筛窦、蝶窦炎。拟"淤胆型肝炎、肝豆状核变性"收入住院治疗。予熊去氧胆酸（优思弗）、苯巴比妥（鲁米那）、复方甘草酸苷、氯雷他定（具体用量不详）治疗。2 年半前复查生物化学指标：TBil 128.8 μmol/L，DBil 62.9μmol/L，ALP 316.7U/L，GGT 26.3U/L，TBA 317.1μmol/L，病情好转出院。出院后口服优思弗、茵栀黄口服液、美能片治疗，病情稳定。之后 2 月余患儿家属发现患儿皮肤再次出现黄染，于当地医院查肝功能：TBil 170μmol/L 左右，患儿无明显症状，继续口服优思弗、茵栀黄口服液、美能片治疗。2 年前患儿家属发现患儿四肢散在瘀斑，左下肢出现血肿，至深圳某儿童医院住院治疗，入院后查血常规：WBC 12.1×10⁹/L、N 9.03×10⁹/L、Hb 96g/L、PLT 755×10⁹/L；凝血功能：APTT 94.3s，PT 164.2s，予以酚磺乙胺、血浆、白蛋白、维生素 K₁ 等治疗。1 月余后复查凝血功能恢复正常，但患儿皮肤、巩膜黄染较前加深，为进一步诊治，遂入笔者所在医院，门诊拟诊为"急性胆汁淤积性肝炎"收入住院。自起病以来，患儿精神状态良好，食欲可，小便黄，大便起病初始呈陶土样改变，后未见明显异常，体重减轻数斤，具体不详。患儿 2 岁内反复出现腹泻，考虑与服用药物或牛奶有关。2 岁后症状缓解。患儿 6 个月大时曾出现皮肤、巩膜黄染及大便陶土样改变，拟诊为"婴儿肝炎综合征"，予护肝、退黄等治疗，黄疸未消退，自动出院，1 个月后黄疸自行消退。家族史无特殊。入院查体：T 36.4℃，P 103 次/分，R 18 次/分，BP 117/77mmHg。神志清楚，精神好，形体略瘦，全身皮肤、巩膜重度黄染，全身皮肤干燥，四肢多毛，可见散在瘀斑。全身浅表淋巴结未触及肿大。未见肝掌及蜘蛛痣。心肺听诊术及异常。腹平软，全腹无压痛、反跳痛，肝右肋下 4.0cm，质软，缘钝，无包块及触痛，脾肋下未扪及，墨菲征阴性，移动性浊音阴性，双下肢无水肿。

　　入院诊断：肝内胆汁淤积原因待查：①遗传代谢性肝病？②病毒性肝炎？入院后给予思美泰、优思弗护肝、退黄治疗。辅助检查：血常规：Hb 103g/L，MCV、MCH、MCHC正常；WBC 9.07×10^9/L，PLT 888×10^9/L ~ 1383×10^9/L。生物化学指标：TBil 149 ~ 454μmol/L（DBil 99 ~ 290μmol/L），TBA 179 ~ 628μmol/L，ALP 343 ~ 658IU/L，ALT、AST正常或轻度升高，GGT偏低或正常，ALB、GLO及PT正常；血清铜蓝蛋白轻度升高；α_1-抗胰蛋白酶正常；嗜肝病毒病原学检查均为阴性。骨髓象：骨髓增生活跃，部分中晚幼粒细胞形态不规则，核幼质老，可见组织吞噬细胞，符合感染骨髓象；血小板成堆成片易见，考虑血小板增多症。JAK-Ⅱ基因检测为阴性。腹部B超：肝脏稍大。MRCP：胆道系统不扩张。肝脏病理学检查：肝组织轻微病变，肝腺泡3区毛细胆管淤胆明显，胆栓形成，个别肝细胞淤胆；未见界面性炎，未见胆管损伤、淤胆及肉芽肿；纤维化不明显（图44-1）。

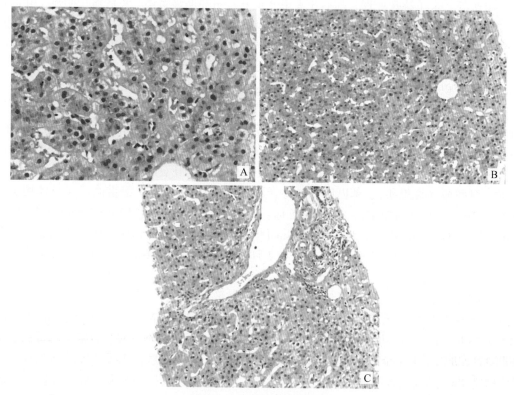

图44-1　肝脏病理学表现

　　入院后给予优思弗、思美泰治疗后病情略有好转后出院。之后5个月、7个月患儿先后两次因症状反复，再次入院，拟诊"进展性家族性肝内胆汁淤积症"，对症处理后好转出院，建议患者行基因检查。之后2个月于上海某儿童医院住院，患儿母亲诉基因检查考虑"进展性家族性肝内胆汁淤积症"，但不典型（未见报告），建议肝移植。患儿母亲拒绝。5个月前患儿于安徽省某小镇内中医诊所就诊，服用中药20天后，自诉病情痊愈。

二、临床诊治思维过程

患儿病例特点：①患儿为 9 岁女童，起病呈亚急性，病程不详。②患儿幼时曾出现黄疸，治疗效果欠佳，未继续治疗自行缓解；患儿幼时曾反复腹泻、营养不良，自行缓解。③患儿此次以身目黄染、皮肤瘙痒、大便变浅起病。查体皮肤、巩膜重度黄染，肝肋下可扪及。④实验室检查：生物化学检查提示 TBil 明显升高，以 DBil 为主，GGT 正常，ALP 轻度升高；血常规提示 PLT 明显升高；B 超提示肝大，无胆管扩张；肝脏病理学检查提示肝组织轻微病变，肝腺泡 3 区毛细胆管淤胆明显，胆栓形成，个别肝细胞淤胆。未见界面性炎，未见胆管损伤、淤胆及肉芽肿。纤维化不明显。

根据患儿的病理特点考虑诊断为黄疸查因：①溶血性黄疸，无腰痛、酱油样小便，无 Hb 明显降低，DBil 占 TBil 比例无明显升高，不支持。②肝细胞性黄疸，临床表现无明显消化道不适症状，实验室检查，无明显肝脏炎症反应，肝脏合成指标正常，仅胆红素代谢功能异常。病理学检查提示肝脏病变轻微，不支持。③肝内外梗阻性黄疸，患儿症状符合梗阻性黄疸的特征（身目黄染、皮肤瘙痒、大便变浅），实验室检查亦提示 TBil 以 DBil 为主，但 GGT 无明显升高（ALP 升高考虑与患儿生长发育相关），影像学检查无胆道梗阻表现。可排除肝外梗阻，考虑为肝内胆汁淤积。

胆汁淤积性肝炎病因的鉴别诊断：

（1）病毒性肝炎：最常见，但肝脏损害特点提示炎症反应轻，胆红素代谢异常为主，病原学检查嗜肝病毒及非嗜肝病毒均为阴性，可排除。

（2）药物性肝炎：患儿起病前无服用药物及可疑损害肝脏的食物，可排除。

（3）寄生虫性肝损害：无疫水接触史，无嗜酸粒细胞比例升高，不支持。

（4）自身免疫性肝炎：女童，无肝外表现，自身免疫性抗体均为阴性，不支持。

（5）先天性非溶血性黄疸：主要考虑 2 种疾病。①Dubin-Johnson 综合征：本病系家族性良性肿瘤，由于肝脏排泄功能有先天性缺陷导致结合型胆红素反流入血发生高胆红素血症和黄疸。本病多见于青少年，慢性轻度黄疸，呈间歇性发作，以结合型胆红素增高为主。肝活组织检查在肉眼下呈青绿色甚至黑色，组织学上肝细胞内含棕褐色色素颗粒，有确诊价值[1]。②Rotor 综合征：又称先天性溶血性黄疸结合胆红素增高 II 型，为先天性胆红素代谢缺陷，多数病例有家族史，黄疸较轻，一般无瘙痒，呈慢性波动性[2]。结合型与非结合型胆红素均增高，以前者为主。肝细胞内无特异的色素颗粒沉着。根据患儿的病例特点可排除。

（6）遗传代谢性疾病：患者糖、蛋白质、脂肪、电解质（铜、铁）代谢指标无异常，可排除糖原累积综合征、α_1-抗胰蛋白酶缺乏症、Wilson 病、血色病等。

根据患儿临床特征考虑为良性复发性肝内胆汁淤积症，本病的诊断主要是依靠临床资料（临床表现、实验室检查和影像学检查），并除外其他原因所致的黄疸后才能确诊。其诊断标准：①皮肤瘙痒伴黄疸，生物化学检查所见符合肝内淤胆。②无其他慢性肝病的证据。③除外其他致病因素，如药物性黄疸、妊娠、口服避孕药等。④胆道造影示肝内外胆系正常。⑤肝活组织检查小胆管内有胆汁栓。⑥缓解期完全恢复，不遗留任何肝脏异常。因此，该患儿临床诊断为良性复发性肝内胆汁淤积症。因未得到明确的基因诊断结果，尚无法确诊。

三、诊疗体会

对于儿童患者，胆汁淤积的诊断首先排除常见的病毒性肝炎与肝外胆道梗阻，其次应考虑遗传代谢性疾病，对于该患者突出的特点是：①婴幼儿期及儿童期发病，未经特殊治疗，病情可自行缓解；发病间歇期肝功能正常。②明显的胆汁淤积表现：黄疸，以直接胆红素为主，皮肤瘙痒，大便陶土样变，而实验室检查最显著的特点即为GGT无升高甚至降低。③虽有长期高黄疸，但肝组织无明显病变。且根据上述特点考虑诊断为良性复发性肝内胆汁淤积症，而确诊有赖于基因检测。对于血小板升高，考虑为继发于高黄疸，诊断为继发性血小板增多症。

四、专家点评

儿童胆汁淤积性肝病十分复杂，临床确诊颇具挑战性。除需要考虑病毒性肝炎、胆道梗阻等常见原因外，还需要考虑遗传代谢性疾病。本例报道中，该患儿因反复发作黄疸、瘙痒，发作时表现为肝内胆汁淤积，但GGT无明显升高，作者通过认真分析患儿的疾病特点，进行了比较全面的鉴别诊断，尤其是除外其他儿童常见的遗传代谢性肝病，得出该患儿的临床诊断为良性复发性肝内胆汁淤积。良性复发性肝内胆汁淤积（benign recurrent intrahepatic cholestasis，BRIC）是一种罕见的常染色体隐性遗传的肝脏疾病，因肝细胞胆汁转运体蛋白功能缺陷造成胆汁形成和排泄障碍，多见于青少年，其第18号染色体长臂q21—q22存在ATP8B1突变基因。BRIC的特征性表现为反复发生的严重瘙痒和黄疸，发作时黄疸可持续达数月甚至数年[3]。病程具有自限性，肝功能可自行恢复，发病间歇期的临床、生物化学检查及影像学表现可正常。由于该病既往不被重视，且确诊需要进行相关基因等方面的检查，从而造成患者反复就医，不能及时确诊，甚至造成误诊。

此外，该病例中依据家长陈述，患儿基因分析诊断不除外进行性家族性肝内胆汁淤积（progressive familial intrahepatic cholestasis，PFIC）。事实上，PFIC也存在ATP8B1突变基因，某种意义上可以说BRIC是PFIC的良性表现形式，PFIC可引起持续性黄疸，预后差，可进展为肝硬化或肝衰竭[4]。因此，对该患儿需要加强随访，必要时进行相应的基因等遗传学分析。总之，该病例有助于临床医师提高对该类遗传性肝脏疾病的认知水平。

作者：禹弘　戴炜（深圳市第三人民医院肝四科）

点评者：韩涛（天津市第三中心医院）

参 考 文 献

[1] Ken D Nguyen, Vinay Sundaram, Walid S Ayoub. Atypical causes of cholestasis [J]. World J Gastroenterology, 2014, 20 (28)：9418-9426.

[2] European Association for the Study of the Liver. EASL Clinical Practice Guidelines：management of cholestatic liver disease [J]. J Hepatol, 2009, 51：237-267.

[3] Luketic VA, Shiffman ML. Benign recurrent intrahepatic cholestasis [J]. Clin Liver Dis, 2004, 8：133-49, vii.

[4] Jacquemin E. Progressive familial intrahepatic cholestasis [J]. Clin Res Hepatol Gastroenterol, 2012, 36 (Suppl 1)：S26-S35.

病例 45　原发性血色病 1 例

关键词：铁代谢障碍；肝疾病；血色病

一、病例介绍

患者女，69 岁，农民。因"头昏、乏力、食欲缺乏 9 天"入院。患者 9 天前无明显诱因出现头昏，无视物旋转、视物模糊，无明显头痛、意识改变、四肢抽搐。感乏力，活动后明显，休息后可缓解。食欲减退，食量下降为原来的一半，无厌油、恶心、呕吐。小便无黄染，尿量正常，无尿频、尿急、尿痛。无腹痛、反酸嗳气、腹泻、皮肤瘙痒，大便无陶土色改变，亦无发热、胸痛、气促、胸闷、关节疼痛。既往史无特殊；育有 3 子，其中 2 个儿子分别死于"白血病、血色病"。入院查体：T 35.5℃，P 74 次/分，R 20 次/分，BP 146/80 mmHg。神志清，查体合作；皮肤黧黑；双瞳孔等大等圆，对光反射存在；伸舌无偏移；全身浅表淋巴结无肿大；颈无抵抗，颈静脉无充盈；双肺呼吸音粗，未及干湿啰音；心率 74 次/分，律齐，无病理性杂音；腹壁柔软，无压痛，无反跳痛，肝肋下未触及；双下肢无水肿；生理反射存在，病理反射未引出。门诊血生化检测：血糖 7.54 mmol/L、ALT 561.8 U/L、AST 349.2 U/L、总胆红素 17.95 μmol/L、直接胆红素 5.18 μmol/L，间接胆红素 12.77 μmol/L，白蛋白 45.8 g/L。头部 CT：平扫未见异常。彩超：肝胆脾胰双肾、膀胱未见明显异常。葡萄糖耐量试验：0 min 7.13 mmol/L、30 min 15.01 mmol/L、120 min 17.57 mmol/L。血 C 肽水平：0 min 2.57 ng/ml、30 min 4.73 ng/ml、120 min 8.03 ng/ml。

入院诊断：①后循环缺血；②病毒性肝炎，病原学待查；③2 型糖尿病；④血色病？

入院后予以"丹参、长春西丁"、"甘草酸二铵、复方二氯醋酸二异丙胺"、"复方氨基酸"等治疗，同时积极完善骨髓穿刺、肝穿刺等相关检查。

辅助检查：血常规：白细胞计数 $3.99×10^9$/L、血小板计数 $127×10^9$/L、红细胞计数 $2.15×10^{12}$/L、血红蛋白 75.0 g/L。铁蛋白 29071.86 ng/ml，血清铁 43.70 μmol/L。甲胎蛋白正常，甲型肝炎病毒 IgM 抗体阴性。抗-HBs 弱阳性。糖化血红蛋白 5.70%。ALT 538.80 U/L、AST 322.10 U/L、腺苷脱氨酶 30.30 U/L、钠 133.3 mmol/L、高密度脂蛋白 0.58 mmol/L、肌酸激酶 37.2 U/L、乳酸脱氢酶 279.9 U/L，胆红素、胆碱酯酶、肾功能、三酰甘油、总胆固醇、肌酸激酶同工酶、肌红蛋白均正常。HBV DNA 定量检测低于检测下限。铜蓝蛋白正常。输血前检查：HBsAg、抗-HCV、人类免疫缺陷病毒抗体、梅毒螺旋抗体均阴性。凝血酶原时间正常。外周血细胞形态学：WBC 分布略呈稀疏，仍以中性粒细胞为主，有较明显中毒性改变，形态均成熟；RBC、血小板分布、形态尚可。胸片：心、肺、膈未见明显异常。颈椎片：颈椎病（C_4 椎体失稳）。腹部 CT 及增强扫描：肝硬化、脾大、胸、腹水。食管胃底静脉曲张。肝左叶略低密度区，性质待查。肝实质密度明显增高，CT 值为 99 HU，见图 45-1 和图 45-2。颈部血管彩超：双侧颈总动脉内中膜增

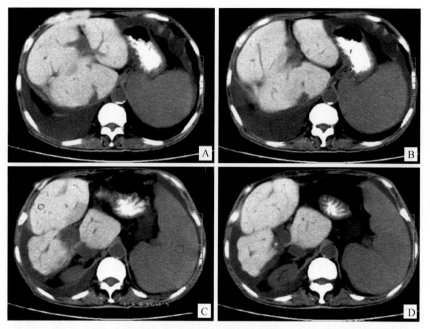

图 45-1　上腹部 CT 表现

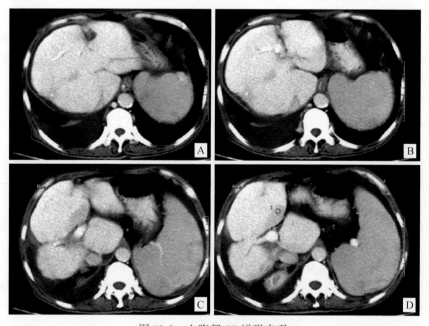

图 45-2　上腹部 CT 增强表现

厚。心电图正常。转铁蛋白 1.74g/L，总铁结合力 40.3 μmol/L。铜蓝蛋白正常。戊型肝炎病毒 IgM 抗体阴性。叶酸 4.3ng/ml、维生素 B_{12} 586 pg/ml。上腹部 CT 增强：肝、胰腺信号异常，考虑符合血色病（肝硬化期），胆囊炎。骨髓细胞形态学：粒系中毒反应，三系增生活跃骨髓象。肝活体组织病理检查：肝细胞轻度浊肿变性，肝窦轻度扩张，肝细胞上弥漫分布含铁血黄素颗粒，汇管区炎症细胞浸润，分布少量含铁血黄素颗粒，普鲁士蓝染色阳性，肝纤维化分期 0 期，见图 45-3 和图 45-4。

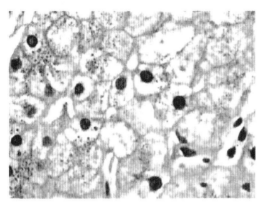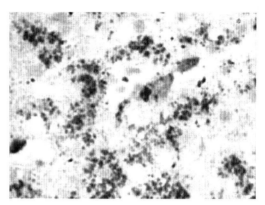

图 45-3　肝细胞轻度浊肿变性，肝窦轻度扩张，　图 45-4　肝纤维化分期 0 期（普鲁士蓝染色，×400）
肝细胞上弥漫分布含铁血黄素颗粒，汇管区炎症细
胞浸润，分布少量含铁血黄素颗粒（HE 染色，×400）

腹部 CT 及增强扫描示肝硬化、脾大、胸水、腹水。食管胃底静脉曲张。肝左叶略低密度区，性质待查。肝实质密度明显增高，CT 值为 99 HU。

10 天后患者症状好转，要求出院，建议患者转上级医院完善基因检测，并予以放血疗法或螯合疗法治疗。

二、临床诊治思维过程

患者因头昏、乏力、食欲缺乏、肝功能异常入院，入院时诊断尚不能明确。血色病最主要的症状为皮肤色素沉着、糖尿病、肝功能受损和性腺功能减退。这些临床表现可误诊为肝硬化、糖尿病、特发性心肌病、风湿性关节炎、退行性关节炎、酒精性肝硬化、甲状腺功能低下等许多其他疾病。提高对此类患者血色病倾向的警惕，并进行血清铁、血清铁蛋白及转铁蛋白饱和度的筛选试验，鉴别诊断并不困难。

（1）肝硬化患者可出现色素沉着。我国引起肝硬化常见病因有乙型和丙型肝炎、自身免疫性肝病、遗传、代谢性肝病、脂肪性肝病等，患者病史、实验室检测结果均不支持以上疾病。

（2）慢性肾上腺皮质功能不全症常有明显的色素沉着，易与血色病混淆，尤其是个别患者可合并糖尿病则更易误诊为本病，但慢性肾上腺皮质功能不全者一般无肝损害，心脏多缩小，肾上腺皮质功能检查显示低下，皮肤活体组织检查无铁质沉积现象，故可予鉴别。

（3）黑变病患者常见于中年女性，以面部色素沉着为主，病因不明，可能与日晒、化妆品使用有关，除色素沉着外，无脏器受损、铁质沉积及铁代谢的实验室异常发现。

三、诊疗体会

本例临床特点：①老年女性；②无反复、长期输血史；③出现皮肤变黑，呈古铜色；④近 2 年来出现体毛（腋毛、阴毛等）脱落；⑤腹部 CT 示肝密度普遍性增高，同时 ALT 和 AST 均增高；⑥血清铁和血清铁蛋白均增高，转铁蛋白降低。根据上述特征，本例为血色病诊断成立。血色病是指铁在组织器官过量沉积并导致器官结构功能受损的疾病，分为原发性血色病和继发性血色病，前者又称遗传性血色病，是位于第 6 号染色体短臂上的基因突变，引起小肠上皮细胞对食物中的铁吸收增加所致的先天性铁代谢障碍，属于常染色体隐性遗传病，是北欧白种人中最常见的遗传性疾病，其人群中的发病率可达 1/200，在我国较为少见[1]。而后者是铁利用障碍或摄入过多、溶血性贫血、多次大量输血、肝病和转铁蛋白缺乏等导致铁在组织器官过量沉积所引起，遗传性血色病，也称原发性血色病，是由于先天性铁代谢异常造成上述结果的遗传性疾病[2]。1996 年发现的血色病基因（HFE gene）位于第 6 号染色体的短臂。第 6 号染色体两个等位基因均出现 C282Y 变异，为纯合子状态（C282Y/C282Y）；或一条染色单体发生 C282Y 变异，另一条发生 H63D 变异，为杂合子状态（C282Y/H63D）[3]。2011年美国肝病研究学会血色病诊断及治疗指南认为，85% ~ 90% 遗传性血色病患者为C282Y/C282Y 纯合子，C282Y/H63D 杂合子或 C282Y/S65C 杂合子只占一小部分，其余 10% ~ 15% 为非 HFE 基因相关遗传性血色病，如转铁蛋白受体 2、膜铁转运蛋白基因变异等[4]。根据该患者既往无反复多次输血史及骨髓穿刺结果，可除外继发性血色病。关于空腹转铁蛋白饱和度（TS）诊断遗传性血色病的临界值，女性空腹 TS > 50 %、男性空腹 TS > 60 % 时，TS 诊断遗传性血色病的敏感性为 0.92，特异性为 0.93，阳性预测值为 86 %。为避免漏诊，一般降低 TS 的临界值至 45 %。血清铁蛋白是非特异性指标，在炎症、慢性病毒性肝炎、酒精性肝病、肿瘤性疾病时均可升高。血清铁蛋白与 TS 合用，诊断遗传性血色病的阴性预测值可达 97 %，其准确性超过任何一项指标单独应用。在确诊的遗传性血色病患者中，血清铁蛋白 ≥ 1000 ng/ml 是准确预测有肝纤维化或肝硬化的指标[5]。该病的症状和体征有皮肤色素沉着、糖尿病、肝脏及心脏损害、关节病和性功能减退，肝脏常首先受累。在有症状的患者中，95% 以上可见肝大。常有毛发脱落、手掌红斑、睾丸萎缩和男性女乳征。有症状的患者约 30% 出现皮肤色素沉着使皮肤呈青铜色。色素沉着一般为弥漫性、全身性，在面部、颈、前臂伸侧、手背、外阴部和伤疤处色素沉着的颜色更深。约有 65% 血色素沉着症者有糖尿病，本病并发的糖尿病治疗与其他类型的糖尿病治疗相似，晚期并发症也是相同的。15% 的患者有心脏受累的表现，最常见的是充血性心力衰竭，可以突然发生。性欲丧失和睾丸萎缩是常见的，前者可出现在其他临床表现之前，由于铁沉着于下视丘-脑垂体损害了其功能，使促性腺激素分泌减少。如患者同时出现肝大、皮肤色素沉着、糖尿病、心脏病、关节炎、性功能减退，则提示血色素沉着症的诊断。然而要确立诊断，尚需确定机体总铁储存增高和实质组织铁含量增加，以及组织损伤。下列方法可用以证明组织实质中铁储存过量：①测定血清铁和转铁蛋白饱和度；②测血清铁蛋白浓度；③肝功能检查；④肝脏电脑断层摄影（CT）和肝脏磁共振成像[6]。血清铁蛋白浓度能很好地反映体内铁贮存量的变化，未经治疗的血色素沉着症患者，血清铁蛋白值明显升高。该实验可作为早期诊断本病的一种非创伤性筛选试验。

四、专家点评

该患者入院时肝硬化、胸腹水、门静脉高压，临床表现和影像学诊断都非常典型，难能可贵的是负责该患者的住院医生，临床观察细致，思维视野宽广。除了常见的肝硬化病因外，还想到了少见的病因血色病。然后根据患者皮肤色素沉着、肝硬化、继发性糖尿病这些临床特点，进一步细查了血清铁和血清铁蛋白及转铁蛋白等特异性指标。同时排除了常见的病毒性肝病和其他遗传性疾病。血色病是常染色体隐性遗传疾病。由于肠道铁吸收不适当增加，导致过多铁储存于肝胆、心脏等实质性器官。最终导致组织器官退行性变和弥漫性肝纤维化、肝硬化。该病例临床实验室及病理资料齐全，是一份很好的个案报道。

作者：杨景（岳阳市一人民医院感染科）

点评者：赵伟（南京市第二人民医院）

参 考 文 献

[1] 刘平. 现代中医肝脏病学 [M]. 北京：人民卫生出版社，2002：289.

[2] 李丽，贾继东，王宝恩. 血色病的欧美诊断治疗规范 [J]. 胃肠病学和肝病学杂志，2008，17（1）：1-3，521-523.

[3] 杨湘怡，杨旭，罗红雨，等. 经肝铁浓度测定证实的血色病2例 [J]. 中华肝脏病杂志，2011，19（3）：226.

[4] Nrederau C，Fricher R，Sonnenberg A，et al. Survival and causes of death in cirrhotic and in noncirrhotic patients with primary hemochromatosis [J]. N Engl Ned，1985，313（20）：1256-1262.

[5] 吴淏，李跃旗. 慢性丙型病毒性肝炎与铁代谢异常 [J]. 传染病信息，2006，19（4）：178-181.

[6] 雷军强，王晓慧，陈勇，等. 肝血色病的 MRI 和 CT 表现 [J]. 中国医学影像学杂志，2009，17（3）：218-220.

病例 46　自身免疫性肝炎-原发性胆汁性肝硬化重叠综合征 1 例

关键词：自身免疫疾病；肝炎，自身免疫性；诊断；治疗；重叠综合征

一、病例介绍

患者女，55 岁，因"右上腹隐痛反复 3 年余"入院。患者 2011 年 4 月起无明显诱因出现右上腹部隐痛，发作无规律，无放射痛，口干不苦，稍觉乏力，轻度身黄目黄，纳食欠佳，时有胃脘部隐胀痛，无饥饿痛及夜间痛，无厌食油腻，夜寐欠安，大小便正常。发病后患者至 2011 年 4 月 21 日至柳州市某医院住院，查肝功能示 TBil 137.5μmol/L、DBil 75.1μmol/L、IBil 62.4μmol/L、ALT 1219 U/L、AST 1233 U/L、ALP 121 U/L、GGT 394 U/L。ANA-IgG 滴度：1∶80（+），甲型、乙型、戊型肝炎和巨细胞病毒抗体均为阴性，诊断为"自身免疫性肝病？"，经保肝护肝、退黄等治疗（具体不详），肝功能好转后出院，出院 1 周患者再次出现转氨酶明显增高，于 2011 年 5 月再次入住该院，经保肝护肝降酶治疗，肝功能好转出院。出院后每周复查肝功能持续异常，遂至笔者所在医院门诊就诊。查抗核抗体谱、自身免疫性肝病抗体四项检测均为阴性，2011 年 06 月入院。入院后查肝功能：ALT 64 U/L、AST 115 U/L、GGT 232 U/L。抗核抗体：1∶80（+）、IgG 18.99g/L，抗核抗体谱：阴性；EB 病毒、巨细胞病毒、HCV 抗体均为阴性。肝组织病理：肝细胞浊肿，汇管区纤维组织增生，伴淋巴细胞浸润（图 46-1、图 46-2）。彩超：肝胆脾胰声像图未见异常。胃镜：慢性浅表性胃炎伴糜烂。故诊断为：①自身免疫性肝炎（Ⅰ型）；②慢性非萎缩性胃炎。当时建议配合甲泼尼龙片治疗，向患者本人说明病情后患者签字拒绝使用糖皮质激素，经保肝降酶治疗后患者病情好转出院，出院后患者一直在门诊口服甘草酸二铵肠溶胶囊治疗。

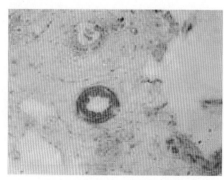

图 46-1　汇管区纤维组织增生
（HE 染色，×40）

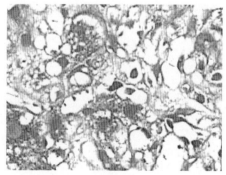

图 46-2　肝细胞广泛水样变性
（HE 染色，×100）

于 2011 年 8 月再次住院，期间查肝功能：DBil 12.1μmol/L、ALT 487 U/L、AST 653 U/L、

ALB 38.0 g/L、GGT 276 U/L。根据指南意见开始予甲泼尼龙片（60 mg/d）口服抑制免疫、异甘草酸镁保肝等治疗，经治疗后复查患者肝功能好转出院，4 周后调整为甲泼尼龙片（20 mg/d）维持口服 6 月余，治疗应答可，门诊复查肝功能正常，抗核抗体弱阳性，于 2012 年 2 月患者自行停药。

2013 年 3 月患者因自感困倦乏力就诊，在笔者所在医院肝病门诊查肝功能：TBil 23.2μmol/L、DBil 12.1μmol/L、ALT 87 U/L、AST 112 U/L、ALB 39.0 g/L、ALP 187 U/L、GGT 335 U/L、IgG 21.30 g/L、抗核抗体（±）、抗线粒体抗体 M_2（+），诊断考虑为重叠综合征（AIH–PBC），经与患者沟通后其拒绝再次服用糖皮质激素，给予熊去氧胆酸胶囊 250 mg，每日 3 次口服。

2013 年 7 月患者再次入院，查肝功能：ALT 113 U/L、AST 609 U/L。AST>10×ULN，符合免疫抑制治疗指征，建议再次行免疫抑制治疗，向患者及其家属说明病情，患者及其家属表示理解，但因个人原因拒绝。

2013 年 8 月再次病情反复入院，行上腹部增强 CT 扫描检查：①考虑肝硬化；②肝右叶低密度影，增强扫描渐进强化，性质待定，建议必要时行 MRI 检查；肝组织病理诊断：肝细胞浊肿，纤维组织增生形成结节样，汇管区较多慢性炎细胞浸润，免疫组织化学：HBcAg（–）、HBsAg（–）、CD34 汇管区微血管（+）、CD68（+）（图 46-3、图 46-4）。病理组织示界面性肝炎、活动性肝硬化，符合免疫抑制治疗指征，向患者及其家属详细说明病情，征得患者及家属同意再次行免疫抑制治疗。据 2010 年 AASLD 有关自身免疫性肝炎及原发性胆汁性肝硬化重叠综合征诊断及治疗相关指南推荐意见，予泼尼松（起始量 30 mg/d，4 周内逐步减至 10 mg/d 维持量）+硫唑嘌呤（起始量 50 mg/d，4 周内逐步减至 25 mg/d 维持量）+熊去氧胆酸胶囊（250 mg，每日 3 次）联合治疗，出院后患者规律服药，期间复查肝功能均正常，6 个月后停硫唑嘌呤，泼尼松每月减 4mg；现予泼尼松（4mg/d 维持）+熊去氧胆酸胶囊（250mg，每日 2 次）联合治疗，并配合维生素 D 加钙制剂防止骨质疏松性骨病、中药汤剂补中益气汤改善临床症状。近期 2014 年 11 月复查：血常规、肝功能、血沉、抗核抗体、抗线粒体抗体 M_2、IgG 均正常。上腹部螺旋 CT 平扫+增强意见：①肝左叶硬化改变；②肝右叶斑片状低密度病灶呈延迟强化改变，考虑纤维瘢痕或慢性炎症可能性大。

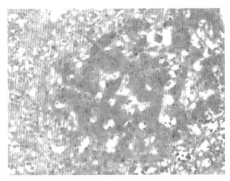

图 46-3　纤维组织增生形成的肝细胞结节（HE 染色，×100）
　　　　　左侧为增生的纤维组织，右侧为残留的肝细胞

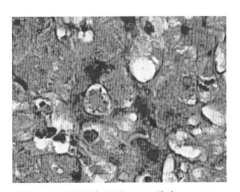

图 46-4　肝细胞浊肿（HE 染色，×400）

二、临床诊治思维过程

自身免疫性肝病（autoimmune liver disease，AILD）的诊断需结合患者临床特点、自身抗体、免疫球蛋白水平和组织学特点进行综合考虑。其疾病谱包括自身免疫性肝炎（autoimmune hepatitis，AIH）、非化脓性肉芽肿性胆管炎（primary biliary cirrhosis，PBC）、原发性硬化性胆管炎（primary sclerosing cholangitis，PSC），以及这三种疾病中任意两种重叠的重叠综合征[1]，此外还包括 IgG4 相关性胆管炎。特异性抗体、肝脏组织学检查对于AIH 重叠 PBC 的确诊至关重要。本患者为中年女性，否认既往饮酒史及特殊用药史，嗜肝病毒标志物筛查均为阴性，根据其诊治过程中多次实验室检查指标，除发病初期肝功能提示胆红素水平及转氨酶均升高外，后期多次检测均以转氨酶升高为主要表现，ALP 仅一次异常，血清抗核抗体检测阳性，IgG 升高。治疗过程中才出现抗线粒体抗体 M_2（+）。2011 年 7 月肝穿刺病理提示（肝穿刺组织）肝细胞浊肿，汇管区纤维组织增生，慢性炎细胞浸润；2013 年 8 月肝组织病理提示（肝穿刺组织）肝细胞浊肿，纤维组织增生形成结节样，汇管区较多慢性炎细胞浸润，免疫组化提示 HBcAg（－）、HBsAg（－）、CD34 汇管区微血管（+）、CD68（+）。两次病理结果均提示肝界面炎，且第二次病理结果提示小胆管损伤伴肝硬化进展。综合患者病史、临床表现、理化检查及肝组织病理，诊断重叠综合征（AIH-PBC）明确。据 2010 年 AASLD 自身免疫性肝炎诊断与治疗指南[2]，结合国内外共识意见[1]：

（1）重叠综合征（AIH-PBC）治疗主要目标是临床症状缓解、生化指标改善和组织学中炎症及肝细胞损害的减少，延缓胆管损害及肝硬化进程。

（2）免疫抑制剂是治疗 AIH 的首选药物，最常用的免疫抑制剂为糖皮质激素（泼尼松或泼尼松龙），它通过抑制细胞因子和黏附分子的产生而抑制 T 淋巴细胞活性，可单独应用也可与硫唑嘌呤联合应用。免疫抑制剂治疗绝对禁忌证包括下列 3 条之一：①持续的血清 ALT≥10×ULN；②AST≥5×ULN 且同时伴有 γ-球蛋白≥2×ULN；③组织学表现为桥接样坏死或多腺泡坏死。AIH 治疗的相对指征为：具有不同程度的临床症状（如乏力、关节痛或黄疸等）、血清转氨酶或球蛋白水平升高及肝组织炎症坏死（界面炎），但未达到绝对指征者。对这些患者要根据临床情况，权衡利弊后由医生和患者共同决定是否开始治疗。

（3）熊去氧胆酸胶囊是美国 FDA 唯一批准治疗 PBC 的药物，不仅可改善患者胆汁淤积，还可降低抗线粒体抗体滴度及 IgM 水平，延缓肝硬化进程，其推荐剂量为 13～15mg/（kg·d），应长期乃至终身应用。该患者发病后先后 8 次于笔者所在科住院治疗，首先以 AIH 的临床表现为主，达到免疫抑制剂使用指征后开始规范使用免疫抑制剂治疗，但在第一次免疫抑制治疗中断后连续两次检测出抗线粒体抗体阳性，再次予免疫抑制剂联合熊去氧胆酸胶囊治疗后病情趋于稳定。截至目前该患者已经再次使用泼尼松片免疫抑制治疗一年半，3 个月前（2014 年 11 月）复查肝功能正常、免疫球蛋白及血沉正常，肝脏形态学改善，现泼尼松片服药剂量已经逐步递减至 4mg/d 并联合熊去氧胆酸胶囊（250mg，每日2 次）口服，患者临床症状改善，治疗有效。

三、诊疗体会

（1）近年来，随着临床检验水平的提高，自身免疫性肝病的诊断率有所升高。这类患者往往症状不典型，肝组织学病变进展较为迅速。故针对不明原因的肝功能损伤，在排除了嗜肝病毒感染、药物或酒精损害等基础上均应进行自身免疫性肝病的筛查[3]。值得注意的是部分患者的特异性抗体检测会表现出假阴性，其原因可能如下：①部分患者近期应用过免疫抑制治疗；②免疫攻击的缓解期；③检测试剂的灵敏度不够。故对于一次性特异性抗体检测阴性的患者，应结合免疫球蛋白水平、肝组织病理等进行诊断，并可在 3 ~ 6 个月内再次复查特异性抗体以协助诊断。

（2）本例患者为围绝经期女性，在应用免疫抑制剂改善患者临床症状的同时，也带来了一些相关问题：骨髓抑制（白细胞减少）、骨质疏松、严重感染、胃肠道反应、血压波动等。回顾该患者在 3 年的治疗期间，从本病的早期诊断到规范应用免疫抑制剂治疗均符合专家共识，该患者先后 8 次于笔者所在科住院治疗，其中两次因"发热查因"由呼吸内科转入，一次在服用免疫抑制剂过程中因感染性休克入住重症监护室经历并经历生死考验，而终至近期复查各项生化指标基本正常，提示规范的免疫抑制治疗结合治疗全程管理是非常重要的。针对此类患者的治疗，在用药前应该进行风险评估，并遵循个体化治疗的原则规范用药，后期应更加注重密切的跟踪随访，加强人文关怀，积极防治并发症的发生。

（3）PBC 患者经熊去氧胆酸胶囊治疗后常出现抗线粒体抗体 M_2 亚型滴度下降甚至阴转，这并非停药指针，而应终身服用熊去氧胆酸胶囊以持续改善小胆管炎症及胆肉芽肿样增生，进而延缓肝硬化进程。关于维持剂量为多少，至今仍缺乏基于亚洲女性的循证学依据，故需不断积累我国治疗经验。

四、点评意见

该例患者的最后诊断为自身免疫性肝硬化，从病情演变过程来看，患者初诊时除ALT/AST 升高外，GGT 明显增高，结合 ANA 阳性及病理检查结果，自身免疫性肝炎诊断基本成立；随着病情进展，出现 AMA–M2 阳性，影像学及病理检查均存在肝硬化，提示患者的疾病进展过程为：自身免疫性肝炎重叠综合征自身免疫性肝硬化。

该患者对激素联合硫唑嘌呤的免疫抑制治疗效果较好，但第一次停药后病情复发，后未及时再治疗，导致进展为肝硬化，在临床治疗工作中需要引起高度重视。

作者：周晓玲　刘珊　丘晓波（广西柳州市中医院 脾胃病科）

点评者：张大志（重庆医科大学附属第二医院）

参 考 文 献

[1] 王绮夏，邱德凯，马雄. 2010 年 AASLD 自身免疫性肝炎指南解读 [J]. 中国医学前沿杂志，2011，3（1）：9-13.

[2] Manns MP, Czaja AJ, Gorham JD, et al. Diagnosis and management of autoimmune hepatitis [J]. Hepatology, 2010, 51（6）：2193-2213.

[3] Qiu D, Wang Q, Wang H, et al. Validation of the simplified criteria for diagnosis of autoimmune hepatitis in Chinese patients [J]. J Hepatol, 2011, 54（2）：340-347.

病例 47　X-连锁无丙种球蛋白血症伴慢性肝损伤 1 例

关键词：X-连锁无丙种球蛋白血症；慢性肝损伤

一、病例介绍

患者男，9 岁，汉族，学生。因间断性乏力、腹胀、发热 2 年，黄染 40 天，于 2014 年 6 月 18 日入院。患者 2 年前无明显诱因出现乏力、腹胀、发热、咳嗽伴有食欲缺乏。偶有尿色加深，于某院诊断为肺炎、肝损伤、高度疑似 X-连锁无丙种球蛋白血症。反复住院，每次经给予抗炎、保肝及对症治疗好转后出院，40 天前因黄染再次住院治疗，因病情无好转，转入笔者所在医院治疗。病程中患者无咳痰，精神稍差，夜间睡眠可，体重明显减轻，大便正常。

既往史：既往发育正常、营养不良，反复呼吸道感染 5 年，未系统诊治，自行不规则用药。否认有肝炎、结核等传染性疾病病史。有头孢类过敏史。

个人史及家族史：足月顺产，第 4 胎。未到过特殊疫区。按计划内免疫如期接种各种疫苗。父母健在，无特殊遗传、免疫、代谢性疾病家族史。反复追问 3 兄均未满 10 岁死于细菌感染性疾病。

体格检查：T 39.0℃，P 102 次/分，神志清，消瘦，轻度贫血貌，全身浅表淋巴结无肿大，皮肤、巩膜重度黄染，无肝掌，未见蜘蛛痣。呼吸急促，右下肺叩诊呈浊音，右肺可闻及干湿啰音；心律 102 次/分、律齐，第一心音低钝、各瓣膜听诊区未闻及杂音及额外心音。腹略膨隆，腹围 63cm，无腹壁静脉曲张，腹肌略紧张，全腹无压痛及反跳痛，肝肋下可触及 10cm，剑突下可触及 7.0cm，质硬，边缘光滑锐利，有触痛，脾肋下可触及，甲乙线 7cm，甲丙线 21cm，质地较韧，无触痛，肝区有叩痛，腹部有移动性浊音，双下肢无水肿。

入院时辅助检查：血常规示白细胞 $13.4×10^9$/L，红细胞 $3.09×10^{12}$/L，血红蛋白 95 g/L，血小板 $286×10^9$/L，中性粒细胞 $10.6×10^9$/L，中性粒细胞比例 78.6%。肝功能示谷丙转氨酶 47U/L，谷草转氨酶 89U/L，γ-谷氨酰基转移酶 503U/L，碱性磷酸酶 366U/L，胆碱酯酶 3648U/L，总胆红素 404μmol/L，直接胆红素 236.2μmol/L，白蛋白 34g/L，前白蛋白 136mg/L。凝血功能：PT 19.2s，PTA 91.0%。肝炎病毒标志：乙肝病毒标志物抗-HBs、抗-HBe、抗-HBc 均阳性，乙肝定量 < 500IU/ml，丙肝抗体、艾滋病、梅毒均为阴性，巨细胞病毒 IgG 抗体阳性，EB 病毒核心抗原 IgG 抗体。自身抗体检测均为阴性。免疫球蛋白检测：IgA 0.04（0.70 ~ 4.00）g/L、IgG 4.06（7.00 ~ .00）g/L、IgM 0.05（0.40 ~ 2.30）g/L。咽拭子培养：未检测出致病菌。血培养：未见细胞生长。彩超：肝硬化，腹水，肝脾大，门静脉高压。肝 CT：弥漫性肝大，肝损伤，脾大，胆囊炎症。肺 CT：右肺中叶、下叶肺炎。心电图：正常。

二、临床诊治思维过程

通过以上的检查分析，我们可以总结出病例的特点有：①儿童男性；②反复出现上呼吸道感染；③3 兄未满 10 岁均死于细菌感染性疾病；④免疫球蛋白检测提示 IgA、IgG、IgM 均极低或几乎检测不到；⑤淋巴细胞免疫分析提示 CD3/CD19 为 0.05；⑥肝脏 CT 和彩超均提示肝硬化。这样的病例特点，我们有理由怀疑是一种免疫缺陷性疾病。那么免疫缺陷性疾病分为两种：一种是 X-连锁无丙种球蛋白血症；另外一种是变异性免疫缺陷病。变异性免疫缺陷病的患者 B 淋巴细胞是正常的，IgA、IgG、IgM 正常或下降，但不会下降很多[1]。而该患者的 IgA、IgG、IgM 极低或几乎检测不到，外周 B 淋巴细胞大幅度下降，这一点印证了 X-连锁无丙种球蛋白血症的诊断。此外，我们基本断定这是一名肝硬化失代偿期的患者，那么到底是病毒性原因导致的肝硬化呢，还是非病毒性原因导致的肝硬化。因为该患者乙肝表面抗原阴性、丙肝抗体阴性、EB 病毒和巨细胞病毒 IgG 抗体阳性，很明显我们可以排除前者。又因为该患者反复出现呼吸道感染，长期应用抗生素和退热药物，并且应用偏方治疗。所以我们可以断定这是一名非病毒性原因导致的肝硬化失代偿期患者。我们熟知 X-连锁无丙种球蛋白血症是因为酪氨酸激酶 BTK 基因突变，导致外周成熟 B 细胞明显减少，因此我们建议患者采用基因诊断方法[2]，但家属拒绝了该提议。所以我们给予了淋巴细胞免疫分析检测，检测结果提示 CD3/CD19 为 0.05，这一点更加应正了 X-连锁无丙种球蛋白血症的诊断。鉴于此，我们给予该患高热量、高蛋白营养支持，并给予保肝治疗、丙种球蛋白替代治疗。患者在第 4 周时，病情开始有所好转，总胆红素下降到 318.5μmol/L。出院时即治疗第 8 周的肝功能结果显示总胆红素下降到 83.5μmol/L。值得注意的是国际上针对 X-连锁无丙种球蛋白血症采用治标的方法是免疫球蛋白替代疗法，用量为 400~600mg/kg，费用极高，国外已有一名患者采用该疗法活到 70 岁高龄。治本的方法是进行异基因骨髓移植，目前在郑州某医院已有一例成功案例。

三、诊疗体会

（1）儿童的肝损伤不仅要考虑肝炎病毒、其他肠道病毒、遗传代谢等引起的病变，还要考虑其他先天性疾病并发的肝损伤。

（2）临床医生应加强对免疫缺陷病的认识，对反复感染男性患儿应进一步了解家族史，行免疫球蛋白检测，提高对该病的诊断率，以便尽早确诊、尽早干预，加强随访，避免或减少并发症的发生。

四、专家点评

X-连锁无丙种球蛋白血症是最早发现的人类原发性免疫缺陷病（primary immunodeficiency disease，PID）之一，为 Bruton 酪氨酸激酶（Btk）基因突变。该病仅见于男孩，有近半数病儿可询问到家族史，多于生后 4~12 个月开始出现感染症状。临床上以反复细菌感染为特征，血清中各类免疫球蛋白明显降低或缺乏，血循环中 B 淋巴细胞减少，淋巴结及淋巴组织缺乏生发中心和淋巴滤泡，骨髓中无浆细胞，但前 B 淋巴细胞数量正常，T 淋巴细胞数量及功能正常。

该病例成功诊疗的关键在于：①医生重视病史询问，通过病史发现患儿"反复呼吸道感染5年，3兄均未满10岁死于细菌感染性疾病"。②重视常规检查结果的分析，针对患儿反复感染的病史，关注感染与免疫的关联，从常规的免疫球蛋白的检测发现重要线索，最终明确患儿的基础疾病。

诊疗的不足之处：①缺乏基因诊断结果，虽然患儿淋巴细胞免疫分析提示CD3/CD19为0.05，结合免疫球蛋白严重低下的结果而支持X-连锁无丙种球蛋白血症的诊断，但如果能够基因诊断则更加完美。②肝损害非该病的常见表现，肝硬化病因有待进一步明确。该病例虽然出现严重低免疫球蛋白血症，但抗-HBs、抗-HBe、抗-HBc均阳性，巨细胞病毒IgG抗体阳性，EB病毒核心抗原IgG抗体阳性还是阴性，这些病毒是否为肝硬化的元凶值得深究，如能得到病理诊断支持则更有价值。

作者：艾冰（吉林省肝胆病医院十一疗区）

点评者：李军（江苏省人民医院）

参 考 文 献

［1］王晓川. X-连锁无丙种球蛋白血症的临床特点［J］. 中华儿科杂志，2004，42（8）：564-567.

［2］王艳琼. X-连锁无丙种球蛋白血症患儿临床表现和基因诊断分析［J］. 实用儿科临床杂志，2012，27（9）：684-686.

病例48 自身免疫性肝病合并 Graves 病 1 例

关键词：肝炎，自身免疫性；黄疸；诊断；治疗；Graves 病

一、病例介绍

患者男，47 岁，职员，既往体健。因"身目尿黄 2 月余"入院。患者入院前 2 月余前无明显诱因下出现身目尿黄，头晕，尿如茶色，伴全身皮肤瘙痒，于 2014 年 2 月 7 日在某医院行肝功能检查提示 ALT 94 U/L，AST 140 U/L，总胆红素 63.4μmol/L，直接胆红素 24.5μmol/L；血清 HBV 标志物均阴性。当时服用护肝降酶药，未见好转，当地医院监测总胆红素逐渐升高，黄疸加重，于 2014 年 2 月 2 日至广西区人民医院门诊就诊，行肝功能检查提示总胆红素 115.9μmol/L，直接胆红素 98.8μmol/L，ALT 65 U/L，AST 92 U/L，予熊去氧胆酸胶囊退黄，未见好转，由门诊拟以"黄疸查因（阻塞性黄疸?）"收入院。入院症见：身目尿黄，全身皮肤瘙痒，夜间尤甚，大便次数增多，乏力，易饥，厌油、肝区不适，时有心悸胸闷，双手不自主抖动，无呕血、解黑便，无头痛，纳寐差，自发病来，体重下降约 10kg。

既往史：30 年前患"急性黄疸型肝炎"，当地医院治愈出院（具体诊疗不详），2004年诊断为"腰椎骨质增生"。否认高血压、冠心病、糖尿病等内科疾病病史。否认其他如结核等传染病病史。否认手术、外伤、中毒及输血史，无饮酒史及药物中毒史。

个人史：否认食生鱼史及疫水疫区接触史。

入院查体：T 36.6℃，P 122 次/分，R 20 次/分，BP 128/83 mmHg，神志清，精神可，肝颈静脉回流征未做，肝掌阴性，未见蜘蛛痣，双侧巩膜黄染，甲状腺 Ⅰ 度肿大，可闻及血管杂音，肺部查体未见异常，HR 128 次/分，房颤心律，腹部外形正常，未见胃型、未见肠型，腹软，全腹无压痛及反跳痛，未触及液波震颤。全腹未触及包块，肝脏肋下未触及，脾脏肋下未触及，肾脏未触及。胆囊未触及，Murphy 征阴性，肝浊音界正常，位于第 5 肋间隙。移动性浊音阴性，肾区无叩痛。脊柱未见明显畸形。无棘突压痛，双下肢无水肿。

入院诊断：黄疸查因——①代谢性肝损害（Graves 病）？②病毒性肝炎（嗜肝病毒性或非嗜肝病毒性）？③梗阻性黄疸（化脓性胆管炎）？④肝脏恶性肿瘤？肝硬化？胆道肿瘤？⑤其他（EB 病毒感染？成人 Still 病？自身免疫性肝病？）。

因患者黄疸的原因尚不明确，入院后仅予以保肝、补液等对症支持治疗，同时积极完善相关检查。住院期间，患者乏力，身目尿黄加重，且皮肤、黏膜及巩膜黄染逐渐加深。

入院辅助检查：上腹部 MR 平扫+增强+水成像（MRCP）：①肝 S7 段小血管瘤；②肝内小囊肿；③MRCP 肝内外胆管未见明显异常。甲、乙、丙、戊型肝炎标志物阴性；甲状腺功能：FT_3 28.49 pmol/L、FT_4 48.12 pmol/L、h-TSH 0.0023 mIU/L、TT_3 6.41 nmol/L、TT_4 268.12 nmol/L；G-6-PD 活性 30.50 U/L，IgA 2.65g/L、IgG 10.99g/L、IgM 0.99g/L；

各种嗜肝病毒标志物（HAV、HBV、HCV 和 HEV）、HIV、TP、TORCH、EB 病毒标志物等均为阴性。总胆红 156.0μmol/L、直接胆红素 123.1μmol/L、总胆汁酸 266.1μmol/L、γ-谷氨酰转移酶 191 U/L、碱性磷酸酶 322 U/L、ALT 170 U/L、AST 232 U/L。甲状腺彩超：弥漫性甲状腺肿，请结合临床。肿瘤五项：未见异常；肝肿瘤标志物：甲胎蛋白轻度升高、未见明显异常。患者入院后根据辅助检查及临床资料、既往史等诊断为：①代谢性肝损害；②甲状腺功能亢进（Graves 病）。

治疗：针对甲状腺功能亢进予以丙基硫氧嘧啶 50 mg，每日 3 次；盐酸普萘洛尔片 10mg，每日 2 次；以及丁二磺酸腺苷蛋氨酸护肝退黄，前列地尔注射液改善肝脏微循环，异甘草酸镁注射液护肝抗炎治疗，充分休息，加强营养，选用维生素、氨基酸、能量合剂及对症支持治疗。治疗 4 周，3 月 31 日复查甲状腺功能五项：T_3/T_4、FT_3/FT_4 均正常，h-TSH0.0016 mIU/L；肝功能：总胆红素 147.0 μmol/L、直接胆红素 127.5μmol/L、总胆汁酸 2501μmol/L、γ-谷氨酰转移酶 180 U/L、碱性磷酸酶 196 U/L、ALT 45 U/L、AST 65 U/L。患者甲状腺功能较前好转，肝功能未见明显改善，γ-谷氨酰转移酶升高、碱性磷酸酶、IgG 升高为特点，完善送标本于外省（湖北武汉）行抗线粒体抗体、抗平滑肌抗体检测，并建议进一步行肝脏穿刺活组织病理学检测，患者暂不同意有创检查，要求继续护肝退黄治疗，结果回报抗 SMA>1∶80；抗 LKM-1 阳性；诊断为自身免疫性肝炎。4 月 1 日治疗方案在原有基础上加用醋酸泼尼松片 10mg，每日 3 次。每 3 日复查肝功能一次，患者 TBil、DBil、GGT、碱性磷酸酶均明显下降。2014 年 4 月 11 日患者出院复查：总胆红素 43.0 μmol/L、总胆汁酸 66.1 μmol/L、γ-谷氨酰转移酶 91 U/L、碱性磷酸酶 158 U/L、ALT 24 U/L、AST 32 U/L；嘱患者出院醋酸泼尼松片 10mg，每日 3 次，2 周间隔减量至 5 mg 维持剂量。2014 年 5 月 15 日患者出院复查总胆红素 21.3μmol/L、总胆汁酸 23.1μmol/L、γ-谷氨酰转移酶 35 U/L、碱性磷酸酶 53 U/L、ALT 30 U/L、AST 40 U/L、甲状腺功能正常。患者一般情况可，未见特殊不适，嘱其服用醋酸泼尼松片 5mg 维持剂量至 1 年。

二、临床诊治思维过程

患者因黄疸、肝功能异常入院，入院时诊断尚不能明确，考虑到的疾病有：①病毒性肝炎（嗜肝病毒性或非嗜肝病毒性）；②梗阻性黄疸（化脓性胆管炎）；③肝脏、胆道恶性肿瘤等；④代谢性肝损害（Graves 病）。根据患者病情进展，逐步完善相关检查，最终明确诊断。

鉴别诊断：

（1）代谢性肝损害：临床以甲亢性肝损害最为常见，甲状腺激素主要在肝脏代谢，生理状态下，其直接（或间接）与肝细胞内的受体相结合，不造成损害肝脏，但过量时则致肝脏损害。在甲亢合并黄疸病例中，常表现为肝功能异常，如血清转氨酶、胆红素升高等；肝细胞的不断坏死及再生导致肝纤维化甚至肝硬化。患者入院时有甲状腺功能亢进的高代谢症状，如大便次数增多、乏力、易饥、厌油、时有心悸胸闷、双手不自主抖动、怕热等，实验室检查及甲状腺 B 超提示（Graves 病）诊断明确，故开始针对甲状腺功能亢进症治疗及护肝治疗。

（2）病毒性肝炎（嗜肝病毒性或非嗜肝病毒性）：本病例中，各种嗜肝病毒标志物均为阴性，常见的引起肝损害的非嗜肝病毒包括巨细胞病毒、风疹病毒、单纯疱疹病毒、EB 病毒 IgM 标志物均为阴性，故病毒性肝炎可排除。

（3）肝脏恶性肿瘤？肝硬化？胆道肿瘤？原发性肝脏恶性肿瘤可为原发性肝癌和肉瘤，转移性肝癌则来源于全身其他器官，或者胆管下段壶腹部肿瘤或者胰腺肿瘤，均可出现发热、黄疸、肝功能损害及肝区疼痛等。本病例中，影像学检查未发现肝内占位，亦无肝外肿瘤的证据，可排除上述疾病。

（4）其他因素：如 EB 病毒感染、伤寒等。本病例中，患者相应检查均为阴性，故可排除。

三、诊疗体会

本例患者为男性，既往身体健康，病程较长，入院前黄疸升高 2 月余，反复皮肤、巩膜黄染，伴有皮肤瘙痒及厌油、乏力、恶心等消化道症状，体格检查可见皮肤、巩膜重度黄染，对于该例患者，以黄疸、肝功能损害为主要表现，症状、体征均无特异性。在病程中出现黄疸的疾病很多，仅靠症状、体征明确诊断相当困难，入院诊断考虑为黄疸原因待查。患者入院时有甲状腺功能亢进的高代谢症状，如大便次数增多、乏力、易饥、厌油、时有心悸胸闷、双手不自主抖动、怕热等，实验室检查及甲状腺 B 超提示（Graves 病）诊断明确，故开始针对甲状腺功能亢进症及护肝治疗。1 个月后，患者甲状腺功能较前好转至正常，高代谢症状较前减轻，而肝功能未见明显改善，γ-谷氨酰转移酶升高、碱性磷酸酶、免疫球蛋白 G 升高为特点，送标本于外省（湖北武汉）行抗线粒体抗体、抗平滑肌抗体检测，并建议进一步行肝脏穿刺活组织病理学检测。笔者所在医院病理报告：门静脉区淋巴细胞浸润，肝脏组织中度或重度的界板炎症，伴或不伴小叶性肝炎，中央汇管区桥接坏死，胆管炎症；自身免疫性肝病相关检测结果：抗 SMA>1∶80；抗 LKM-1 阳性；诊断为自身免疫性肝炎。加用自身免疫性肝炎药物治疗后，患者黄疸消退，肝功能基本复常出院。最后明确诊断为：①自身免疫性肝炎；②Graves 病。

代谢性肝损害，临床以甲亢性肝损害最为常见，甲亢是内分泌系统的多发病、常见病，可累及全身多个器官，以心血管及神经系统多见，但亦可累及肝脏，引起肝大、肝功能异常，甚至发生黄疸、肝硬化等，统称为甲状腺功能亢进性肝损害[1]，其机制表现为以下两个方面：甲状腺激素主要在肝脏代谢，生理状态下，它直接（或间接）与肝细胞内的受体相结合，不造成肝脏损害，但过量时则致肝脏损害。在甲亢合并黄疸病例中，胆红素无论是从血浆转运到肝细胞还是在肝细胞内的结合均存在先天或后天性缺陷，这一缺陷因甲亢的存在而在临床上显露出来。病理上可见轻度到中度肝细胞淤胆，肝小叶嗜酸细胞浸润和库普弗细胞增生，并认为这一改变与甲状腺激素水平升高有关；同时，内脏和组织耗氧量明显增加，但肝脏血流并不增加，使肝脏相对缺氧；此外，旺盛的新陈代谢使糖原、蛋白质、脂肪的合成减少而分解代谢亢进引起肝糖原、必需氨基酸及维生素消耗过多，使肝脏相对营养不良，二者可导致肝细胞脂肪变性，表现为肝脏肿大；随缺氧和营养不良进一步加重，出现肝细胞坏死，以肝小叶中央区为著，表现为肝功能异常，如血清转氨酶、胆红素升高等；肝细胞的不断坏死及再生导致肝纤维化甚至肝硬化。

自身免疫性肝病是一种累及肝脏实质的特发性疾病，包括自身免疫性肝炎（AIH）、原发性胆汁性肝硬化（PBC）和原发性硬化性胆管炎（PSC）[2]。抗核抗体（ANA）、抗平滑肌抗体（SMA）阳性诊断依据；AIH Ⅰ 型常见的肝外表现是甲状腺炎、溃疡性结肠炎及类风湿关节炎。大约 30% 的患者诊断时已经出现肝硬化。超过 40% 的患者至少并发一种免疫性疾病（最主要的是甲状腺疾病或类风湿关节炎）。有些患者表现为急性发作，常伴有显著的黄疸，组织学上表现为明显炎症活动，同时伴有一定程度的纤维化，提示这类患者可能为慢性过程中急性加重。临床上引起肝损害的原因较多，一定要仔细询问病史，详细检查，早期鉴别诊断在疾病治疗中非常关键，临床诊断比较困难的肝脏疾病应合理利用肝脏穿刺，从细胞分子水平发现肝组织的病变，为明确诊断提供重要的、甚至可能是决定性的依据。

四、专家点评

自身免疫性肝病临床并不罕见。当自身抗体免疫攻击不局限于肝脏时，可伴有全身表现，Graves 病是其中之一。此病例提示我们临床须注意肝病与肝外疾病之间是否存在相关性，尽量用一元论的观点分析患者的临床表现，从而明确诊断。

作者：吕建林　张荣臻　余晶　毛德文（广西中医药大学第一附属医院肝病科）

点评者：徐列明（上海中医药大学附属曙光医院）

参 考 文 献

［1］罗南渝，梁自文，张平，等. 甲状腺机能亢进症合并肝损害 80 例临床分析［J］. 重庆医学. 2003，27（2）：95.

［2］Agarwal K, Jones DE, Daly AK, et al. CTLA－4 gene polymorphism con－fers susceptibility to primary biliary cirrhosis［J］. J Hepatol, 2000, 32（4）：538-541.

病例49　吲哚美辛栓致胆汁淤积性药物性肝损伤1例

关键词：肝炎，中毒性；胆汁淤积

一、病例介绍

患者男，52岁，汉族，自由职业。因"腹胀伴眼黄、尿黄20余天"入院。20天前无明显诱因出现腹胀伴眼黄、尿黄，进一步查发现肝功能异常：ALT 99 IU/L、AST 102 IU/L、TBil 268μmol/L、DBil 252μmol/L、IBil 16μmol/L、ALP 289U/L、GGT 246U/L；HBsAg阴性；丙型肝炎、甲型肝炎、戊型肝炎抗体阴性；CMV、EBV病毒监测阴性；铜蓝蛋白正常；肝病自身抗体阴性；AFP正常。肝胆B超：未见胆管扩张；肝胆MRCP：肝内胆管纤细，无胆管梗阻征象。查体：血压120/75mmHg，未见肝掌，无蜘蛛痣，全身皮肤、巩膜重度黄染。双肺呼吸音清，心率80次/分，心律齐，各瓣膜听诊区未闻及病理性杂音。腹平软，肝脾未触及，移动性浊音阴性，双下肢无水肿。既往史：糖尿病2年，未规律治疗，2个月前患带状疱疹，应用吲哚美辛栓；无高血压、冠心病病史，无手术、外伤及输血史，偶有饮酒，吸烟20余年，平均10支/天。

入院诊断：①淤胆型肝炎；②2型糖尿病。

入院后给予异甘草酸镁、腺苷蛋氨酸、熊去氧胆酸等保肝、退黄治疗，应用胰岛素控制血糖；患者胆红素仍进行性升高，最高达310μmol/L，行血浆置换，术后出现过敏反应，表现为荨麻疹，给予苯海拉明后好转，患者胆红素未见下降。行肝穿刺活组织检查示淤胆型肝炎，考虑药物诱导所致，伴肝细胞内铁沉积。行铁代谢相关检测，铁蛋白升高，其余均未见异常。在原治疗方案基础上加用甲泼尼龙片4片，每天早上1次；同时应用钙剂、抑酸制剂防止骨质疏松及应激性溃疡，前列地尔改善肝脏血液循环，调整胰岛素用量，每5天调整激素用量。患者肝功能好转，胆红素渐下降，腹胀症状消失。

二、临床诊治思维过程

患者因腹胀伴眼黄、尿黄入院，入院时诊断尚不能明确，考虑为淤胆型肝炎。根据患者病情进展，逐步完善相关检查，排除相关疾病，如病毒性肝炎、酒精性肝病、自身免疫性肝病、遗传代谢性肝病、胆管性病变等，最终明确诊断。

鉴别诊断：

（1）病毒性肝炎（嗜肝病毒性或非嗜肝病毒性）：是由多种肝炎病毒引起的以肝脏病变为主的一种传染病。这些病毒对肝细胞的损伤程度严重，出现胆汁淤积，常伴有黄疸、皮肤瘙痒和大便变浅等表现，临床上诊断病毒性肝炎所致的胆汁淤积主要依靠以下几点：肝炎病毒标志物为阳性，表现为黄疸、皮肤瘙痒、尿色变深，多数患者伴乏力、纳差。实验室检查示肝功能损害。但各种肝炎病毒标志物均为阴性，故病毒性肝炎可排除。

（2）胆管性胆汁淤积：患者肝功能损伤表现为胆红素升高，ALP、GGT升高，需鉴别胆管损伤性疾病。原发性胆汁性肝硬化，属于原因不明的自身免疫性疾病，中年妇女为多发人群，肝内小胆管损伤；血清抗线粒体抗体阳性是其主要的血清标志物，诊断要点：胆汁淤积的临床表现；肝内瘀胆的特征；血清抗线粒体抗体阳性；影像显示无胆道系统阻塞。肝穿刺病理学检查可确诊。原发性硬化性胆管炎必须伴有提示胆汁淤积的血清学标志物（ALP、GGT）的升高，合并溃疡性结肠炎，且无其他可以解释的原因，磁共振胰胆管成像检查（MRCP）或内镜下胰胆管造影（ERCP）显示特征性的胆管改变，包括多发狭窄和节段性扩张。本患者 MRCP 结果示肝内胆管纤细，需鉴别以上两种疾病。

（3）酒精性肝病：其诊断必须有长期饮酒史，排除病毒性肝炎和药物中毒性肝损伤，临床表现无特异性，也是引发胆汁淤积的重要原因，临床诊断时需要详细了解患者的饮酒史，戒酒后肝功能各项指标下降等。

（4）遗传代谢性肝病：非结合胆红素增高，先天的基因变异包括以下 3 种疾病，Crigler-Najjar 综合征Ⅰ型、Ⅱ型和 Gilbert 综合征。Crigler-Najjar 综合征Ⅰ型只发生在新生儿，非常罕见，严重的胆红素增高达 342 μmol/L，大多患者因核黄疸而死亡。Ⅱ型患者胆红素水平常为 102.6 ~ 427.5μmol/L，苯巴比妥作为肝酶诱导剂，可以降低该型患者的胆红素，预后相对较好，平均生存年龄为 25 岁。Gilbert 综合征相对来说比较常见，据报道在人群中达到 7%，多见于青少年，该类患者肝脏摄取和结合胆红素的功能轻度受损，使非结合胆红素轻度升高，多小于 102.6 μmol/L，在饥饿时更为明显，苯巴比妥治疗有效，预后良好。结合胆红素升高包括 Dubin Johnson 综合征和 Rotor 综合征，前者有明显的家族背景，常染色体隐性遗传，少见，患者年龄多为 10 ~ 30 岁，胆红素水平多在 34.2 ~ 85.5μmol/L，预后良好。Rotor 综合征与前者相似，可有家族史，好发于年轻人，大多预后良好。

（5）充血性心力衰竭：该病也是导致胆汁淤积的重要原因，心肌炎、心肌梗死、房室间隔缺损、动脉导管未闭等疾病都会引起充血性心衰，淤血会使肝细胞缺氧，表现出肝功能异常、黄疸，主要以右心功能不全为特征性诊断，需排除其他病因。

（6）静脉高能营养：婴幼儿胆汁淤积常见原因，高血脂、高胆固醇会影响肝细胞膜流动性，从而影响胆汁分泌，表现出黄疸、高胆红素血症。

本患者最终行肝穿刺活组织检查，病理学结果显示淤胆型肝炎，考虑药物诱导所致。结合病史、检查结果及病程，患者因带状疱疹曾应用大量吲哚美辛栓，考虑为急性药物性肝损伤，属于胆汁淤积性肝损伤。对于药物性肝损伤诊断需层层递进，逐一排除诊断，仔细追问病史和体格检查，包括用药史及环境毒物接触史、乙醇摄入史，进一步行实验室检查，包括肝功能、病毒血清学和肝病自身抗体等，此项检查可排除病毒性肝炎，是判断病因的重要手段；辅以超声、CT、MRCP 等无创性检查手段；必要时行肝穿刺活组织检查明确诊断。

三、诊疗体会

本例患者为年中男性，既往无慢性肝病病史，起病急，病程短，腹胀伴眼黄尿黄，体格检查未见肝掌、蜘蛛痣，全身皮肤、巩膜重度黄染。腹平软，肝脾未触及，移动性浊音阴性，双下肢无水肿。对于该例患者，以腹胀、黄疸、肝功能损害为主要表现，症状、体征均无特异性。在病程中出现消化道症状、黄疸的疾病很多，仅靠症状、体征明确诊断相当困难，入院诊断考虑为淤胆型肝炎原因待查，相关的疾病有多种，包括病毒性肝炎、肝内外胆管病变、药物毒物类肝损伤、胆红素代谢障碍性疾病、肝脏恶性肿瘤等，在住院期间，围绕可能疾病观察患者病情变化并开展相应的辅助检查，逐步排除诊断，最后诊断为药物性肝损伤。

近年随着药物种类、保健品应用及环境毒物接触增多，药物和环境毒物引起的肝损伤逐年增加，药物性肝损伤的机制主要包括：①药物及其中间代谢产物对肝脏的间接损害；②免疫过敏损害；③对肝脏其他细胞如巨噬细胞、贮脂细胞、肝窦内皮细胞等损害；④药物诱发氧化应激反应损害线粒体。急性药物性肝损伤是指由药物本身或其代谢产物引起的肝脏损害。病程一般在 3 个月以内，胆汁淤积型肝损伤病程较长，可超过 1 年；慢性药物性肝损伤病程一般超过 6 个月。

药物相关性急性肝损伤分为 3 种类型[1]：①肝细胞性损伤，其临床诊断标准为血清 ALT 升高至少超过正常值上限 2 倍，血清 ALP 正常；或 ALT/ALP 升高倍数比值≥5。②胆汁淤积性肝损伤，主要表现为 ALP 水平升高先于转氨酶，或者 ALP 水平升高比转氨酶水平升高更明显，其临床诊断标准是血清 ALP 活性超过正常值上限 2 倍，血清 ALT 正常或 ALT/ALP 升高倍数比值≤2。③混合性肝损伤，即血清 ALT 和 ALP 水平同时升高，其中 ALT 水平升高必须超过正常值上限 2 倍，ALT/ALP 升高倍数比值在 2～5。

针对导致胆汁淤积性肝病的不同原因进行针对性的治疗，由药物性所致者，应首先停用损肝药物，辅以合理的保肝、退黄药物。治疗药物包括：熊去氧胆酸、腺苷蛋氨酸、糖皮质激素及免疫抑制剂；对药物治疗无效或药物治疗禁忌的患者可考虑应用血浆置换、血浆吸附或分子吸附再循环系统等血液净化手段，可以明显缓解胆汁淤积的瘙痒症状[2]。该患者因有糖尿病，血糖控制不佳，应用血浆置换术病情未见缓解，因此，加用激素治疗。激素可影响血糖水平，治疗过程中需随时调整胰岛素用量。目前激素不提倡长期应用，以免因伴发疾病加重或并发严重感染而导致严重后果。

四、专家点评

药物性肝损伤（drug induced liver injury，DILI）已经成为一个不容忽视的公共卫生问题，其诊断也是临床上具有挑战性的难题，目前仍依赖于详细的病史询问、实验室及影像学检查，必要时结合肝组织学表现等进行排除性诊断。药物性肝损伤大致可分为肝细胞型、胆汁淤积型及混合型。本例报道中，患者以肝功能异常入院，作者结合患者用药史、临床表现、实验室及肝组织学检查等，进行了比较系统全面的鉴别诊断，考虑药物性肝损伤，表现为胆汁淤积型。

既往临床上对于口服或静脉用药造成的 DILI 关注度较高，而对于栓剂等其他剂型造成的 DILI 重视度不够。解热镇痛药是造成 DILI 的常见原因之一，吲哚美辛作为一种非甾体类抗炎药物，其栓剂经直肠黏膜吸收直接进入血液循环，其造成的肝脏损伤需要引起警惕。

DILI 治疗时，有关激素的应用也是极具挑战性的问题，使用时一定要权衡利弊，掌握好治疗的时机、剂量与疗程。对于该药物性肝损伤患者，作者除停用引起肝损伤的药物外，还适当使用激素，肝功能恢复良好；且鉴于该患者合并糖尿病，治疗时兼顾了糖尿病的控制，重视激素使用过程中有可能出现的感染等并发症的预防与密切监测，值得借鉴。

作者：赵素贤 王荣琦 张玉果 孔丽 南月敏（河北医科大学第三医院中西肝病科）
点评者：韩涛（天津市第三中心医院）

参 考 文 献

［1］中华医学会消化病学分会肝胆疾病协作组．急性药物性肝损伤诊治建议（草案）．中华消化杂志，2007，27（11）：765-767.

［2］胆汁淤积性肝病诊断治疗专家委员会．胆汁淤积性肝病诊断治疗专家共识2013.中国肝脏病杂志（电子版），2013，5（1）：53-64.

病例 50　何首乌致严重肝功能损害 1 例

关键词：药物毒性；肝炎，药物性；何首乌

一、病例介绍

患者男，54 岁，乡村医生，因"乏力、身黄 10 余天"于 2013 年 6 月 24 日入院。既往有"糖尿病"、"亚急性甲状腺炎"病史，否认"肝炎"病史，无输血史，否认药物过敏史。长期服用格列苯脲降糖治疗。患者于 2013 年 4 月开始每日于烹煮米饭时加少许何首乌（每餐 10 余克），食用何首乌目的为保健强身。2013 年 6 月 14 日开始出现乏力，并出现全身皮肤黄染，伴有纳差、厌油，无明显发热，无恶心、呕吐，无腹痛、腹泻，无皮肤瘙痒，无腰痛，无陶土色大便，无酱油色尿。于 2014 年 6 月 24 日来笔者所在医院就诊。门诊检查发现肝功能重度损害，以"肝功能损害查因"收入感染科住院治疗。起病以后患者精神、睡眠、食纳欠佳，大便黄，小便黄，体重无明显变化。

入院查体：体温 36.9 ℃，脉搏 72 次/分，呼吸 18 次/分，血压 120/76 mm Hg，神志清，全身皮肤、巩膜中度黄染，未见蜘蛛痣及肝掌，浅表淋巴结未扪及肿大，呼吸平稳。双肺呼吸音清，无啰音，心率 72 次/分，律齐，无杂音。腹部平软，无压痛及反跳痛，肝脾肋下未扪及。

辅助检查：2013 年 6 月 24 日血常规示 WBC 3.91×10^9/L，Hb 142 g/L，PLT 123×10^9/L；尿常规示尿胆红素+（1 μmol/L），余项正常；大便常规正常；肝功能示 TBil 127 μmol/L，DBil 96 μmol/L，ALT 1881 U/L，AST 1058 U/L，TBA 137 μmol/L；肾功能正常；甲状腺功能正常；AFP 4.30 ng/ml；甲型、丙型、丁型、戊型肝炎病毒标志物及 EB 病毒及巨细胞病毒抗体均阴性，抗–HBs 阳性，HBsAg 阴性；血浆凝血酶原时间 15.40s，血浆凝血酶原标准化比率 1.28，活化部分凝血活酶时间 39.20s；GGT 722.1 U/L，ALP 160.7 U/L；抗核抗体谱及抗 ENA 抗体谱无异常；抗中性粒细胞胞质抗体、抗线粒体抗体阴性；血清铜蓝蛋白及血清铜正常。腹部彩超示肝脏、胆管、脾脏、胰腺未见明显异常。

入院后予还原型谷胱甘肽、异甘草酸镁护肝及熊去氧胆酸胶囊退黄治疗。2013 年 6 月 29 日肝功能：TBil 170 μmol/L、DBil 128 μmol/L，ALT 775 U/L，AST 292 U/L。2013 年 7 月 4 日肝功能：TBil 209 μmol/L，DBil 159 μmol/L，ALT 436 U/L，AST 202 U/L。7 月 9 日肝功能：TBil 251μmol/L、DBil 214 μmol/L，ALT 313 U/L，AST 169 U/L，TBA 125μmol/L，ALP 174U/L，GGT 814U/L，凝血功能大致正常，患者出现轻度皮肤瘙痒，考虑胆汁淤积。于 2013 年 7 月 9 日加用甲泼尼龙琥珀酸钠静脉滴注（30mg/次，1 次/天），并继续护肝治疗。2013 年 7 月 13 日肝功能：TBil 131.10 μmol/L，DBil 90.30 μmol/L，ALT 178.0 U/L，AST 66.0 U/L，将激素治疗改为泼尼松片口服（35mg/次，1 次/天），并每周减量 10mg/d，减量至 5mg/d 维持 1 周后停用。2013 年 8 月 5 日查肝功能恢复正常。出院后随访 1 年肝功能无异常。

二、临床诊治思维过程

该患者既往无肝病病史，本次发病前无明显发热、腹泻、关节疼痛等急性病毒感染症状，甲型、丙型、丁型、戊型肝炎病毒，EB病毒及巨细病毒抗体均阴性，抗-HBs阳性、HBsAg阴性，均不支持"病毒性肝炎"诊断。患者抗核抗体谱、抗ENA抗体谱、抗线粒体抗体、抗中性粒细胞胞质抗体阴性，甲状腺功能均正常，故不考虑自身免疫相关肝病；腹部彩超未见明显胆道梗阻及扩张，发病时转氨酶升高较胆红素升高明显，不支持梗阻性黄疸。无发热、腹痛，血象不高，不支持胆管炎。患者年龄较大、血清铜及血清铜蓝蛋白正常，不支持肝豆状核变性。患者出现肝功能损害时已服用格列苯脲降糖治疗2年余，本次发病前肝功能一直正常，患者肝功能恢复后再次改用格列苯脲降糖治疗，随访复查半年未见肝功能损害，故不考虑格列苯脲所致肝功能损害。发病前有服用何首乌，剂量大、连续使用时间较长，综合分析考虑患者肝功能损害为食用何首乌所致药物性肝炎可能性大。

三、诊疗体会

何首乌是一种常用的古老的中药，在现代医学及保健领域亦有广泛应用。目前何首乌广泛应用于降血脂、治疗便秘、乌发、护脑、治疗更年期综合征、抗氧化、抗衰老等方面。目前上市的含有何首乌成分的药品超过200种，一些药品在临床上使用频率很高。目前对何首乌功效的研究较多，但其潜在的毒副作用常常被忽视。何首乌在保健领域存在滥用情况，商家常盲目夸大其疗效、回避其毒副作用，近年何首乌引起肝功能损害屡有报道[1,2]，需引起重视。

何首乌引起肝功能损伤与何首乌使用剂量大小及时间长短相关[3]，这一观点被广泛认同。何首乌使用剂量每日应<12g，但一些伪劣药品及保健品为了增加疗效盲目加大何首乌剂量，故使用含有何首乌成分的保健品后出现肝功能损害的情况较多见。本病例患者食用何首乌每天剂量远超过12g，且连续食用时间长，所以引起严重肝功能损害。我们在将何首乌这一古老珍贵的中药广泛应用于医疗保健领域的同时，应注意合理规范地使用何首乌，并正视其潜在的毒副作用。

四、专家点评

何首乌又名多花蓼、紫乌藤、夜交藤，是常用的中药，可安神、养血、活络、消痈，中医用于补益精血、乌须发、强筋骨。目前大量保健品中都添加该药。但何首乌具有一定的毒副作用。主要是该药含有毒性成分蒽醌类，如大黄酸、大黄酚、大黄素，大量长期服用可导致皮肤过敏、胃肠道反应和肝功能损害。该病例超量、长期使用何首乌，用药时间达3个月，引起肝功能损害，是典型的何首乌致药物性肝炎，本病例临床资料收集齐全，排除了病毒性、自身免疫性、先天性及阻塞性肝病。诊断正确，治疗及时，对基层医生正确使用何首乌，重视预防毒副作用具有一定的警示和鉴别意义。

作者：雷创 李德辉（常德市第一人民医院感染科）

点评者：赵伟（南京市第二人民医院）

参 考 文 献

[1] 胡永成，李惠珍，陈蕊丽，等．何首乌致药物性肝炎 1 例 [J]．医药导报，2012，31 (4)：542.

[2] 杨德华，曾义岚，陈竹，等．93 例急性药物性肝损伤的临床分析 [J]．中国肝脏病杂志（电子版），2013，5 (3)：28-30.

[3] 卫培峰，胡锡琴，严爱娟．何首乌所致不良反应概况 [J]．中国临床医生，2011，39 (1)：68-71.

病例 51 血浆吸附联合糖皮质激素治疗甲亢合并急性肝衰竭 1 例

关键词：*血浆吸附；激素；甲亢合并肝衰竭*

一、病例介绍

患者女，22 岁，因皮肤、巩膜黄染 15 天，加重伴意识不清 2 天于 2013 年 8 月 12 日入院。既往史：14 岁确诊"甲亢"，规范口服甲巯咪唑（他巴唑）1 粒/日至 21 岁，21 岁孕 6 个月自然流产后将甲巯咪唑调整为 3 ～ 5 粒/日，22 岁再次怀孕后改为口服丙硫氧嘧啶 2 粒/日至分娩，产后间断服用丙硫氧嘧啶至今。现病史：20 天前因受凉出现鼻塞、流涕、干咳，服用感冒冲剂后不适症状缓解。15 天前发现皮肤、巩膜黄染，就诊于当地医院，化验肝功能结果显示 ALT 289U/L，AST 475U/L，TBil 342.36μmol/L，DBil 241μmol/L，IBil 100.56μmol/L。血凝示 AT 27%。甲功五项示 FT_3 19.47pmol/L、FT_4 62.79pmol/L、T_3 4.56nmol/L、T_4 261.49nmol/L、TSH 0.01μIU/L、抗-TPO 292.30。查病毒性肝炎标志物示抗-HAV（-）、HBsAg（-）、抗-HCV（-）、抗-HEV（-）。腹部 B 超示胆囊壁毛糙增厚，脾大。予保肝等治疗，皮肤、巩膜黄染无明显消退。2 天前出现嗜睡，遂来笔者所在医院诊治。以"急性重型肝炎、甲状腺功能亢进"收住院。查体：生命体征平稳，肝病面容，嗜睡；全身皮肤、巩膜黄染；甲状腺弥漫性肿大Ⅰ度，无压痛、震颤、血管杂音；心肺均未见异常；腹平坦，全腹无压痛、反跳痛，肝、脾肋下未及；肝、肾区无叩击痛；腹部移动性浊音阴性；听诊肠鸣音正常；神经系统检查未见异常。

二、临床诊治思维过程

（1）治疗上首先分析肝衰竭病因。完善相关检查，病毒系列结果均阴性。血清铜、铜蓝蛋白轻度降低，血清铁轻度升高，转铁蛋白正常。总胆固醇、三酰甘油结果均正常。免疫球蛋白系列示 IgG、IgM、总 IgE 升高，补体 C3、C4 降低。内毒素、1，3-β 葡聚糖升高。血常规示 PLT 65×10^9/L，WBC、RBC 数值均正常。自身抗体系列、自身免疫性肝病系列Ⅱ结果示抗 RO-52 抗体阳性，抗 M2-3E 抗体弱阳性，抗核抗体（1∶100）阳性。提示可能合并自身免疫性肝病，但免疫性肝病很少引起急性肝衰竭。而凝血差，行肝穿刺活检病理协助免疫性肝病诊断风险很大。根据上述结果可排除常见致肝衰竭中嗜肝病毒、非嗜肝病毒感染因素；无饮酒史，酒精中毒因素不考虑；代谢（铁铜脂类）因素可排除；心源性、血管源性（布-加综合征）等因素均可除外；因患者服用抗甲亢药物近 10 年包括孕期，故抗甲亢药物致肝衰竭因素不成立；虽有服用感冒药物史，但服药后不适症状明显缓解，无皮疹、皮肤瘙痒过敏现象，外周血嗜酸粒细胞正常，故感冒药所致急性肝衰竭支持点不足。综上分析患者肝衰竭病因主要因不规范服用抗甲亢药物后，超过生理剂量的甲状腺激素直接对肝脏造成了损害，即甲亢性肝损害。因此急性肝衰竭及甲亢均是治疗的关键。目前患者意识不清，行头颅 CT 检查提示未见明确病变，因此排除颅脑器质性病变导致意识障碍。考虑因内毒素等清除减弱，继发了肝性脑病。目前不适合口服药物治疗甲亢；此时行 [131]I 治疗容易加重甲亢症状及肝损害，治疗时机不适宜。因甲亢性肝病也是一种免疫性疾病，故适宜行激素治疗。而血浆吸附治疗是使血液中的内毒素或外源性毒物、药物及代谢产物吸附并清除，从而达到血液净化的方法，由此确定治疗方案。

（2）治疗方案：在保肝、营养支持等药物治疗基础上行血浆吸附联合激素（氢化可的松琥珀酸钠 200mg/次静脉滴注，1 次/日）。第一次血浆吸附后患者神志即转清，后继续行血浆吸附，肝功能、甲状腺功能指标逐渐改善。复查肝功能示 TBil 70.3μmol/L，DBil 52.6μmol/L，IBil 17.7μmol/L。血凝示 AT40%。患者要求出院，院外调整激素为口服醋酸泼尼松片 30mg/次，1 次/日，一周减一片至减停。4 个月后患者顺利行 [131]I 治疗。随访至今，患者一般情况均良好。

三、诊疗体会

（1）甲状腺功能亢进是内分泌系统常见病，表现为高代谢综合征和免疫系统异常，可累及肝脏，出现肝功能异常、胆汁淤积、黄疸等，临床称之为甲亢性肝损害[1]，甲亢引起肝损害常见，然而肝衰竭少见[2]。本例疾病涉及两个系统（内分泌系统、消化系统），表现为肝性脑病。经过分析确诊为甲亢性肝损害，甲亢及急性肝衰竭是疾病对因、对症治疗的方向。

（2）本例尽管存在甲亢病症，但尚未到达甲亢危象，一般治疗时并不会首先考虑使用激素。有报道血浆吸附治疗甲亢合并肝衰竭[3]，但血浆吸附治疗同时联合激素治疗尚未见报道。

（3）本例考虑到肝衰竭是甲亢引起的，人工肝支持治疗用于急性肝衰竭疗效肯定，而能及时准确判断引起肝衰竭病因，掌握治疗适应证，密切关注肝衰竭同时合并较严重的内分泌、免疫系统疾病，恰当联合糖皮质激素治疗，使患者在短期就达到生存获益。此治疗方法为甲亢或其他免疫性疾病合并肝衰竭提供了有效的治疗借鉴。

四、专家点评

本文报告了 1 例青年女性在多年甲亢不规范用药基础上出现急性肝衰竭的病例。甲状腺功能异常与肝病关系密切，甲状腺功能亢进时，可出现甲亢性肝损害；治疗甲亢的药物有时也可造成药物性肝损害。我国是病毒性肝炎的高发区；近年来，药物性肝病也呈上升趋势，自身免疫性肝病并不少见。在如此众多的原因中找出导致肝功能异常的主要因素，需要系统地询问病史、收集临床资料、经过缜密逻辑思维，作出符合临床的诊断。从而制定合理的治疗方案，取得满意的治疗效果。

本文首先分析了患者出现肝衰竭的病因，综合判定为甲亢性肝损害，应针对病因进行治疗；同时该患者已进展为急性肝衰竭，出现肝性脑病。针对病因，口服抗甲亢药物和 [131]I 已不宜应用；而进行血浆吸附联合肾上腺皮质激素治疗，既可以吸附和对抗内毒素等毒物，又可能对甲状腺激素的清除和对抗起到很好的帮助；同时，对急性肝衰竭和肝性脑病也具有积极的对症治疗的作用。如果再给予血浆置换，对清除甲状腺激素和内毒素等毒物将起到很好的作用。当然，保肝、营养支持等药物治疗也是必不可少的。总之，该病例报告对甲亢合并肝功损害的诊断和治疗提供了值得借鉴的经验。

肝衰竭恢复后，甲亢还需积极治疗。

作者：孙菡 夏琳 周新民（第四军医大学西京医院消化病医院消化八科）

点评者：王磊（山东大学第二医院）

参 考 文 献

［1］陈灏珠，林果为. 实用内科学［M］. 第13版. 北京：人民卫生出版社.2009：1263.

［2］Shen C, Zhao CY, Liu F, et al. Acute-on-chronic liver failure due to thiamazole in a patient with hyperthyroidism and trilogy of Fallot-case report［J］. BMC Gastroenterology, 2010, 10：93.

［3］孟贵霞，王立蓉，杨毅军. 血浆胆红素吸附治疗甲亢合并肝功能衰竭［J］. 江苏医药，2010，36：217，218.

病例 52　甲状腺功能减退伴肝功能异常 1 例

关键词：甲状腺功能减退；肝功能不全

一、病例介绍

患者女，45 岁，汉族，教师。因"头晕、乏力 1 年余，检查发现肝功能异常 1 周"于 2 年前来本院就诊。当时肝功能示 ALT 236U/L，AST 165 U/L；血常规示 RBC 2.97×10⁹/L，Hb 98g/L。既往史：患者既往曾行病毒性肝炎标志物（HBsAg、抗－HBs、HBeAg、抗－HBe、抗－HBc、甲型病毒性肝炎抗体、丙型病毒性肝炎抗体、戊型病毒性肝炎抗体）检测均为阴性，否认高血压及糖尿病病史。体格检查：T 36.5℃，P 70 次/分，R 20 次/分，BP 100/60mmHg，神志清楚，营养中等，中度贫血貌，眼睑苍白且轻度水肿；全身浅表淋巴结无肿大，皮肤及巩膜无黄染，无皮疹及出血点，双肺呼吸音清，未闻及干湿性啰音，心率 70 次/分，律齐，未闻及病理性杂音。腹部平软，无压痛及反跳痛，肝脾肋下未触及，移动性浊音阴性，双肾区无叩击痛，双下肢轻度水肿。入院诊断：①肝功能异常；②轻度贫血。

患者入院后再次复查病毒性肝炎标志物（HBsAg、抗－HBs、HBeAg、抗－HBe、抗－HBc、甲型病毒性肝炎抗体、丙型病毒性肝炎抗体、戊型病毒性肝炎抗体）仍为阴性。血常规示 RBC 2.73×10¹²/L，Hb 90 g/L。大小便常规、肾功能、血脂均未见明显异常。地中海贫血筛查、免疫性贫血筛查未见明显异常。ENA 谱未见明显异常。甲胎蛋白、癌胚抗原、CA-199、CA-125、CA-153 正常。血吸虫抗体、肝吸虫抗体、包虫抗体、肺吸虫抗体、囊虫抗体检查均为阴性。B 超检查：①肝光点增粗、增强，建议肝功能检查；②右肝内胆管小结石；③胃下垂；④双肾小结晶；⑤子宫前壁低回声结节，考虑小肌瘤（浆膜下）。X 线胸片未见异常。骨髓穿刺结果：未见明显异常。

患者入院后给予异甘草酸镁注射液、多烯磷脂酰胆碱注射液护肝降酶治疗。1 周后复查肝功能：ALT 103U/L，AST 85U/L；血常规：RBC 2.85×10¹²/L，Hb 99 g/L；甲状腺功能：游离三碘甲状腺氨酸 0.86 pmol/L，游离甲状腺素 9.8pmol/L，促甲状腺素 0.17μIU/ml，诊断为"甲状腺功能减退症"。在护肝、降酶的同时加用甲状腺片 20mg，口服，1 次/日。2 个月后复查肝功能正常；血常规：RBC 4.1×10¹²/L，Hb 123 g/L，症状明显改善。6 个月后复查血常规正常，甲状腺功能 4 项均正常，食欲恢复正常，贫血貌消失，双下肢水肿消失。

二、临床诊治思维过程

肝功能损伤是临床常见的疾病及并发症，多种原因均可引起肝功能损伤，目前主要的病因为药物诱发、各种病毒性肝炎、自身免疫性疾病等；甲状腺功能减退症（甲减）是由于甲状腺腺体本身病变所致血清甲状腺激素不足而引起的全身性内分泌疾病[1]，临床表现常为多系统如心血管系统、血液系统、消化系统等受损。甲状腺功能减退经常遇见，但对于甲状腺功能减退导致的肝功能损伤临床上少见。本例患者因肝功能异常伴轻度贫血而收入住院，在排除病毒性肝炎、血液疾病、自身免疫性疾病及寄生虫感染等常见引起肝损伤的原因，经临床表现、甲状腺功能三项等确诊为甲状腺功能减退症，经护肝、降酶、甲状腺素替代治疗后，患者的肝功能及血常规等逐渐恢复正常，临床症状消失，因而提示甲减时肝损伤与甲状腺功能密切相关。

甲状腺功能减低症起病隐匿，病程长，临床表现多样，可影响各个系统的功能及代谢[2]；女性较男性多见，且随着年龄的增加，其患病率也增加。发病年龄不同，甲状腺功能减退症的临床表现也不尽相同，但目前在临床上尚少见因甲状腺功能减退导致肝功能异常的报道。

分析其原因可能如下：①甲状腺激素可调节肝脏线粒体渗透活性的启动，甲状腺功能减退时肝脏谷胱甘肽的生物合成减低，不能维持谷胱甘肽的稳定性而造成肝脏组织学或肝功能变化[3]。这与甲状腺功能减退症时内脏黏液性水肿有关，肝细胞肿胀、膜通透性增加致细胞质内转氨酶释放入血而引起肝功能异常，因而随着甲状腺功能的改善肝功能亦逐渐恢复正常[4]。自身免疫性因素中，T 淋巴细胞功能缺陷可引起自身免疫性肝炎及自身免疫性肝损害。②甲状腺功能减退时甲状腺激素分泌减少，引起肝脏细胞间液中积聚多量透明质酸、黏多糖、硫酸软骨质和水分，产生肝脏黏液性水肿，引起肝细胞损伤，导致肝功能异常[5]。甲状腺激素降低可使细胞内脂肪水解和低密度脂蛋白分解减少，肝内胆固醇氧化减慢，引起血脂升高和脂肪肝，导致肝功能异常。③由于甲状腺激素减少，肝间质水肿，肝中央小叶充血性纤维化，出现肝大、肝功能异常。

三、诊疗体会

临床医师要开阔思路，了解甲状腺功能减退症的一些罕见的特殊表现，对于不明原因的 ALT 水平升高患者，应仔细体检和综合分析，要考虑有无其他全身性疾病致肝功能损害的可能[6]。特别是在甲状腺功能减退症的早期，患者自身临床症状表现不典型，对于肝功能异常的患者也应考虑到甲状腺功能减退症的可能，以免延误治疗。

四、专家点评

甲状腺功能减退症伴发肝损伤的病例报道较少，临床易误诊、漏诊。本文报道 1 例以头晕、乏力伴消化系统症状就诊，发现肝脏生物化学指标异常，经甲状腺激素、肝炎病毒标志物、ENA 多肽、肿瘤标志物及影像学检查排除病毒性肝炎、自身免疫性肝病及肿瘤，确诊为甲状腺功能减退的病例，对少见肝病的诊疗具有参考价值。

本病为少见疾病，已除外病毒性肝炎、血液疾病、自身免疫性疾病及寄生虫感染等常见原因，甲状腺功能减退症可累及多个器官，肝脏受累时可出现肝大、肝脏生物化学指标（ALT、AST、LDH 及胆红素等）异常，严重者可发生肝硬化，其发生机制可能与甲状腺功能减退导致的肝脏谷胱甘肽合成障碍、异常自身免疫反应及甲状腺功能减退导致的心衰加重肝损伤等因素有关。甲状腺功能减退分为原发性、继发性，该例患者无甲状腺手术、放射性碘或放射线治疗、甲状腺肿瘤及特殊用药史，考虑为原发性或自身免疫机制导致的甲状腺炎所致，后者可能累及肝脏，引起自身免疫性损伤，其诊断应进一步行 TPO、TGAb、肝病自身抗体等相关检查明确病因。此外，应进行铜蓝蛋白、铁蛋白等检测排除遗传代谢性肝病，必要时行肝穿刺活组织病理学检查，可鉴别肝损伤因素、严重程度，指导治疗。该病的治疗以补充甲状腺素为主，辅以保肝降酶治疗，甲状腺素替代治疗多选用左旋甲状腺素片 $0.5 \sim 1.3 \mu g/$（kg·d），监测甲状腺功能以指导调整药物用量。随着甲状腺功能的恢复，肝功能多可逐渐好转，诊断治疗及时者预后良好。

该病例报道撰写过程中应注意病史前后一致性及撰写的严谨性，结合相关研究进展及文献深入讨论，阐明该病例报道的重要价值。

作者：何丽（新余市人民医院血液科）

点评者：南月敏（河北医科大学第三医院）

参 考 文 献

[1] 周卫华，刘桂红，袁彩欣，等．以肝损害为主要表现的原发性甲状腺功能减退症56例临床分析 [J]．疑难病杂志，2009，8（9）：562，563.

[2] 刘德荣，闫新政．甲状腺功能减退症致肝功能损害四例 [J]．中国全科医学，2009，12（10）：1916，1917.

[3] 刘新民．实用内分泌学 [M]．3版．北京：人民军医出版社，2004：669.

[4] 母凯萍．甲状腺功能减退症伴肝损害1例报告 [J]．中外医学研究，2011，9（22）：162，163.

[5] 武敬，彭雁忠．甲状腺功能减退致肝功能异常一例 [J]．中国全科医学，2009，12（1）：60.

[6] 肖登奎．甲状腺功能减退致肝功能不良1例 [J]．临床肝胆病杂志，2004，20（12）：90.

病例 53 甲状腺功能亢进伴严重肝损害 1 例

关键词：甲状腺功能亢进；肝功能损害；抗甲状腺药物

一、病例介绍

患者男，43 岁，汉族，湖南籍，工人。因"乏力、纳差 1 月余，尿黄半个月"入院。1 个月前出现乏力、纳差，半个月前出现尿黄、身目黄染，无怕热、多汗、多食等高代谢症状，体重无明显下降。既往史、流行病学史、个人史无特殊。查体：血压 135/80mmHg，未见肝掌、蜘蛛痣，全身皮肤、巩膜重度黄染。双侧甲状腺未触及肿大，未闻及血管杂音。双肺未闻及异常；心率 100 次/分，心律齐，各瓣膜听诊区未闻及病理性杂音。腹平软，无压痛、反跳痛，肝脾肋下未触及，移动性浊音阴性，双下肢无凹陷性水肿。入院诊断为黄疸查因。

入院后完善相关检查，肝功能：AST 102U/L，ALT 189U/L，TBil 252μmol/L，DBil 166.1μmol/L，GGT 36U/L，ALP 141U/L，ALB 34g/L，GLB 20g/L；甲状腺功能：TSH 0.005mIU/L、FT_4>154.8pmol/L、FT_3>30.8pmol/L。HBsAg 阴性，HBV DNA 阴性，丙型肝炎抗体、戊型肝炎抗体阴性，AFP、铜蓝蛋白正常，自身免疫性疾病抗体、肝吸虫卵阴性，腹部彩超提示肝胆脾未见异常，甲状腺彩超提示考虑 Graves 病可能性大。诊断为甲状腺功能亢进性肝病，在护肝治疗的基础上加用"甲巯咪唑+普萘洛尔"抗甲状腺治疗，患者黄疸逐渐消退。复查肝功能：AST 83U/L，ALT 115U/L，TBil 82μmol/L，DBil 56.3μmol/L，GGT 81U/L，ALP 145U/L，ALB 37.8g/L，GLB 19.2g/L；甲状腺功能：TSH 0.407mIU/L、FT_4 6.49pmol/L、FT_3 2.46pmol/L。

二、临床诊治思维过程

诊断：患者突发黄疸，肝功能损害严重，入院时黄疸病因尚不明确，主要考虑的疾病有：①病毒性肝炎；②梗阻性黄疸（胆道结石、肝胆胰肿瘤）；③全身性疾病所致肝损害等。鉴别诊断方面患者各种嗜肝病毒标志物均为阴性，故病毒性肝炎可排除；本例患者无腹痛、大便颜色变浅、皮肤瘙痒等症状，腹部彩超检查未见胆道阻塞征象，未见肝内占位，胰腺未见异常，可排除胆道结石、肝胰肿瘤等所致梗阻性黄疸；患者查铜蓝蛋白正常，起病年龄大，无肝豆状核变性家族史，可排除肝豆状核变性；患者为男性，无皮疹、关节痛等症状，查自身免疫性疾病抗体阴性，可排除自身免疫性肝病。完善甲状腺功能检查后发现患者 TSH 明显降低，FT_3、FT_4 升高，甲状腺彩超检查进一步明确了甲状腺功能亢进诊断，诊断考虑甲状腺功能亢进性肝病。

治疗：患者肝损害由甲状腺功能亢进所致，如何控制甲状腺功能亢进成为治疗关键，甲状腺功能亢进的治疗常见有三种方法：外科手术、^{131}I 治疗、抗甲状腺药物。外科手术方面，本患者肝损害严重，手术风险大，不考虑手术治疗；[131]I 治疗方面，严重肝损害为相对禁忌证，暂不考虑；抗甲状腺药物有肝损害报道，但发生率不高[1~5]；护肝治疗基础上予"甲巯咪唑+普萘洛尔"抗甲状腺治疗后患者病情逐渐好转。

三、诊疗体会

甲状腺功能亢进及抗甲状腺药物均可引起肝损害。甲状腺功能亢进性肝病临床发病率一般为 20%~25%。甲状腺功能亢进性肝病临床表现多轻微，如厌油、纳差、乏力等，严重者少见，可出现黄疸、肝脾大[6]。

引起甲状腺功能亢进性肝病的原因较复杂，多数学者认为可能与下列因素有关：

（1）甲状腺激素的直接毒性作用：肝脏对甲状腺激素的代谢、转化、排泄及甲状腺球蛋白的合成具有重要作用。长期过多的甲状腺激素的转化代谢，增加了肝脏负担，同时可能直接对肝脏产生毒性作用。

（2）高代谢导致肝脏相对缺氧及营养不良：甲状腺功能亢进时机体代谢增高，内脏和组织耗氧量明显增加，但肝脏血流并不增加，使肝脏相对缺氧；同时旺盛的新陈代谢使糖原、蛋白质、脂肪的合成减少而分解代谢亢进，引起肝糖原、必需氨基酸及维生素消耗过多，使肝脏相对营养不良。肝脏相对的缺血缺氧和营养不良引起自由基对肝细胞的损伤，甚至出现肝细胞坏死及肝硬化。

（3）心力衰竭及感染、休克：心力衰竭在甲状腺功能亢进性心脏病中较常见，可以引起肝静脉淤血，甚至肝小叶中央坏死，导致肝损害，甚至肝硬化。并发感染、休克时可加重肝损害。

（4）甲状腺功能亢进还不同程度地影响肝内各种酶的活力，从而影响机体代谢。甲状腺功能亢进可导致库普弗细胞增生，肝内还原型谷胱甘肽（GSH）耗竭，并显著促进硫代巴比妥酸反应物（TBARS）形成，因而 TBARS /GSH 比值增加，使肝内酵母多糖介导的反应增强。

（5）甲状腺功能亢进是一种自身免疫性疾病，可合并原发性胆汁性肝硬化[5,6]。

抗甲状腺功能亢进药物也可以引起肝脏功能损害。嘧啶类致肝损害以不同程度的肝细胞坏死为主，表现为转氨酶升高；而咪唑类药物致肝损害以肝内淤胆为主，即肝细胞和（或）胆小管淤胆，主要表现为胆红素升高[1~5]。

甲状腺功能亢进性肝病有导致黄疸的可能，因此对于黄疸查因的患者需检查甲状腺功能。本例患者既往无甲状腺功能亢进病史，从未使用抗甲状腺药物，患者黄疸由甲状腺功能亢进所致，经控制甲状腺功能后，患者肝功能迅速好转，可见甲状腺功能亢进性肝病的治疗首先要控制甲状腺功能，而抗甲状腺药物虽有导致肝损害的可能，但当明确患者肝损害由甲状腺功能亢进所致后，在密切监测肝功能及积极护肝治疗的基础上仍可使用。

四、专家点评

甲状腺功能亢进症（甲亢）可累及全身各个器官组织，产生一系列病理生理变化，累及肝脏时可导致肝大、肝功能异常、黄疸，甚至肝硬化，临床上称为甲状腺功能亢进性肝病（简称甲亢性肝病）。该例患者具有典型的甲亢所具高代谢特征的表现及乏力、黄疸、严重肝损伤表现，符合甲亢及甲亢性肝病的诊断。

甲亢性肝病临床发病率较高，甲亢患者发生肝功能损害的可能致病机制包括：①显著升高的甲状腺激素的直接肝毒性作用；②甲亢高代谢状态下，肝细胞对缺血、缺氧和抗氧化能力下降；③甲亢性心功能不全等。甲亢性肝功能损害是否是内科药物治疗的禁忌证，是否必须[131]I、手术等有创性的治疗是医患共同关心的问题。《中国甲状腺疾病诊治指南》中建议甲亢治疗首选抗甲状腺药物，若因担心药物加重肝损害而仅用保肝制剂，则延误甲亢及相关肝病的治疗。肝功能轻中度异常不影响抗甲状腺治疗方案的选择，应尽快解除过高甲状腺激素的肝毒性。但合并重症肝损害时用药仍需谨慎，可在积极保肝、护肝基础上考虑[131]I或手术治疗。

该例患者为初发甲亢，在未经抗甲状腺药物治疗的情况下出现明显肝损伤，其诊断需在排除其他病毒性肝炎、自生免疫性肝病及环境毒物类等常见肝损伤的基础上，结合甲状腺激素及相关自身抗体检测的结果做出诊断，其治疗以在应用保肝降酶药物的基础上应用抗甲状腺药物为原则，可根据肝损伤程度使用常规剂量或适当减量，随着甲状腺功能亢进状态的改善，肝功能可逐渐好转。在此治疗过程中，个别患者可能出现一过性肝损伤加重，应严密检测，加强保肝治疗，防治严重肝损伤发生。

作者：李展翼（中山大学附属第三医院感染科）

点评者：南月敏（河北医科大学第三医院）

参 考 文 献

[1] Karras S, Memi E, Kintiraki E, et al. Pathogenesis of propylthiouracil-related hepatotoxicity in children: present concepts [J]. J Pediatr Endocrinol Metab, 2012, 25 (7-8): 623-630.

[2] Heidari R, Babaei H, Eghbal M. Mechanisms of methimazole cytotoxicity in isolated rat hepatocytes [J]. Drug Chem Toxicol, 2013, 36 (4): 403-411.

[3] Malozowski S, Chiesa A. Propylthiouracil induced hepatotoxicity and death, hopefull, nevermore [J]. J Clin Endocrinol Metab, 2010, 95 (7): 3161-3163.

[4] 刘超，蒋琳. 抗甲状腺药物不良反应的再认识 [J]. 中华内分泌杂志, 2011, 27 (6): 529-532.

[5] 李文华，袁刚，赵西平，等. 甲状腺功能亢进症与肝损害 [J]. 内科急危重症杂志, 2010, 16 (1): 8-12.

[6] Patrizia Burra. Liver abnormalities and endocrine diseases [J]. Best Practice & Research Clinical Gastroenterology, 2013, 27: 553-563.

病例 54　口服甲状腺激素致肝损害

关键词：肝功能衰竭；甲状腺功能亢进

一、病例介绍

患者女，48 岁，因"乏力、尿黄、身目黄染 2 周，加重 1 天"于 1 年 8 个月前入院。入院查体：生命体征平稳，T 36.8℃，面色黄，肝掌（–）、蜘蛛痣（–）、胸前毛细血管扩张（–），皮肤深度黄染，注射部位未见瘀斑，巩膜深度黄染，球结膜未见水肿，睑结膜无苍白；双肺听诊无特殊。心率 109 次/分，律齐，各瓣膜听诊区未闻及杂音。腹稍隆，腹壁静脉未见显露，腹软，压痛（–），反跳痛（–），未触及包块，Murphy 征（–），肝脾肋下未触及，肝区叩击痛（–），移动性浊音（+），肠鸣音正常。双下肢轻度凹陷性水肿，扑翼样震颤（–）。平时少在外进餐，个人卫生好，否认起病 1 个月或更久前曾进食生的或未熟的淡水鱼或虾；否认与 HBV、HCV 感染者等密切接触史。患者 12 年前因"Graves 病"行"甲状腺次全切除术"，术后长期服用"甲状腺素片（优甲乐）"替代治疗。但未定期复查甲状腺功能。入院前 2 个月因"肺部感染、胸腔积液"于当地医院住院治疗，经积极抗感染治疗后好转出院。

患者入院后查血常规：白细胞 7.29×10^9/L，中性粒细胞比例 48.8%，血红蛋白 81.0g/L，血小板计数 110×10^9/L。肝功能：TBil 474.0 μmol/L，DBil 342.0μmol/L，白蛋白 32.3g/L，ALT、AST 均正常。凝血功能：凝血酶原时间（PT）28.7s，凝血酶原活动度（PTA）28.0%。甲状腺功能检查：T_3 0.88nmol/L，T_4 45.25nmol/L，FT_3 2.95pmol/L，FT_4 10.58pmol/L，TSH 0.004μIU/ml。G–6–PD、地中海贫血筛查阴性，免疫球蛋白系列、补体 C3 和 C4、CRP 均无异常。ENA 系列阴性，自身免疫学肝炎系列阴性。甲胎蛋白 5.06 ng/ml；抗–HBs 滴度 165IU/ml，HBsAg 阴性、抗–HBe 阳性、抗–HBc 阳性，HBV DNA 阴性，甲、丙、丁、戊型肝炎病毒标志物阴性；心电图正常。肝脏彩超：肝轻度脂肪变性声像，右肝缩小，肝内暂未见明显占位性病变；门静脉、肝静脉血流通畅；下腔静脉轻度扩张；慢性胆囊炎声像；胆汁黏稠；左肝上下径 50mm，左肝前后径 56mm，右肝厚度 90mm，门静脉管径 7mm。甲状腺彩超：甲状腺增大，血流丰富，考虑毒性弥漫性甲状腺肿可能性大。胸部 CT：左肺少许慢性炎症。

二、临床诊治思维过程

患者的发病过程和临床检查结果，符合肝衰竭诊治指南（2012 年版）[1]的诊断标准，达到"亚急性肝衰竭"的诊断，同时甲状腺功能的检查结果也符合中国甲状腺疾病诊治指南[2]。因此，患者入院诊断：① 亚急性肝衰竭，甲状腺功能亢进性肝损害，脂肪肝（轻度）；②甲状腺功能亢进；③肺部感染；④慢性胆囊炎；⑤营养不良性贫血；⑥甲状腺次全切除术后。患者入院后先后予美罗培南（0.5g，3 次/日）、头孢地嗪

（2.0g，2 次/日）、哌拉西林他唑巴坦（4.5g，3 次/日）、环丙沙星（0.4g，1 次/日）抗感染治疗，并予甲巯咪唑（10mg，1 次/日；10 天后减为 5mg）抗甲状腺功能亢进治疗（图 54-1），同时予护肝、降酶、退黄，并予血浆、白蛋白等综合治疗。患者病情渐好转。具体肝功能和凝血功能指标见图 54-2。此外，凝血功能 PTA 上升到 50.0%（出院时），并在出院 1 个月后复查 PTA 仍为 50.0%。彩超显示右肝厚度从 90mm 增加到 100mm，患者症状均好转。

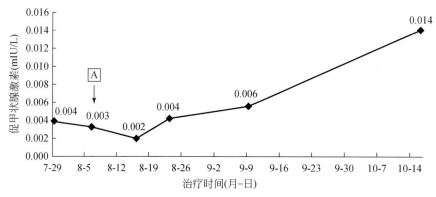

图 54-1　促甲状腺激素（TSH）随治疗时间变化

A. 甲巯咪唑（赛治）从 10mg 每日一次更改为 5mg 每日一次

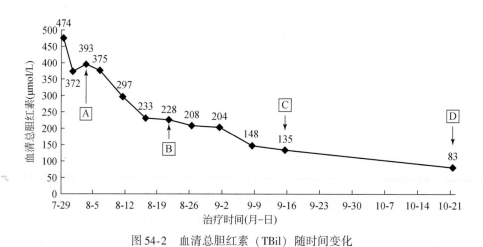

图 54-2　血清总胆红素（TBil）随时间变化

A. 患者出现肺部感染加重而黄疸出现平台期；B. 患者出现消化道真菌感染而黄疸出现平台期；C. 患者出院；D. 患者出院 1 个月后复查

三、诊疗体会

甲状腺功能亢进性肝损害往往指在甲状腺功能亢进（甲亢）发病过程中出现的各种不同程度的肝功能异常，包括淤胆性肝炎、肝脏肿大等，同时需排除病毒性肝炎等肝胆疾患及其他病因引起的肝损害（包括抗甲亢药物所致肝损害），经治疗甲亢控制后上述表现能恢复正常[3]。但甲亢合并严重肝损害，如亚急性肝衰竭时，往往并不表现 FT_3、FT_4、

总 T_3、总 T_4 的升高，而是单纯 TSH 下降。同时有报道甚至即使出现肝衰竭时甲状腺功能正常，单纯甲状腺肿大[4]。究其原因，可能由于肝衰竭严重时，蛋白合成能力下降从而出现上述表现。所以在肝衰竭患者中不应忽视 TSH 的重要性，否则容易造成漏诊。目前从报道文献看继发于甲亢后出现严重肝衰竭，病死率达到 40% ~ 60%[5~7]。目前国外报道大多采用肝移植[6]或甲状腺切除术治疗[7]，而国内更多报道主张 ^{131}I 治疗[8,9]。从本例可以看出，患者曾行"甲状腺次全切除术"，并长期服用"甲状腺素片"治疗，未定期复查甲状腺功能，此次结合甲状腺功能和彩超检查明确提示"甲亢"和"肝衰竭"，并排除其他原因引起的肝衰竭，诊断为"亚急性肝衰竭，甲亢性肝损害"明确。

本例虽然合并有轻度脂肪肝基础，但从肝功能损害程度看，显然甲亢是最重要的原因。本例患者中，FT_3 波动于 2.95 ~ 3.29 pmol/L，FT_4 波动于 8.11 ~ 10.95 pmol/L，而TSH 波动于 0.004 ~ 0.014mIU/L。所以，此例符合肝衰竭情况下甲亢检查的指标特点。从图 54-1 可以看出，小剂量的抗甲亢药物对于 TSH 改善短时间效果欠佳，直至 2 个月后才逐渐恢复，但相应肝功能特别是 TBil 则改善较快，特别是甲巯咪唑 10mg 早期使用期间，TBil 下降非常明显，尽管治疗过程中肺部感染和消化道真菌感染出现在图 54-2A 点和 B 点的平台期，但肝功能仍较快恢复。由此可以看出：第一，在肝衰竭基础上加用小剂量的抗甲亢药物（如甲巯咪唑 5 ~ 10mg 每日一次）是非常安全的，且不会加重肝衰竭的病情。第二，肝衰竭情况下使用小剂量的抗甲亢药物，尽管甲亢 TSH 指标恢复较慢，但甲亢没有继续加重，同样可能有利于减轻甲亢对肝衰竭病情的加重。

四、专家点评

这是一例甲亢性肝损害导致亚急性肝衰竭的报道，分析思路清晰，诊治恰当，对临床有参考意义。患者既往有"Graves 病"，12 年前行"甲状腺次全切除术"，术后长期服用"甲状腺素片（优甲乐）"替代治疗，未经常复查甲状腺功能。入院后彩超提示毒性弥漫性甲状腺肿。此次出现甲状腺功能亢进，可能因为外源性甲状腺素的体内蓄积，也可能是Graves 病复发。Graves 病又称毒性弥漫性甲状腺肿，是一种自身免疫性的以甲状腺受累为主的多系统综合征，包括高代谢综合征、弥漫性甲状腺肿大、眼征、皮损和甲状腺肢端病。当内源性甲状腺激素蓄积时，极少量的外源性甲状腺素都会引起甲亢的表现。甲亢合并重度肝损伤国内外均有报道，发病机制不清楚。除了甲状腺素对肝脏的直接毒性，可能还存在免疫因素，因此需要反复检测自身免疫性相关抗体。治疗上，抗甲状腺药物包括硫脲类和咪唑类，治疗过程中要警惕粒细胞减少、剥脱性皮炎和中毒性肝病。丙硫氧嘧啶可引起 20% ~ 30% 的患者出现转氨酶升高，所以有基础肝病的患者建议选甲巯咪唑。该病例中用甲巯咪唑治疗甲亢相关的肝衰竭，取得很好的疗效。另外，该患者 HBV 血清标志物检测显示抗-HBs、抗-HBe 和抗-HBc 阳性，虽然 HBV DNA 阴性，建议进行高灵敏HBV DNA 定量检测以排除隐匿性乙型肝炎。不足之处：除了心率 109 次/分，缺乏对甲状腺肿大和甲亢的症状和体征的陈述（包括阴性症状和体征）。

作者：黄明星　崇雨田（中山大学附属第三医院感染科）
点评者：薛源　张欣欣（上海交通大学医学院附属瑞金医院）

参 考 文 献

［1］中华医学会感染病学分会肝衰竭与人工肝学组．肝衰竭诊治指南（2012 年版）［J］．中华临床感染病学杂志．2012，5（6）：321-326.

［2］中华医学会内分泌学分会，《中国甲状腺疾病诊治指南》编写组．中国甲状腺疾病诊治指南——甲状腺疾病的实验室及辅助检查［J］．中华内科杂志，2007，46（8）：697-702.

［3］吴作艳，王炳元．甲亢性肝损害［J］．中国实用内科杂志，2002，22（5）：311-312.

［4］Kuo CS，Ma WY，Lin YC，et al. Hepatic failure resulting from thyroid storm with normal serum thyroxine and triiodothyronine concentrations［J］. J Chin Med Assoc，2010，73（1）：44-46.

［5］周静，侯连兵．甲状腺功能亢进致肝损害［J］，中国实用内科杂志，2011，5.

［6］Kandil E，Khalek MA，Thethi T. Thyroid storm in a patient with fulminant hepatic failure［J］. Laryngoscope，2011，121（1）：164-166.

［7］Hambleton C，Buell J，Saggi B，et al. Thyroid storm complicated by fulminant hepatic failure：case report and literature review［J］. Ann Otol Rhinol Laryngol，2013，122（11）：679-682.

［8］Hull K，Horenstein R，Naglieri R，et al. Two cases of thyroid storm-associated cholestatic jaundice［J］. Endocr Pract，2007，13（5）：476-480.

［9］刘剑锋，郭春斌，郑丹，等．甲状腺功能亢进合并重症肝损害 20 例临床特点及治疗［J］．中国全科医学，2008，11（22）：2071，2072.

病例55 中毒性肝损伤伴发肝性皮质盲1例

关键词： 肝性脑病；肝性皮质盲；并发症；血氨

一、病例介绍

患者女，47岁，农民。主因眼黄、尿黄、皮肤黄染1年，加重伴腹胀3个月于3年前入院。患者于入院前1年无明显诱因出现眼黄、尿黄、皮肤黄染，伴乏力、纳差、厌油腻，在当地医院住院检查：肝功能示 ALT 658U/L，AST 802U/L，TBil 143.4μmol/L，AKP 174U/L，ALB 46g/L，GLOB 33g/L；甲、乙、丙、丁、戊型肝炎病毒标志物阴性，肝病自身抗体阴性，血清铜蓝蛋白正常；肝脏B超检查未见明显异常。应用甘草酸制剂、还原型谷胱甘肽等保肝药物治疗后好转出院，但肝损伤原因不清。此后，肝功能间断出现异常：ALT 68～530U/L，AST 54～670U/L，TBil 9.7～139.6μmol/L。反复多次住院均为治疗后好转，出院1～3个月后又反复，肝损伤原因一直未明确。3个月前患者出现腹胀、纳差、浓茶色尿等症状。查体：体温 36.5℃，脉搏76次/分，呼吸20次/分，血压 120/80mmHg；神志清楚，查体合作；有肝掌，无蜘蛛痣，全身皮肤、巩膜明显黄染；双侧甲状腺未触及肿大，未闻及血管杂音；双肺呼吸音清；心率78次/分，节律规整，各瓣膜听诊区未闻及病理性杂音；腹稍膨隆，腹水征阳性，肝肋下未触及，脾肋下约3cm，双下肢轻度凹陷性水肿。既往体健，无肝炎家族史，无高血压及糖尿病病史，无手术及外伤史，无血制品应用史，自述无损肝药物应用史及毒物接触史，无烟酒嗜好。此患者诊断为"不明原因肝硬化，失代偿期"而入院。入院后查肝功能：ALT 357U/L、AST 741U/L、TBil 210.3μmol/L、DBil 132.7μmol/L、ALB 23.6g/L、GLOB 31g/L，AKP 131U/L，GGT 100U/L，胆碱酯酶 1.302kU/L（正常 4.26～11.5kU/L）；凝血指标：PT 18s、PTA 55.85%、INR 1.52（正常 0.8～1.2）、APTT 49.5s；血常规：WBC 4.3×10^9/L、RBC 3.04×10^{12}/L、PLT 42×10^9/L；甲、乙、丙、丁、戊型肝炎病毒标志物均阴性，血清铜蓝蛋白、肝病自身抗体等指标均阴性。肝、胆、脾B超：肝脏形态失常，大小尚可，被膜不光滑、呈锯齿状，实质回声增粗，分布欠均匀，门静脉主干内径1.2cm，胆囊8.1cm×4.4cm，壁厚0.7cm，呈双边征，粗糙，囊内透声可，肝内外胆管无扩张，脾脏12.6cm×4.5cm，脾门静脉0.5cm，肝周、脾周可见液性区。入院后给予复方甘草酸苷、还原型谷胱甘肽、甲硫氨酸维生素 B$_1$ 等药物治疗，病情稍有好转。患者在入院后第5天下午突然出现头晕、头痛、恶心、呕吐等症状，后出现双眼失明，急请眼科及神经内科等会诊，查患者无光感，恐吓反应无瞬目，瞳孔正大等圆，对光反射存在，眼球各方向运动自如，眼底检查无异常。患者意识基本清楚，计算力明显减退，扑翼震颤阳性。急查头颅CT、脑血流图及眼底检查均未见异常，查血氨明显升高为94μmol/L（正常0～33 μmol/L）。追问得知患者近两日进食蛋白质类饮食较多，考虑为高血氨导致的肝性脑病，给予门冬氨酸鸟氨酸、支链氨基酸静脉滴注，口服乳果糖等纠正肝性脑病的治疗，血氨逐渐恢复正常至 21μmol/L，患者头晕、头痛、恶心、呕吐等症状消失，大约 18 小时后双目视力完全恢复正常，考虑患者为肝性脑病合并肝性皮质盲。除了给予保肝、退黄药物治疗外，为了加快病情的恢复和胆红素的消退，加用口服泼尼松治疗，2 周后患者病情逐渐好转。复查肝功能：ALT 125U/L、AST 122U/L、TBil 144.3μmol/L、DBil 91μmol/L、ALB 33.2g/L；凝血功能：PT 13.7s、PTA 80.8%、APTT 30.5s；血常规：WBC $7.57×10^9$/L、RBC $2.85×10^{12}$/L、PLT $80.3×10^9$/L。行肝脏活组织病理检查提示：肝硬化（考虑药物、毒物所致可能性大）。据此，我们反复追问患者用药史及毒物接触史，获知患者当地跳蚤较多，患者近十余年来一直有应用敌敌畏涂抹凉席灭蚤的习惯，而且当地居民亦有此习惯，遂考虑该患者为慢性敌敌畏中毒导致的中毒性肝损伤，肝硬化。此患者经过保肝及激素治疗 44 天，肝功能明显好转：ALT 37U/L、AST 40U/L、TBil 33.8μmol/L、DBil 18.9μmol/L、ALB 30.3g/L、GLOB 27.9g/L，胆碱酯酶 2.281kU/L，病情好转出院。

二、临床诊治思维过程

肝功能异常原因：患者自 2011 年出现肝功能异常，肝损伤进展性加重，且住院治疗后好转，出院回家 1～3 个月后反复，辗转多家医院，进行了大量的化验及检查，却始终不能明确肝脏损伤的病因。

肝损伤的原因很多，常见的有肝炎病毒、酒精、药物及毒物、自身免疫功能异常及遗传代谢等因素。我国以 HBV 感染较多见，HCV 感染近年发现的亦较多，此患者甲、乙、丙、丁及戊型肝炎病毒标志物均阴性，可除外常见的肝炎病毒感染。患者为中年女性，间断肝功能异常，应注意自身免疫性肝病的可能，如自身免疫性肝炎或原发性胆汁性肝硬化在女性较常见，应注意肝病相关自身抗体的检测，此患者多次检查均为阴性。患者没有大量饮酒史，不支持酒精性肝病的诊断。铜蓝蛋白正常，眼 K-F 环阴性，可除外 Wilson 病。近年来药物性肝损伤的发生率明显增多，所以对不明原因肝损伤患者一定要注意有无药物性肝病的可能，应详细询问用药史或保健品应用史。患者为农民，经常从事农田作业，应注意有无农药的接触或中毒。但在病史询问中患者否认药物及农药接触史。因此此患者入院后肝损伤的原因一直不明。经过保肝治疗半月后肝功能明显好转，动员患者行肝穿刺肝组织病理学检查，结果提示为肝硬化（药物或毒物所致可能性较大）。根据这个结果我们又反复多次追问患者药物或毒物的接触史，发现患者有十余年的应用敌敌畏涂抹凉席灭蚤的习惯而确诊。

肝性皮质盲：肝性皮质盲又称肝-脑-眼综合征、肝脑中枢盲，首先由 Naparstek 等[1]在肝性脑病的患者中发现，是指重症肝病导致脑内双侧膝状体、内囊后支、视辐射、枕叶视皮质功能性损伤而出现的双眼可逆性视力障碍[2]。研究发现，肝性皮质盲多在肝性脑病的基础上发病，肝性皮质盲合并肝性脑病比例高达 88%～100%[2]。

此患者在入院后第 5 天下午突然出现头晕、头痛、恶心、呕吐等症状，随后出现双眼失明，查患者无光感，恐吓反应无瞬目，瞳孔正人等圆，对光反射存在，眼球各方向运动自如，眼底检查无异常。请眼科、神经内科等多个科室联合会诊，此患者视力障碍符合皮质盲的临床特点：①双眼对称或基本对称的视力障碍；②眼球运动正常；③瞳孔对光反射、辐辏反射存在，强光及恐吓刺激无瞬目反射。

鉴别诊断：

（1）首先应除外眼科疾病导致的视力障碍：眼科疾病引起的双眼视力障碍多先后出现，多伴畏光、流泪、眼部疼痛等眼病的其他症状，两眼视力障碍多程度不同，眼科检查可有异常发现。此患者无眼科疾病病史，眼科检查无明显异常，眼底视乳头形态正常，黄斑区无变性，无视神经萎缩等，可排除原发眼科疾病。

（2）神经系统疾病导致的视力障碍或皮质盲：脑血管病、大脑急性缺血缺氧、颅内感染及感染中毒性脑病、脑外伤、中毒、妊娠期高血压疾病等均可引起皮质盲，此患者无这些原发病，脑部 CT、脑血流图等检查均无明显异常，可排除。

（3）视束、视交叉病变：由于脑内病变引起的视束和视交叉病变可引起视力障碍，但表现为视野缺损，视力障碍不符合皮质盲的特点，可排除。

（4）癔症：多见于女性，有精神创伤病史，一般无器质性疾病，临床症状多变，暗示或心理治疗有效，视力改变不符合皮质盲的特点，电生理检查有鉴别意义。

追问此患者近几日有进食高蛋白饮食史，查血氨升高，结合患者有肝硬化病史，视力障碍发生在肝性脑病前后，对症治疗并降低血氨、纠正肝性脑病后视力逐渐好转并完全恢复，无后遗症，考虑患者为肝性脑病导致的肝性皮质盲。

三、诊疗体会

肝性脑病经常发生于晚期肝硬化或肝衰竭的患者，发病机制主要与血脑屏障功能受损，神经毒性物质聚集，神经递质合成和代谢改变等因素有关[3]。肝性皮质盲多在肝性脑病的基础上发病，到目前为止，肝性皮质盲确切发病机制尚不清楚。在对肝性脑病患者头颅功能性磁共振成像的研究中发现，患者顶叶皮质与视觉判断相关的血氧水平依赖信号减少，与视觉相关的大脑皮质存在功能性损伤，可能与肝性皮质盲的发生有关[1]。目前肝性皮质盲的发病机制多用氨中毒学说、大脑皮质视觉区缺血缺氧学说、内毒素血症抑制视觉中枢学说和自身免疫学说等来解释[4,5]，主流观点是氨等毒性代谢产物损害视皮质区，导致双眼视力障碍[2]。

此患者为失代偿期肝硬化患者，病程中由于进食高蛋白饮食出现血氨明显升高，高血氨的时间与发生皮质盲的时间重叠，考虑此患者肝性皮质盲的主要原因与高血氨有关，后经过降血氨的对症治疗，血氨降到正常范围，患者双眼视力逐渐恢复，没有留下后遗症，因而此患者考虑为高血氨导致的肝性脑病，肝性皮质盲。肝性皮质盲的诊断依据为[6]：①有肝硬化或肝衰竭病史；②除外眼科疾病、神经系统疾病等其他导致双眼视力障碍的病因；③头颅影像学检查无器质性病变发现；④符合皮质盲的临床特点；⑤视力多随肝性脑病的控制与肝功能的好转而恢复，不遗留后遗症。

通过此病例我们体会到：肝性皮质盲发病率低，病情呈一过性，临床医师认识不足，容易漏诊及误诊，因此提高临床医师对本病的认识，在问诊及体格检查时注意发现患者视力障碍的表现和特点，从而提高对本病的诊断准确率。

多种原因可以引起肝脏损伤，需要临床医师仔细鉴别，以明确病因，有针对性地给予治疗。此患者肝功能异常 1 年余，肝损伤进展性加重，且住院治疗后好转，出院回家 1～3 个月后反复，辗转多家医院，进行了大量的化验及检查，却始终不能明确肝脏损伤的病因，此次住院后经肝组织病理学检查提示为中毒性肝损伤，又经过反复追问病史，发现患者有应用敌敌畏涂抹凉席灭蚤的习惯而确诊。敌敌畏是一种毒性较大的有机磷杀虫剂,容易通过皮肤渗透吸收,长期少量吸收可以导致肝脏中毒性损伤[7]。这一罕见的病史资料为患者最终确诊为中毒性肝损伤提供了重要线索和依据,因此仔细地询问病史在肝脏疾病的诊断过程中是十分重要的。虽然当今医学科技发展迅猛,但是作为临床工作者不能过分依赖化验及检查,详细的问诊,有效的沟通在诊断中占有非常重要的地位,90%的病例可在病史和体检基础上提出有关病因、鉴别诊断和治疗计划,从而进一步取得合理和满意的诊断,提高临床疗效[8]。如果经过详尽的问诊和筛查仍不能诊断,那么应尽一切可能争取行肝组织病理学检查,以明确诊断。

四、专家点评

此病例有以下 3 个亮点:

(1)诊断之路曲折。该病例是一名中年女性患者,反复肝功能损伤 1 年余,反复多次检查不能明确病因,最终在肝穿刺病理学检查提示药物性肝损伤下进一步追问病史才基本明确病因。肝穿刺活组织检查在不明原因肝损伤的病因以及病情诊断中具有重要地位,不但能明确肝脏炎症和纤维化分期,对肝损伤病因诊断亦有巨大帮助。详细病史采集、体格检查在临床辅助检查系统发达的今天仍然有不可替代的地位。

(2)慢性有机磷中毒在临床上罕见。慢性有机磷的毒理作用文献资料基本上都是来源于动物实验,有限的信息提示慢性有机磷中毒是一个多系统损伤过程,对心、肺、肾、肝均有损伤,遗憾的是该病例报道中没有关于其他脏器损伤情况的描述,而是以"肝损伤"为突出表现。

(3)肝病并发皮质盲的诊断和鉴别诊断。皮质盲多见于中枢神经系统的炎症、外伤、肿瘤、血栓栓塞、神经脱髓鞘性病变等,亦可继发于癫痫发作后、克-雅病(疯牛病)、一氧化碳中毒、一过性心搏骤停、剖宫产后、产时缺氧、有机汞中毒、拟除虫菊酯类杀虫剂中毒、高血压、糖尿病、心脑血管造影并发症、儿童急性肾小球肾炎、颈椎骨折椎体滑脱、毒蛇咬伤、蝎子蜇伤、溺水、急性间歇性卟啉症、心肝肺肾等器官移植免疫抑制剂使用后脑白质病、丁哌卡因硬膜外麻醉等。肝性皮质盲特指继发于严重肝病的一种皮质盲状态,与肝性脑病密切相关,许多学者将肝性皮质盲视为肝性脑病的特殊表现。由于二者的发生均为大脑皮质视觉中枢的一过性受损或功能障碍,及早去除诱因后视力可能恢复,故目前多数观点倾向于不同病因所致的视觉中枢的一种相似表现。目前认为肝性皮质盲诊断应至少包括:①继发于各种重症肝病,伴有明显的肝功能损害或肝衰竭、肝硬化失代偿表现;②符合皮质盲的特征;③排除其他眼部和视觉通路疾病;④头颅影像学检查无器质性病变;⑤排除其余中枢神经系统病变;⑥视力多随肝性脑病的控制或肝功能的好转而恢复,不留后遗症。对于鉴别诊断,与有肝脏疾病基础相关的视力异常如肝病性夜盲症鉴别。重症肝病患者易于出现维生素缺乏,视物不清,但其视力障碍以夜间加重为特征,同时皮肤干燥,鳞屑较多,有时结膜可有 Bitot 斑,维生素 A 治疗有效。肝性皮质盲迄今尚无特效的治疗措施,临床主要参照肝衰竭的处理方法,包括:①肝脏原发疾病的治疗,如护肝、退黄、补充白蛋白及凝血因子,促进肝细胞功能恢复及能量支持治疗等;②处理肝性脑病,如降血氨、补充支链氨基酸、调整水电解质失衡、降低颅内压、神经营养等;③人工肝治疗,如血浆置换、双重血浆分子吸附术等可明显改善内毒素血症,对肝性皮质盲的恢复有一定的作用；④高压氧治疗，高压氧能迅速提高脑脊液和血氧氧分压，致氧有效扩散距离增加，氧向脑细胞的弥散能量增强，从而纠正视皮质缺氧，改善代谢紊乱的状况，同时通过改善脑组织的氧供应改善脑细胞水肿，对缺氧导致的肝性皮质盲起到治疗作用，但高压氧应用于肝性皮质盲的临床例数较少。总之，肝性皮质盲是一过性的、功能性的，大多数经积极处理可以痊愈。

作者：张庆山　赵素贤　孔丽　王卫真（河北医科大学第三医院中西医结合肝病科）

点评者：尚佳（河南省人民医院）

参 考 文 献

［1］ Naparstek Y，Shouval D，Auerbach E，et al. Transient cortical blindness in hepatic encephalopathy ［J］. Isr J Med Sci，1979，15（10）：854-856.

［2］ 段俊，华潇钦，黄加权. 肝性皮质盲的诊断和治疗 ［J］. 肝脏，2008，6：518-520.

［3］ Butterworth RF. Hepatic encephaloparth：a neuropsychiatric disorder involving multiple neurotransmitter systems ［J］. Curr Opin Nerrol，2000，13（6）：721-727.

［4］ Zafiris O，Kircheis G，Hans A，et al. Neural mechanism underlying impaired visual judgement in the dysmetabolic brain：an fMRI study ［J］. Neuroimage，2004，22（2）：541-552.

［5］ 徐道振. 病毒性肝炎临床实践. 北京：人民卫生出版社，2006：290.

［6］ Ammar T，Auzinger G，Michaelides M. Cortical blindness and hepatic encephalopathy ［J］. Acta Ophthalmol Scand，2003，81（4）：402-404.

［7］ Yang J，Wang H，Xu W，et al. Metabolomic analysis of rat plasma following chronic low-dose exposure to dichlorvos ［J］. Hum Exp Toxicol，2013，32（2）：196-205.

［8］ SinghH，Naik AD，Rao R，et al. Reducing diagnostic errors through effective communication：harnessing the power of information technology ［J］. J Gen Intern Med，2008，23（4）：489-494.

病例 56　脂肪乳所致胆汁淤积性
肝损害 1 例

关键词：肝疾病；肝炎，中毒性；脂肪代用品；治疗

一、病例介绍

患者男，70 岁，因皮肤、巩膜黄染 14 天入院，平素体健。入院后查肝功能：TBil 165.7μmol/L、DBil 115.2μmol/L、IBil 50.5μmol/L、ALP 394 U/L、GGT 230 U/L、ALT 75 U/L、AST 106 U/L；HBV 及 HCV 标志物均阴性；腹部 CT 检查提示胰头部占位性病变，胰头癌？胃镜下穿刺行胰头肿物活检确诊胰头癌。遂决定行胰十二指肠切除术，术后予葡萄糖、氨基酸、脂肪乳等静脉营养支持治疗并使用谷胱甘肽护肝治疗。术后第 1 天复查 TBil 220.5μmol/L、DBil 160.2μmol/L、IBil 60.3μmol/L、ALP 187 U/L、GGT 40 U/L、ALT 229 U/L、AST 862 U/L。继续使用包括脂肪乳在内的静脉营养支持治疗，第 2 天复查 TBil 282μmol/L、DBil 250μmol/L、IBil 32.5μmol/L、ALP 180.7 U/L、GGT 32.6 U/L、ALT 254 U/L、AST 602 U/L。第 3 天停用脂肪乳剂，使用地塞米松 10 mg 静脉注射一次，停用谷胱甘肽，改用腺苷蛋氨酸 1g，静脉滴注，每日 1 次+异甘草酸镁 150mg，静脉滴注，每日 1 次治疗。复查 TBil 210.2μmol/L、DBil 170.2μmol/L、IBil 40.4μmol/L、ALP 160.7 U/L、GGT 27 U/L、ALT 168 U/L、AST 337 U/L。术后第 4 天改用三升袋卡文（含 20% 脂肪乳 255 ml）进行静脉营养支持，查 TBil 335.4μmol/L、DBil 239.7μmol/L、IBil 95.7μmol/L。第 5 天后停用含有脂肪乳的静脉输液，查 TBil 383.6μmol/L、DBil 256.8μmol/L、IBil 126.8μmol/L。继续使用腺苷蛋氨酸联合异甘草酸镁护肝、退黄治疗，复查肝功能指标逐渐好转，胆红素逐渐下降，至术后第 28 天复查 TBil 34.2μmol/L、DBil 28.4μmol/L、IBil 6.8μmol/L、ALP 20 U/L、GGT 12 U/L、ALT 32 U/L、AST 30 U/L。患者康复良好，带口服护肝药物出院。

二、临床诊治思维过程

患者术后使用脂肪乳行静脉营养支持治疗，虽使用谷胱甘肽护肝但术后持续监测肝功能两天发现 TBil、DBil、IBil、ALP、GGT、ALT、AST 持续增高，停用脂肪乳后 1 天明显回落，后又因 TPN 支持治疗配伍需要混合使用脂肪乳后上述指标再次急剧升高。根据以上病史考虑为脂肪乳所致胆汁淤积性肝损害，脂肪乳系大豆加入一定量的磷脂酰胆碱（卵磷脂）乳化而成的制剂，临床主要用于需补充适当热量和人体必需脂肪酸的患者。早前就有文献证实，脂肪乳可造成肝细胞胆汁代谢异常[1]，而过敏性休克肝功能损害恰恰是静脉输注脂肪乳常见的不良反应之一。遂根据病情选用腺苷蛋氨酸联合异甘草酸镁，经治疗后各项肝功能指标逐渐恢复正常，证实治疗有效。

三、诊疗体会

药物性肝损害诊断标准：①肝脏损害大多出现在用药后 1 ~ 4 周内，但也可用药数月后出现肝病的表现，少数药物潜伏期可更长；②初发症状可能有发热、皮疹、瘙痒等过敏现象；③周围血液中嗜酸粒细胞大于 6%；④有肝内胆汁淤积或实质细胞损害等临床和病理征象；⑤淋巴细胞转化试验或巨噬细胞移动抑制试验阳性；⑥肝炎病毒标志物如 HBsAg、抗-HBc、抗-HAV IgM、抗-HCV、抗-HDV、抗 HEV 等阴性；⑦偶然再次给药后又发生肝损害。凡具备上述第①条，加上②~⑦条中的任意 2 项，即可诊断为药物性肝病。患者术后使用脂肪乳剂行静脉营养支持治疗，使用后出现胆红素急剧升高，停用脂肪乳并使用激素及加强护肝药物治疗后，胆红素下降，再次使用含脂肪乳的营养液后肝功能再次恶化、胆红素进行性升高，诊断脂肪乳剂所致的胆汁淤积性肝损害（药物性肝损害）明确。

腺苷蛋氨酸及异甘草酸镁治疗药物性肝损害临床已有报道[2]，有学者认为应用腺苷蛋氨酸联合异甘草酸镁治疗药物性胆汁淤积性肝病具有协同作用，总有效率可达 90% 左右[3,4]。早期联合应用腺苷蛋氨酸、异甘草酸镁治疗药物性胆汁淤积性肝病，可缩短病程，减少因此对肝脏造成的慢性持久性损害，二者联合使用安全，无明显毒性不良反应。

四、专家点评

此病例令人感兴趣，脂肪乳致肝损伤的依据比较充分。作者考虑到脂肪乳可能致肝损害后，停用该药并应用腺苷蛋氨酸联合异甘草酸镁治疗，措施得当。再用脂肪乳制剂后，有所下降的胆红素水平再次上升，证实了药物性肝损伤。但是，如果再次应用脂肪乳制剂是无意之举，尚可原谅；如果为确定脂肪乳是否为致病因素而再次应用，则有悖医学伦理。

作者：黄海　梁至洁（广西医科大学附属南宁市第一人民医院肝胆腺体外科）

点评者：徐列明（上海中医药大学附属曙光医院）

参 考 文 献

[1] Whitfield PD, Clayton PT, Muller DP. Effect of intravenous lipid emulsions on hepatic cholesterol metabolism [J]. J Pediatr Gastroenterol Nutr, 2000, 30 (5): 538-546.

[2] 赵淑芳，解占风，孙彦峰，等. 腺苷蛋氨酸联合异甘草酸镁治疗药物性胆汁淤积性肝病疗效分析 [J]. 中国实用医药，2013, 8 (10): 144-146.

[3] 李琪波. 异甘草酸镁联合腺苷蛋氨酸治疗胆汁淤积性肝炎 30 例分析 [J]. 中国医师进修杂志，2010, 33 (7): 58, 59.

[4] 陈翠玲，张金付. 腺苷蛋氨酸联合异甘草酸镁治疗瘀胆型肝炎 45 例 [J]. 2011, 3 (22): 194, 195.

病例 57　食用或口服鱼胆致急性
肝衰竭 1 例

关键词：肝疾病；肝炎，中毒性；鱼胆

一、病例介绍

患者男，农民，36 岁，因"上腹胀并尿黄、眼黄 3 天"于 2014 年 2 月 1 日急诊步行入院。急性起病、病程 3 天；患者于 2014 年 1 月 30 日上午进食猪胆及鱼胆，于当日下午开始出现上腹部闷胀不适，尿黄如浓茶样，伴有眼黄、全身皮肤黄染并进行性加重，伴稍许乏力、食欲无下降，无呕吐，无腹痛、腹泻，无畏寒、发热。既往有肾结石病史、服药后结石排出（具体不详）。不嗜烟酒，无吃鱼生史。否认黄疸史。

查体：生命征正常，无贫血貌，全身皮肤、黏膜及巩膜重度黄染，无蜘蛛痣及肝掌。心肺听诊无异常。腹部平坦，全腹部无压痛、无反跳痛。肝上界位于右锁骨中线第 5 肋间，肝脾肋下未及，移动性浊音（-）。双下肢无水肿。

实验室检查：门诊 2014 年 2 月 1 日血常规示白细胞 9.61×10^9/L，中性粒细胞 59.5%、红细胞 4.89×10^{12}/L、血红蛋白 149 g/L、血小板 176×10^9/L。直接胆红素 101.1μmol/L，总胆红素 232.3μmol/L，白蛋白 50.0 g/L，球蛋白 30.4 g/L，ALT 1254 U/L，AST 1152 U/L，总胆汁酸 45.7μmol/L，胆碱酯酶 8676 U/L。肾功能正常。尿常规提示尿胆原阴性、尿胆红素（+1）、隐血（+3）。入院初步诊断：鱼胆中毒并急性肝衰竭。

入院后查凝血酶原时间（PT）14.8 s；凝血酶原活动度 80%。电解质、心肌酶正常。上腹部 CT：①肝大（轻度），肝实质密度欠均匀；②双肾盂内结石；③上腹部 CT 平扫脾脏、胆囊、胰腺未见异常。抗-HAV、抗-HCV、抗-HEV 均阴性；抗-HBs 394.0 mIU/ml。6-磷酸葡萄糖脱氢酶 258 U/L。入院后予还原型谷胱甘肽、多烯磷脂酰胆碱、异甘草酸镁、葡醛酸钠、茴三硫等抗炎保肝、利胆退黄治疗。于 2014 年 2 月 2 日复查肝功能：ALT 1077 U/L、AST 650 U/L；白蛋白 42.7g/L、总胆红素 187.1μmol/L、直接胆红素 78.6μmol/L、总胆汁酸 119.0μmol/L。血常规、凝血功能、肾功能正常。2014 年 2 月 5 日查肝功能：ALT 455 U/L、AST 105 U/L、白蛋白 36.6g/L、总胆红素 37.0μmol/L、直接胆红素 14.9μmol/L。肾功能正常。2014 年 2 月 11 日复查肝功能：ALT 139 U/L、AST 40 U/L、白蛋白 37.8 g/L、总胆红素 20.5μmol/L、直接胆红素 8.4μmol/L。肾功能、凝血功能正常。于 2014 年 2 月 12 日出院，出院诊断：鱼胆中毒并急性肝衰竭、肾结石、遗传性葡萄糖-6-磷酸脱氢酶（G-6-PD）缺乏症。出院后半个月、1 个月、2 个月共随诊 3 次，复查肝肾功能正常。

二、临床诊治思维过程

诊断：鱼胆中毒并急性肝衰竭。诊断依据：有明确的食用鱼胆史，食用鱼胆后出现

腹胀、黄疸症状，皮肤、巩膜重度黄染，查肝功能示胆红素及转氨酶异常升高，故入院初步诊断鱼胆中毒并急性肝衰竭明确；入院后查 CT 提示肝脏炎症表现，甲型、乙型、丙型及戊型肝炎病毒标志物检查阴性，进一步排除病毒性肝炎，支持鱼胆中毒导致的肝损害。

鉴别诊断：

（1）急性病毒性肝炎（甲型、乙型、丙型、戊型）：患者甲型、乙型、丙型及戊型肝炎病毒学检查阴性，从而排除急性病毒性肝炎。

（2）溶血性黄疸：患者重度黄疸，胆红素明显升高，虽然入院后查 G-6-PD 结果提示缺乏，但血常规 Hb 正常、与胆红素升高幅度不相符，且患者肝功能情况表现为重度肝损害、其直接胆红素及间接胆红素平行升高，后复查血常规 Hb 均正常，故可排除溶血性黄疸。

（3）梗阻性黄疸：患者重度黄疸，但无肝胆区疼痛、发热等胆道梗阻常见症状；查直接胆红素及间接胆红素平行升高，转氨酶升高幅度大，提示为肝损害性黄疸，故初步诊断考虑梗阻性黄疸可能性不大，入院后查肝胆 CT 结果也进一步排除梗阻性黄疸。

治疗：患者从服用鱼胆至入院时已超过 48 小时，故无洗胃指征。入院时查肝肾功能，结果提示肝损害而肾功能正常，故予药物抗炎护肝治疗为主，暂不行血液透析治疗。入院后第 2 天复查肝功能示 AST 明显下降、胆红素及 ALT 也有不同程度下降，肾功能正常，提示治疗方案有效，故予维持原方案治疗；后多次复查提示肝功能呈进行性好转趋势、肾功能正常，最后康复。

三、诊疗体会

鱼胆胆汁中含有的毒素物质耐热且不会被乙醇破坏，故无论生吃、全胆烹饪或用酒送下，均易导致中毒，能损害人体肝肾，使其变性坏死，也可损伤脑细胞及心肌，造成神经系统及心血管系统病变，从而导致多器官功能损害甚至衰竭；在农村等卫生条件水平相对落后的地方，鱼胆中毒仍时有发生。鱼胆中毒重在预防，应加大卫生宣教。

鱼胆中毒极易引起多器官功能衰竭，故应在早期进行洗胃、催吐、导泻等治疗以减少毒物的吸收，并在早期进行血液透析治疗以防治肝肾衰竭。作为一名年轻的临床一线医师，对于鱼胆中毒的危险程度及治疗措施认识不足、掌握不够，在此患者入院时重度的肝损害只按照肝衰竭标准处理，而未能意识到及时行血液透析的必要性，虽然此患者经抗炎保肝治疗后康复，但假如此患者早期予护肝治疗而未及时早期行血液透析从而未能尽早把毒性物质排出体外，最后出现肾功能损害或引发多器官功能损害甚至衰竭，从而延误治疗时机、增加患者医治费用及延长住院时间甚至导致生命危险呢？且在患者住院时，对于尿常规隐血阳性（+3）的重视度不够，未行分析及复查尿常规，假如尿常规隐血阳性预示着肾功能损害呢？故临床医师在临床工作中需对患者的每一个细节进行分析，并在工作中不断学习、温故知新、总结，努力提高自身业务水平及综合素质。

四、专家点评

鱼胆中毒临床表现为以肾衰竭为主的多脏器功能受损，临床以肾功能受损为主要临床表现的多见。该病例在发病过程中无肾功能受损的临床表现及实验室变化，实属罕见。患者生化指标提示胆红素显著升高，凝血功能正常，无乏力、纳差、恶心、呕吐、肝性脑病的肝衰竭临床表现，故而肝衰竭的诊断欠妥当。

作者：赖辉强（广西桂东人民医院感染病科）

点评者：尚佳（河南省人民医院）

病例 58 十二指肠癌致肝损害 1 例

关键词: 肝功能异常;胆道梗阻;转氨酶;胆红素

一、病例介绍

患者男,58 岁,汉族,浙江籍,个体经营者。因"乏力半月"入院。患者半月前出现乏力、尿黄,无恶心呕吐,无皮肤、巩膜发黄。5 天前至当地医院就诊,查肝生物化学指标:谷草转氨酶 266U/L;碱性磷酸酶 397U/L;总胆红素 26.8μmol/L。患者乏力无好转,遂来笔者所在医院门诊就诊,查肝生物化学指标:γ-谷氨酰基转移酶 1450U/L;碱性磷酸酶 535U/L;丙氨酸氨基转移酶 448U/L;天冬氨酸氨基转移酶 336U/L;总胆红素 24μmol/L;直接胆红素 13μmol/L;间接胆红素 11μmol/L;糖类抗原 19-9(CA-199)39.3U/ml,遂住院治疗。

入院查体:T 36.5℃,P 65 次/分,BP 127/70mmHg,R 20 次/分,神志清,精神可,皮肤、黏膜、巩膜无黄染。全身浅表淋巴结未触及。两肺呼吸音清,未闻及啰音。心律齐,各瓣膜区未闻及杂音。双下肢无水肿。神经系统无异常。专科查体:未见肝掌、蜘蛛痣。腹平坦,腹壁静脉无曲张,未见胃肠型和蠕动波。腹壁柔软,无压痛,无反跳痛,未触及肿块,右下腹部可见一处 4cm 长的手术瘢痕,肝脾肋下未触及,胆囊未触及,Murphy 征阴性。肝区、肾区无叩击痛,移动性浊音(-)。肠鸣音正常,4~6 次/分,未闻及血管杂音。既往史:25 年前曾在平阳县水头镇行"阑尾切除术";4 年前曾于笔者所在医院门诊行"体外碎石术"。有慢性支气管炎家族史,否认高血压、糖尿病史,否认肝炎、结核病史,否认外伤史,否认食物及药物过敏史、无饮酒史。

入院诊断:乏力伴肝功能异常待查——病毒性肝炎?脂肪肝?

因患者肝功能异常原因尚不明确,入院后仅予以保肝、补液等对症支持治疗,同时完善相关辅助检查。

辅助检查:入院时血常规示红细胞 4.14×10^{12}/L、血小板 288×10^9/L、白细胞 6.61×10^9/L、中性粒绝对值 4.15×10^9/L、血红蛋白 125g/L。肝功能示 γ-谷氨酰基转移酶 1109U/L、碱性磷酸酶 450U/L、丙氨酸氨基转移酶 291U/L、天冬氨酸氨基转移酶 164U/L、总胆红素 14μmol/L、直接胆红素 9μmol/L、间接胆红素 5μmol/L。糖类抗原 19-9 31.8U/ml。腹部 B 超示肝内外胆管及主胰管扩张,建议进一步检查,肝脏回声改变,两肾结石。因 B 超提示胆管及胰管扩张,考虑梗阻可能,嘱查腹部 CT 及 MRCP 进一步明确梗阻部位,腹部 CT 示胆总管下段占位待排,建议增强,肝内外胆管扩张;两肾多发结石;左肾囊肿。MRCP 示十二指肠降段乳头区占位伴肝内外胆管及胰管明显扩张;建议增强扫描及十二指肠肠镜检查;两肾囊肿。胃镜检查示慢性非萎缩性胃炎,伴糜烂,十二指肠降部占位性病变(降部乳头下方可见一菜花状隆起,质脆)(结合病理)。病理示"十二指肠降部"符合绒毛腺癌改变,"十二指肠降部乳头"黏膜慢性炎改变。故患者因"十二指肠腺癌"诊断明确，故转外科手术治疗。

二、临床诊治思维过程

患者因乏力、肝功能异常入院，入院时肝功能异常病因不明确，需考虑以下疾病：①病毒性肝炎（嗜肝病毒性或非嗜肝病毒性）；②脂肪肝；③免疫性肝病；④肝脏恶性肿瘤；⑤胆道疾病。根据患者病情，逐步完善相关辅助检查，最终明确诊断。

鉴别诊断：

（1）病毒性肝炎（嗜肝病毒性或非嗜肝病毒性）：由多种肝炎病毒引起的以肝脏病变为主的一种传染病。以食欲减退、恶心、上腹部不适、肝区痛、乏力为主要表现，部分患者可有黄疸、发热和肝大，伴有肝功能损害。但临床实验室肝功能检查多以转氨酶升高为主，肝炎病毒标志物为阳性。本病例中，患者肝功能提示转氨酶、γ-谷氨酰基转移酶、碱性磷酸酶均升高，但以γ-谷氨酰基转移酶、碱性磷酸酶升高为主，与肝炎患者肝功能检查结果不符，且患者肝炎系列（甲、乙、丙、丁、戊肝等）阴性，巨细胞病毒、风疹病毒、单纯疱疹病毒、EB病毒等非嗜肝病毒性IgM标志物均为阴性，故病毒性肝炎可排除。

（2）脂肪肝：临床分为酒精性脂肪肝及非酒精性脂肪肝。酒精性脂肪肝是由长期大量饮酒导致的肝脏疾病，而非酒精性脂肪肝是指除外酒精和其他明确的损肝因素所致的肝细胞内脂肪过度沉积为主要特征的临床病理综合征，与胰岛素抵抗和遗传易感性密切相关的获得性代谢应激性肝损伤。二者临床表现相似，无特异性症状及体征，可有乏力、上腹痛、食欲不振等非特异性表现。实验室检查可有肝功能异常，酒精性脂肪肝AST/ALT>2有提示意义，两者γ-谷氨酰基转移酶均有不同程度升高，B超、CT等影像学检查可确诊。本病例中，患者转氨酶升高明显，血脂升高，B超提示肝脏回声改变，腹部CT提示肝脏正常表现，暂不考虑脂肪肝可能。

（3）自身免疫性肝病：由自身免疫反应介导的慢性进行性肝脏炎症性疾病，其临床特征为不同程度的血清转氨酶升高、高γ-球蛋白血症、自身抗体阳性，组织学特征为以淋巴细胞、浆细胞浸润为主的界面性肝炎，严重病例可快速进展为肝硬化和肝衰竭。本病例中，患者免疫系列均阴性，暂不考虑自身免疫性肝病。

（4）肝脏恶性肿瘤：可分为原发性和继发性。原发性肝脏恶性肿瘤可为原发性肝癌和肉瘤，转移性肝癌则来源于全身其他器官，可出现发热、黄疸、肝功能损害及肝区疼痛等。本病例中，患者老年男性，为肿瘤高危因素，但影像学检查未发现肝内占位，亦无肝外肿瘤的证据，可排除上述疾病。

（5）胆道疾病：由于胆道梗阻（如结石、肿瘤、蛔虫等）使胆汁淤积，如时间过长，可因滞留的胆汁对肝细胞的损害作用和肝内扩张的胆管对血窦压迫造成肝缺血，而引起肝细胞变性和坏死。胆道梗阻疾病患者多会出现胆汁淤积，肝功能中胆红素升高，且以直接胆红素为主，γ-谷氨酰基转移酶水平极度升高，为正常的6～17倍。此病例中，患者肝功能异常，胆红素轻度升高，谷丙转氨酶、谷草转氨酶、γ-谷氨酰基转移酶及碱性磷酸酶均升高，由以γ-谷氨酰基转移酶升高为主，故需考虑梗阻性疾病可能，且CA-199多次复查也有升高，需明确有无肿瘤导致胆道梗阻可能，故查B超明确肝脏相关情况，B超提示胰管胆管扩张，故考虑胆道梗阻可能，嘱查CT及MRCP明确胆道、胆总管梗阻情况，明确结石、肿瘤等情况。MRCP 提示十二指肠降段乳头区占位，为明确占位性质，查胃镜取病理活检，病理示"十二指肠降部"符合绒毛腺癌改变，"十二指肠降部乳头"符合黏膜慢性炎改变。故"十二指肠腺癌"诊断明确，转外科手术治疗。外科行胰十二指肠切除，Child 消化道重建，术后恢复可。

三、诊疗体会

本例患者为老年男性，既往体健，急性起病，病程半月，主诉乏力，无特异性临床表现，体格检查皮肤、巩膜未见黄染，腹部软，无压痛、反跳痛，无肝脾肿大，无静脉曲张。辅助检查肝功能异常，胆红素轻度升高，以直接胆红素为主，转氨酶升高，以 γ-谷氨酰基转移酶升高为主，故临床需与肝功能异常相关病因鉴别，包括：①病毒性肝炎；②脂肪肝；③免疫性肝病；④肝脏恶性肿瘤；⑤胆道疾病。住院期间，围绕肝功能异常展开相关辅助检查。

患者多次辅助检查提示肝功能异常，胆红素轻度升高，肝酶显著升高，考虑我国为肝炎大国，我国现有的慢性 HBV 感染者约 9300 万人，其中慢性乙型肝炎患者约 2000 万例[1]，故首先需考虑病毒性肝炎可能，完善肝炎系列检查，同时行腹部 B 超检查明确肝脏情况。B 超提示：肝内外胆管及主胰管扩张后，胆道梗阻诊断方面明确，梗阻常见病因考虑：①结石；②肿瘤；③胆道蛔虫；④胆管狭窄。完善腹部 CT 及 MRCP 相关检查后提示：十二指肠降段乳头区占位。予以胃十二指肠镜+活检病理明确占位性质，病理回报后，十二指肠腺癌诊断明确，转外科手术。

本病例中，由于患者十二指肠降段乳头区占位导致胆道梗阻，国外 Posner[2] 等认为：血清胆红素水平在胆道梗阻时会升高，且以血清直接胆红素水平升高为主，大约在梗阻发生 14 天后，血清胆红素呈现出下降趋势。但该患者就诊时尽诉乏力，查体无皮肤、巩膜黄染，此类胆道梗阻为隐匿性，不能通过胆红素情况诊断，故我们考虑，胆汁淤积时，肝脏通过强大的代偿功能代谢过多的胆红素，因而血清中直接胆红素水平并不表现出明显的增高，肝功能检查测得的血清胆红素值与胆道梗阻病情加重的相关性表现并不明显。只有肝细胞受损达到一定程度后，代偿失衡的胆汁淤积才能通过血清胆红素水平表现出来。胆道梗阻时，胆红素及胆盐在体内聚集造成肝细胞能量代谢障碍，ATP 产生受阻，致使肝细胞内钙离子含量过多，引起肝细胞膜特异性受体 porimin 启动，可以使细胞膜通透性加大，最终引发细胞胀亡[3]。

Gujral[4]、Bergheim[5] 等研究证实，在胆道梗阻后数天内，肝细胞即可受到损害，因此我们可设计一个相关动物实验，夹闭动物的胆管，观察动物转氨酶及胆红素升高的顺序及升高的程度。如出现类似该患者的隐匿性胆道梗阻时，观察动物转氨酶升高到一定程度时是否不再上升，与此同时，胆红素是否开始上升及直接胆红素、间接胆红素变化情况。此外，明确单纯的梗阻是否会引起 γ-谷氨酰基转移酶和碱性磷酸酶升高如此明显。

从该患者诊疗过程中，我们发现在诊断胆道梗阻时，不因太过依赖胆红素变化情况，需关注肝酶情况，肝功能酶学指标在诊断胆道梗阻中有一定的应用价值，同时临床如遇不明原因的肝功能异常，排除病毒性、自身免疫性、酒精性、非酒精性脂肪肝及代谢性等临床常见的疾病，应行腹部彩色多普勒和（或）腹部磁共振成像检查。如提示梗阻，则行内镜检查以及病理学检查；如果诊断不明确，则应长期随访、定期检查肝功能、甲胎蛋白和腹部彩色多普勒超声。

四、专家点评

十二指肠腺癌是指起源于十二指肠黏膜的腺癌，早期临床症状缺乏特异性，以腹痛、消化道出血、贫血、腹部肿块、黄疸常见；其病变部位位于十二指肠乳头周围时，主要表现为阻塞性黄疸。

该病例患者的临床表现更为隐匿，以乏力、肝功能酶学指标异常就诊，胆红素轻度升高，以直接胆红素为主。值得重视的是在肝功能酶学指标中，除有 ALT、AST 水平轻中度升高，还显现出高水平的 γ-谷氨酰基转移酶（1450U/L）和碱性磷酸酶（535U/L）。γ-谷氨酰基转移酶和碱性磷酸酶是反映各种原因引起的肝内胆汁淤积、肝外占位梗阻的重要指标，肝病时两者升高程度，胆汁淤积>肝癌>肝细胞损伤。鉴别诊断应考虑到各种病因所致的肝病、肝硬化、肝脏肿瘤及肝外占位梗阻。结合该患者多次 CA-199 升高，应高度警惕肝外肿瘤占位性梗阻，影像学检查能发现肝外梗阻的定位，病理活检可以确诊。

该病例患者最后明确诊断为"十二指肠腺癌"，尽管影像学检查显示有肝内外胆管及主胰管扩张肝外占位梗阻的表现，但黄疸不明显，考虑由于肿瘤的病变部位在十二指肠降部乳头的下方，加之肿瘤压迫尚未造成胆管的完全阻塞。建议补充抗线粒体抗体检测结果，补充切除后好转资料。

作者：吴金明　朱德斌　张梦芹　汤斌斌（温州医学院附属第一医院消化内一科）
点评者：吴君（贵阳医学院附属医院）

参 考 文 献

［1］Lu FM, Zhuang H. Management o f hepatitis B in China ［J］. Chin Med J（Engl），2009，122（1）：3，4.

［2］Posner MC, Burt ME, Stone MD, et al. A model of reversibleobstructive jaundice in the rat ［J］. J Surg Res, 1990, 48：204-210.

［3］Ma F, Zhang C, Prasad KV, et al. Molecular cloning of porimin, anovel cell surface receptor mediating oncotic cell death ［J］. Proc Natl Acad Sci USA, 2001, 98：9778-9783.

［4］GujralJ S, Liu J, Farhood A, et al. Reduced oncotic necrosis Fas receptor - deficient C57BL/6L- lpr mice after bile duct ligation ［J］. Hepatolog, 2004, 40（4）：998-1007.

［5］Bergheim I, Guo L, Davis MA, et al. Critical role of plasminogen activator inhibitor-1 in cholestatic liver injury and fibrosis ［J］. J Pharmacol Exp Ther, 2006, 316（2）：592-600.

病例 59　以肝功能异常为表现的铅中毒 1 例

关键词：肝疾病；铅中毒

一、病例介绍

患者女，35 岁，汉族，广西南宁市人，已婚，电子厂工人。因"上腹痛 10 天，皮肤、巩膜黄染 3 天"于 2013 年 12 月 11 日入院，患者 10 天前无明显诱因下出现腹痛，以中上腹部为主，呈间歇性隐痛，无他处放射痛，腹痛与体位、进食及大便无关，伴头晕、乏力，无反酸、嗳气及腹胀，无胸骨后烧灼感，无恶心、呕吐，无畏寒、发热、腹泻等不适。未予重视，未进行诊治。3 天前无明显诱因下出现皮肤、巩膜黄染，伴尿色加深、恶心、纳差，无呕吐，无皮肤瘙痒及解白陶土样大便，曾到当地医院就诊，行盆腔 CT 检查提示：宫颈后壁可疑增厚，盆腔少许积液。血红蛋白 71g/L。尿常规：尿胆红素（+）。予输液治疗（具体不详）后上述症状无好转至笔者所在医院就诊。发病以来，患者精神、食欲、睡眠欠佳，大便正常，小便如上述，体重无明显变化。既往史、个人史、家族史无特殊。入院查体：T 36.7℃，P 76 次/分，R 20 次/分，BP 123/68mmHg，皮肤、巩膜轻度黄染，无皮疹及皮下出血点，咽部无充血、扁桃体无肿大。心律齐，各瓣膜听诊区未闻及杂音，双肺呼吸音清，未闻及干湿性啰音。腹平软，全腹压痛，以下腹部为主，无反跳痛，肝脾肋下未触及，未触及包块，双下肢无水肿。

入院初步诊断：黄疸查因（病毒性肝炎？胆石症？）

入院后辅助检查：血红蛋白 71g/L，HBV、HCV、HAV、HDV、HEV 标志物均阴性。肝功能：TBil 45.9 μmol/L、DBil 9.2 μmol/L、IBil 36.7 μmol/L、ALT 44 U/L、AST 41 U/L、GLDH 10.2 U/L。血脂：CHOL 3.93 mmol/L、HDL-C 1.73 mmol/L、LDL-C 1.79 mmol/L。凝血功能、肾功能、电解质、心肌酶、尿常规、急腹症三项、血沉、肿瘤五项、性激素六项、胃蛋白酶原、自身免疫肝病抗体谱、抗核抗体谱未见异常，心电图、全腹部CT 平扫+增强、胸片未见异常。胃镜提示慢性非萎缩性胃炎；肠镜提示内痔，其余大肠黏膜未见异常。血铅 736.6 μg/L，尿铅 212.1 μg/L。诊断铅中毒明确。入院后予异甘草酸镁护肝退黄、丹红注射液改善循环，诊断明确后转至专科医院驱铅治疗，随访患者恢复良好。

二、临床诊治思维过程

患者因上腹痛 10 天，皮肤、巩膜黄染 3 天入院，曾在外院检查及治疗，入院时诊断尚不明确，考虑到的疾病有：①病毒性肝炎（嗜肝病毒性或非嗜肝病毒性）；②胆石症；③自身免疫性肝病；④中毒导致的肝功能损害。根据患者病情，逐步完善相关检查，腹部CT、肝炎病毒学检测及自身抗体检测均未见异常，胃肠镜检查未见异常，最后考虑到患者长期在电子厂工作，长期接触重金属物质，完善重金属检测后最终明确诊断。

鉴别诊断：

（1）病毒性肝炎：该患者虽然肝功能异常，但各种嗜肝病毒标志物检测均为阴性，故病毒性肝炎可排除。

（2）胆石症：患者腹部 CT 检查未见胆囊结石或胆总管结石，亦未见肝内外胆管扩张，故胆石症可排除。

（3）自身免疫性肝病：该患者自身抗体谱及自身免疫性肝病抗体谱均正常，故可排除自身免疫性肝病。

（4）药物性肝损害：该患者发病前无药物使用病史，故不支持药物导致的肝功能损害。

三、诊疗体会

本例患者为青年女性，既往体健，起病急，病程仅 10 天，临床主要表现为中上腹部为主的间歇性隐痛，无他处放射痛，腹痛与体位、进食及大便无关，伴头晕、乏力，无畏寒、发热及反酸、嗳气、腹胀等不适，予止痛药物后腹痛缓解不明显，体格检查可见皮肤、巩膜轻度黄染，全腹部压痛，以下腹部为主，无反跳痛。入院考虑为黄疸查因，可引起皮肤、巩膜黄染的疾病很多，包括病毒性肝炎、胆石症、自身免疫性肝炎、药物性肝损害、肝脏恶性肿瘤等，围绕这些可能的疾病进行一系列的检查。

辅助检查提示患者胆红素及转氨酶仅轻度增高，各嗜肝病毒标志物均为阴性，腹部 CT 未见肝内占位性病变及肝内或胆道系统结石或肿瘤性病变，自身免疫抗体谱及自身免疫性肝病抗体谱均阴性，可排除病毒性肝炎、胆石症、肝脏恶性肿瘤导致的肝功能损害及自身免疫性肝病。患者发病前无药物使用史，可排除药物性肝损害。最后考虑到患者长期在电子厂工作，长期接触重金属物质，因铅中毒会导致腹部绞痛，故进一步完善重金属检测，结果提示患者血铅及尿铅均明显高于正常值。经驱铅治疗后患者症状缓解，复查肝功能正常。

铅中毒的主要临床特点为剧烈腹部绞痛、贫血、中毒性肝病、中毒性肾病、多发性周围神经病[1,2]。职业性铅中毒多为慢性中毒，临床上有神经、消化、血液等系统的综合症状。

本例患者主要表现为腹痛及黄疸，伴乏力、纳差等，肝功能提示胆红素及转氨酶增高，尿常规提示尿胆红素阳性，考虑为铅中毒引起的肝功能损害，不排除中毒性肝病的可能，异甘草酸镁具有较强的抗炎及保护肝细胞的作用，患者使用异甘草酸镁治疗后乏力症状好转，黄疸较前消退，经驱铅治疗后随访完全恢复。可见，在遇到黄疸查因的患者时，临床医生的思维要开阔，同时，在明确诊断前及时使用有效的保肝、退黄药物可有效地改善患者临床症状。

四、专家点评

铅中毒合并肝脏损害偶有报道，多是服用含铅中药或合并肝炎或饮酒患者导致急性或亚急性肝脏损伤，主要机制是血铅使 1-氨基-3 酮戊酸代谢受阻，造成其大量积累，产生的自由基引起机体氧化损伤，同时铅引起机体内促凋亡蛋白表达增强，两因素损害肝细胞结构，对其产生明显的毒性损伤，并可使肝内小动脉痉挛引起局部缺血，发生铅中毒性肝病，引发转氨酶升高、黄疸和肝脏肿大。而单纯慢性职业性铅中毒以肝损害首发却很少见。赖纯米等报道慢性职业性铅中毒引起的肝脏损害，均以腹痛为首发症状，且以胆红素升高为主，伴有血红蛋白的降低。李胜联等观察醋酸铅对肝脏损害的研究发现小剂量铅可以导致肝细胞水样变性，肝细胞线粒体和内质网肿胀；大剂量可导致肝细胞水样变性和脂肪变性，肝细胞线粒体和内质网溶解，核膜增厚。该病例属于慢性职业铅中毒引起的肝脏损伤，患者有腹痛、贫血、肝功能损伤的临床表现，具备职业因素的个人史，同时血铅、尿铅含量增多，达到铅中毒诊断标准。诊断依据较充实。此类病例确属罕见，具有一定的教育意义，但是应该进一步完善患者就职于高危职业的时间。

作者：陈文静　唐少波（广西医科大学附属南宁市第一人民医院消化内科）
点评者：尚佳（河南省人民医院）

参 考 文 献

[1] Verheij J, van Nieuwkerk CM. Hepatic morphopathologic findings of lead poisoning in a drug addict: a case report [J]. J Gastrointestin Liver Dis, 2009, 18 (2): 225-227.

[2] Shiri R, Ansari M, Ranta M, et al. Lead poisoning and recurrent abdominal pain [J]. Ind Health, 2007, 45 (3): 494-496.

病例 60　特发性良性复发性肝内胆汁淤积症 1 例

关键词：黄疸；复发；胆汁淤积，肝内

一、病例介绍

患者男，23 岁，主因"间断乏力、纳差、尿黄伴皮肤瘙痒 3 年余，加重 6 周"门诊以黄疸待查于 2014 年 9 月收入院。患者 3 年前无诱因出现乏力、纳差、尿黄、眼黄伴皮肤瘙痒，大便灰白，至承德医学院附属医院查总胆红素 400 μmol/L。自诉 B 超、CT 及磁共振未见胆道梗阻，肝炎病毒血清学标志物检测均阴性，予以输液治疗，黄疸渐退，皮肤瘙痒改善，大便转黄，但病因未明。2 年前饮酒后，再次出现乏力、纳差、尿黄，至廊坊人民医院查黄疸轻度升高，总胆汁酸升高，予以熊去氧胆酸口服，症状消失。于 2012 年 10 月 17 日入笔者所在医院检查，ALT 146.1 U/L，AST 69.9 U/L，总胆红素 30.9 μmol/L，直接胆红素 21.2 μmol/L，白蛋白 43.1 g/L，甲、乙、丙、丁和戊肝血清病毒标志物检查，以及自身抗体 ANA、ENA 谱、肿瘤系列等均为阴性。腹部超声：肝脏弥漫性病变，副脾（未及腹水、胸水），门静脉血流未见异常。腹部 CT（图 60-1）：肝右前叶被膜下动脉期一过性强化，考虑为灌注异常。给予复方甘草酸苷、多烯磷脂酰胆碱、还原型谷胱甘肽保肝治疗。2011 年 10 月 21 日行彩超引导下肝穿刺活组织检查，病理结果：（肝）单纯性淤胆，请结合临床除外药物性肝损伤或良性复发性肝内胆汁淤积（图 60-2）。结合患者病史，考虑良性复发性肝内胆汁淤积可能性大。患者病情好转后出院。此后患者又有两次出现黄疸表现，在当地经过输液治疗后均有好转。6 周前患者再次出现眼黄、尿黄等症状，为进一步治疗再次入院。入院查体：T 36.6℃，P 72 次/分，R 13 次/分，BP 120/80 mmHg。神志清楚，双侧巩膜黄染，双肺呼吸音清，未闻及干湿啰音及胸膜摩擦音。心界不大，心率 72 次/分，心律齐，各瓣膜听诊区未闻及病理性杂音，腹部平坦，全腹无压痛及反跳痛，移动性浊音阴性，双下肢无水肿。

入院诊断：黄疸原因待查，良性复发性肝内胆汁淤积可能性大。

入院后实验室检查：ALT 32.3U/L，AST 30.4 U/L，总胆红素 339.8 μmol/L，直接胆红素 254.0 μmol/L，白蛋白 43.7 g/L，甲、乙、丙、丁和戊各项病原学检查均阴性，自身抗体 ANA 阴性，PTA 126%，血常规正常，肿瘤标志物检测正常。腹部超声提示肝弥漫性病变，肝内门管鞘系统回声增强，胆囊壁毛糙，胆囊息肉。

入院后治疗：因患者临床症状不明显，故仅给予复方甘草酸苷、还原型谷胱甘肽、丁二磺酸腺苷蛋氨酸静脉滴注治疗，患者黄疸一度上升，最高达到总胆红素 580.1 μmol/L，直接胆红素 442.9 μmol/L，之后逐渐下降，住院 1 个月后降至总胆红素 83.0 μmol/L，直接胆红素 70.4 μmol/L。

因患者既往肝穿刺病理学检查提示特发性良性复发性肝内胆汁淤积可能性大，故根据

文献报道[1]对患者进行了基因学检测（图60-3）。

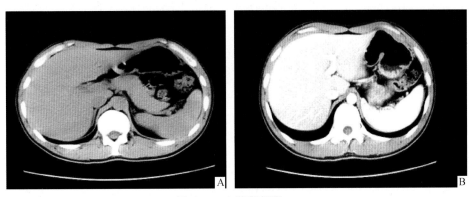

图 60-1　上腹部增强 CT

CT 结果提示：肝脏形态无明显异常，增强扫描未见明显异常强化，肝内外胆管未见
明显扩张，胆囊、脾脏、胰腺及双肾未见异常

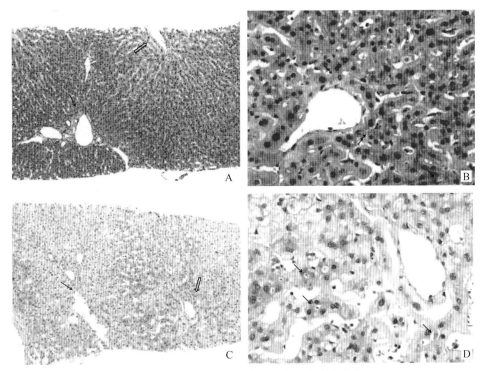

图 60-2　肝穿刺活组织检查的病理形态学改变

A、B 为 2011 年 10 月 21 日检查结果；C、D 为 2013 年 01 月 15 日检查结果。A. 低倍镜下可见肝组织结构未见明显异
常，肝板排列整齐，中央静脉及汇管区存在；⇨示中央静脉；→示汇管区（HE 染色，×100）。B. 高倍镜下可见中
央静脉周围毛细胆管扩张，并可见较多的毛细胆管胆栓（HE 染色，×400）。C. 低倍镜下肝脏病理形态学改变，基本同第
一次肝穿刺结果（HE 染色，×100）。D. 与第一次肝穿刺结果比较，胆栓更大、更多（HE 染色，×400）

1. exon 15
1) GAT1660AAT, Asp554Asn. PFICI(正常)

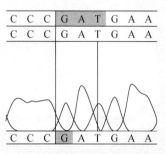

2) CGC1798TGG, Arg600Trp; CGG1799CAG. Arg600Gin. BRIC1(异常，C/T杂合)
3) CGA1804TGA, Arg602Ter, PFICI (正常)

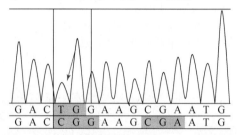

图60-3　BRIC 相关基因 ATP8B1 检测结果

二、临床诊治思维过程

患者为青年男性，主因无症状反复发作黄疸入院。黄疸相关疾病最常见于：①病毒性肝炎；②肝内外梗阻；③药物性肝炎；④自身免疫性肝炎；⑤原发性胆汁性肝硬化；⑥酒精或毒物导致的肝功能损害；⑦遗传代谢性肝脏疾病。但根据患者疾病的发展，进一步完善相关实验室检查，结果排除了这些肝脏疾病可能。最终根据肝脏病理组织检查及基因学检测结果明确诊断为良性复发性肝内胆汁淤积症。

鉴别诊断：

（1）病毒性肝炎：为由各型嗜肝或非嗜肝病毒感染所导致的急慢性肝脏损害，临床上可有乏力、食欲减退、尿黄、眼黄等表现，急性感染时还可能会出现发热。实验室检查提示肝功能损害，肝脏酶学指标升高，肝炎病毒血清学标志物检测阳性，但该例患者肝功能检测转氨酶升高不明显，以胆红素升高为主，病毒标志物多次检测均阴性，故不支持该诊断。

（2）肝内外梗阻：梗阻性黄疸以胆红素升高为主要表现，肝脏酶学指标可以仅轻度升高，患者临床上常伴有皮肤瘙痒、大便灰白等表现。腹部超声或 CT 检查提示可见肝内外胆管结石或胰腺、十二指肠壶腹等部位占位，多伴有肝内外胆管扩张，黄疸不经治疗很难自行消退，恶性病变常伴有消瘦等消耗性表现。该患者虽有一过性大便发白，但影像学检查未见到胆管系统阻塞改变，胆管酶升高不明显。未经特殊治疗自行消退，故不考虑该诊断。

（3）药物性肝炎：药物性肝炎往往有较明确服用药物或其他添加剂的历史，服药与肝损害发生有因果关系，停止服药大多可以恢复，实验室检查可有血嗜酸粒细胞升高，病理检查有特殊病理改变，该患者临床病史及实验室检查均不支持。

（4）自身免疫性肝炎：自身免疫性肝炎是由于自身免疫功能紊乱导致的肝脏损害，女性多见，常伴有多系统疾病，实验室检查发现血自身抗体阳性，球蛋白水平升高，病理检查有特殊界面性炎症改变，糖皮质激素或免疫抑制剂治疗有效。该患者多次检测自身抗体均阴性，未经特殊治疗黄疸即自行消退，病理检查无相应病理改变，故暂不考虑。

（5）原发性胆汁性肝硬化：病因不明，以逐渐加重的肝内胆汁淤积、皮肤瘙痒为主要表现，女性多发，95%以上患者血中检测 AMA-M2 阳性，胆管酶升高较明显，谷丙转氨酶、谷草转氨酶升高不明显，反复发作后可进展为肝硬化，病理检查有小胆管毁损、肝内胆汁淤积表现，目前无特殊治疗药物，熊去氧胆酸长期口服可以延缓疾病进展。该患者虽然黄疸反复发作，但无明显疾病进展，检测 AMA 阴性，胆管酶升高不明显，病理检查无胆管损害表现，故不支持该诊断。

（6）酒精性肝损害：发病前有长期大量或一次性饮酒病史，化验血 γ-谷氨酰基转移酶升高明显，肝脏病理检查可见 Mallory 小体，早期戒酒治疗病情大多可恢复。该患者病史及病理检查均不支持该诊断。

（7）遗传代谢性疾病导致的肝损害：一些遗传代谢性疾病可以导致肝脏损伤，例如 Wilson 病，但多发生于幼年，临床表现包括肝脏、神经、精神及血液方面。通常早期发病者是以肝脏的症状为主，例如倦怠、腹痛、肝肿大和黄疸，抽血检查可发现 ALT、AST 轻微上升或者正常；如果没早期发现并诊断，随着病情发展会演变成慢性肝炎、肝硬化，甚至肝衰竭。神经或精神方面的症状，通常以运动神经异常，如构音困难、吞咽困难、僵直、流口水、肢体肌肉无力、步伐不稳或肌张力失调，以及头痛的症状来表现，实验室检查可见血铜蓝蛋白减低，血铜、尿铜升高，眼部检查可见 Kayser-Fleischer 环。病理检查可见肝内铜沉积，患者相关检查不予支持。

三、诊疗体会

本例患者为青年男性，以反复发作、无明显症状胆红素升高为主要表现，入院后按照常见导致黄疸的疾病进行了追问病史及筛选实验室检查，但检测结果均为阴性，不支持常见病毒性肝炎及酒精、药物、中毒性肝炎，自身免疫性肝炎及遗传代谢因素导致的肝功能损伤，首次病理检查提示单纯性胆汁淤积性肝病，建议结合病史除外药物性肝损害或 BRIC。1 年后患者在病情复发好转后行第二次肝穿刺，仍提示单纯性胆汁淤积性肝病，故进一步行基因学检测明确了 BRIC 诊断。该患者进行了 ATP8B1 基因突变位点检测，结果提示外显子 15 的 1798 位点 CGG→TGG 突变，相应蛋白质由 Arg 变为 Trp，检索相关文献提示既往荷兰 BRIC 患者家族中曾经检出相同突变，被认为该基因位点的错义突变是导致 BRIC 发生的可能原因[2]。

良性肝内胆汁淤积症可分为 1 型和 2 型，是一种发生于青少年及成人的急性胆汁淤积性疾病，是由 ATP8B1 和 ABCB11 基因错义突变导致的进展性家族性胆汁淤积症 1 型（PFIC1）和 2 型（PFIC2）的良性表现形式[3]。其临床主要以急性胆汁淤积、黄疸和严重的瘙痒为主要表现，病因未明，持续数周到数月后完全恢复，几个月或几年无症状期后可再次发作，BRIC1 类似 PFIC1，可以伴有胰腺炎，BRIC2 可能伴有胆石症。在 BRIC 的病例中若出现肝纤维化，则提示 BRIC 和 PFIC 中间的连续状态[4]。BRIC 无有效治疗方法，熊去氧胆酸和利福平在一些非正式的报道中被认为可影响鼻胆管引流的 BRIC 患者的病程经过[5]。

四、专家点评

黄疸是消化科、感染科、肝病科及外科等多个学科医生常见的症状之一，对于不明原因的黄疸，有些可以通过询问病史、体格检查和辅助检查明确诊断，如最常见的病毒性肝炎、肝内外梗阻、药物性肝炎、自身免疫性肝炎、原发性胆汁性肝硬化、酒精或毒物导致的肝功能损害和遗传代谢性肝脏疾病等。还有一些是少见的病因所致，如上文所提及的特发性良性复发性肝内胆汁淤积症。该病例对患者进行了长达三年的随访观察和诊治，病程记录详细，病史资料完全，临床检查完善，诊疗思路清晰，疾病诊断客观明确。特别是前后两次的肝脏穿刺和基因组学的检测数据，都无疑为疾病的正确诊断提供了强有力的依据，值得大家借鉴。

作者：王艳斌　张婷　王京京　谢雯（首都医科大学附属北京地坛医院肝病中心肝病一科）

点评者：黄缘（南昌大学第二附属医院）

参 考 文 献

[1] Oude Elferink RP, Pa Paulusma CC, Groen AK. Hepatocanalicular transport defects: pathophysiologic mechanisms of rare diseases [J]. Gastroenterology, 2006, 130: 908-925.

[2] Trauner M, Fickert P, Wagner M. MDR3 (ABCB4) defects: a paradigm for the genetics of adult cholestatic syndromes [J]. Semin Liver Dis, 2007, 27: 77-98.

[3] van Ooteghem NA, Klomp LW, van Berge-Henegouwen GP, et al. Benign recurrent intrahepatic cholestasis progressing to progressive familial intrahepatic cholestasis: low GGT cholestasis is a clinical continum [J]. J Hepatol, 2002, 36: 439-443.

[4] Stapelbroek JM, van Erpecum KJ, Klomp LW, et al. Nasobiliary drainage induces long-lasting remission in benign recurrent intrahepatic cholestasis [J]. Hepatology, 2006, 43: 51-53.

[5] Klomp LW, Vargas JC, van Mil SW, et al. Characterization of mutations in ATP8B1 associated with hereditary cholestasis [J]. Hepatology, 2004, 40: 27-38.

病例61 红细胞生成原卟啉病致肝损害1例

关键词：原卟啉病；红细胞生成性；肝脏

一、病例介绍

患者女，24岁，主因腹胀伴双下肢水肿6个月，皮肤、黏膜黄染2个月入院。患者于入院前6个月无明显诱因出现腹胀，伴有双下肢水肿，无恶心、呕吐，未予以重视。入院前2个月患者因劳累后上述症状加重，并出现皮肤、黏膜黄染、乏力、厌油腻食物，无皮肤瘙痒、发热、盗汗，无呕血、黑便、陶土样便；于当地医院就诊，检查血常规示白细胞 4.89×10^9/L，红细胞 3.06×10^{12}/L，血红蛋白68g/L，血小板 199×10^9/L；肝功能示谷丙转氨酶77U/L，谷草转氨酶245U/L，总胆红素 144.7μmol/L，直接胆红素 115.5 μmol/L，腹部B超及CT均提示肝硬化、脾大及腹水，考虑为肝硬化失代偿期、贫血，给予保肝、利尿等治疗后症状改善不明显，为进一步治疗来笔者所在医院就诊。患者无长期服药史及饮酒史，自诉从小对日光过敏，日光照射后皮肤有烧灼感，继而发痒、疼痛，出现红斑、水肿甚至皮疹，消退后遗留瘢痕。

入院查体：生命体征平稳，全身皮肤、黏膜黄染，无出血点，面部皮肤粗糙、增厚，呈蜡样，散在条状浅凹陷性瘢痕，口周放射状裂纹，面颊、口唇、鼻背散在皮肤丘疹、糜烂、结痂。双手伸侧皮肤粗糙、增厚，散在红色小丘疹。睑结膜苍白。全身浅表淋巴结未扪及肿大。颈软，无颈静脉充盈，气管居中，胸廓外形正常，叩诊双肺呈清音，呼吸音呈清音，未闻及干湿啰音，心界叩诊无扩大，心律齐，无杂音。腹部膨隆，无压痛、反跳痛及肌紧张，肝肋下6cm可触及，脾脏甲乙线20cm、甲丙线24cm、丁戊线4cm，移动性浊音阳性，肠鸣音弱，双下肢凹陷性水肿。

入院后完善相关检查，血常规结果显示白细胞 2.32×10^9/L，红细胞 2.6×10^{12}/L，血红蛋白63g/L，血小板 130×10^9/L，网织红细胞1.7%；大便常规及潜血检查为阴性。肝功能检查示谷丙转氨酶61IU/L，谷草转氨酶217IU/L，白蛋白34.9g/L，总胆红素112.5μmol/L，直接胆红素94.3 μmol/L，间接胆红素18.2 μmol/L，碱性磷酸酶203IU/L，谷氨酰基转移酶376IU/L，胆碱酯酶2041IU/L。凝血功能检查：凝血酶原时间15.7s，活化部分凝血活酶时间49.7s，凝血酶原活动度71%，PT国际标准化比值1.25。乙肝、丙肝等嗜肝病毒系列检查为阴性。巨细胞病毒检查阴性。免疫球蛋白系列、补体、类风湿因子等正常，自身抗体系列抗核抗体弱阳性（1：40）。血清铜、铜蓝蛋白、血清铁、铁蛋白无异常。心脏彩超：心室舒张、收缩功能正常，二尖瓣反流（少量）。腹部B超：肝硬化，左叶大小9.3cm，右叶大小17.0cm，形态失常，包膜欠光整，肝实质点状回声增粗增强，分布不均匀，脾脏厚径5.9cm，长径26.5cm，实质回声中等强度，腹水，门静脉、脾静脉、下腔静脉及肝静脉内径正常，血流通畅。

根据以上病史及检查资料，患者存在明显肝脾大、肝硬化、贫血，Child-Pugh分级为

B级，具有肝功能明显异常、黄疸、腹水等肝硬化失代偿期的表现，但导致肝脾大、肝脏损伤及明显贫血的原因尚不清楚。为了明确病因，安排患者行骨髓穿刺检查及超声引导下肝脏穿刺活组织检查。骨髓穿刺及活检结果显示红系增生。肝脏穿刺活检结果显示肝小叶结构紊乱，肝细胞水肿，肝细胞及毛细胆管周围大量色素颗粒沉着，汇管区纤维组织增生（S3~4）及小胆管增生，伴少量淋巴细胞、浆细胞浸润（图61-1）。免疫组化结果：CD34染色显示肝窦内皮血管化，CK7染色显示胆小管增生，肝细胞胆管化明显，HBsAg（-）。特殊染色结果：Masson、网织纤维染色显示汇管区纤维组织增生，可见桥接性纤维化，PAS、PAS+消化、铁染色未见异常，汇管区周边肝细胞脂褐素、铜染色（+）。结合病史、免疫组化及特殊染色结果，符合红细胞生成性原卟啉病。

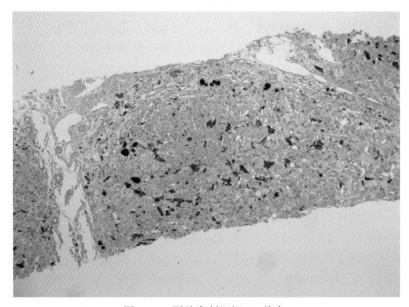

图61-1　肝脏穿刺组织HE染色

同时将肝脏穿刺标本送电子显微镜检查，电镜下可见部分肝细胞内有直的或弯曲的纤细针状电子致密结晶聚集物，以游离形式或膜包状态存在，并可充满毛细胆管管腔（图61-2）。库普弗细胞显著弥漫性增生，胞质扩大，溶酶体内含大量卟啉沉积物（图61-3）。肝细胞间可见明显胶原纤维。汇管区巨噬细胞溶酶体中可见明显卟啉结晶，该例考虑红细胞生成性原卟啉症伴药物影响。

根据以上检查结果，该患者明确诊断为红细胞生成性原卟啉病、肝硬化失代偿期、贫血。给予β-胡萝卜素片口服、保肝、输血、补充白蛋白、利尿、营养支持治疗后，患者腹胀、皮肤和黏膜黄染减轻，下肢水肿消退，肝功能好转出院，出院后继续口服β-胡萝卜素片，避免阳光照射，2个月后复查肝功能：谷丙转氨酶69IU/L，谷草转氨酶144IU/L，白蛋白37.1g/L，总胆红素36.9μmol/L，碱性磷酸酶117IU/L，谷氨酰基转移酶106IU/L。患者现处于继续治疗及随访中。

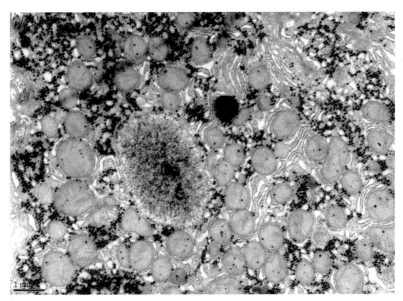

图 61-2　肝脏穿刺组织电镜示部分肝细胞内纤细针状电子致密结晶聚集物

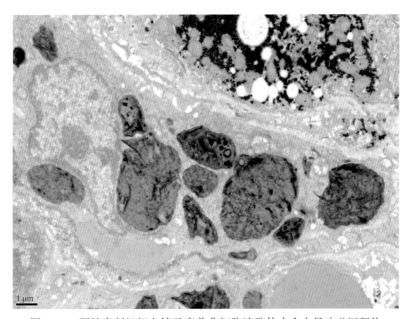

图 61-3　肝脏穿刺组织电镜示库普弗细胞溶酶体内含大量卟啉沉积物

二、临床诊治思维过程

　　患者主要临床特点为青年女性，明显肝脾大、肝功能异常，伴有典型的光敏性皮损、贫血。入院时可明确诊断为肝硬化失代偿期、贫血，需要进一步寻找导致肝脾大、肝硬化、贫血的原因。

　　首先从引起肝硬化的常见原因入手进行排查：患者乙肝、丙肝等嗜肝病毒系列检查均为阴性。巨细胞病毒检查阴性。无长期服药史及饮酒史。患者为青年女性，但其自身免疫系列检查包括免疫球蛋白系列、补体、类风湿因子等均正常，自身抗体系列抗核抗体弱阳性（1∶40），其余为阴性。因此，病毒性肝炎、药物性肝病、自身免疫性肝病、酒精性肝病等这些常见的可致肝硬化疾病依据不足。

其次，根据患者有明显肝脾大、肝功能异常、贫血等特点，应注意与下列疾病鉴别：

（1）血液系统疾病：如慢性粒细胞性白血病、淋巴瘤及骨髓纤维化等，这些疾病可出现脾脏高度肿大，血细胞检查、骨髓穿刺及活检可有特征性表现，如慢性粒细胞白血病血象白细胞数明显增高，骨髓增生明显至极度活跃，以粒细胞为主；淋巴瘤多有慢性、进行性淋巴结肿大，乳酸脱氢酶升高，骨髓穿刺可找到 R-S 细胞等。本病例中患者血常规检查提示贫血、白细胞、红细胞计数下降，血小板计数正常，网织红细胞轻度升高，结合骨髓穿刺及活检提示红系增生，血液系统疾病依据不足。

（2）淤血性疾病：如慢性心力衰竭、静脉回流障碍等，因长期淤血导致肝脾肿大，可有双下肢水肿，心脏超声及血管超声检查可有异常发现。本病例中患者无活动后气促、呼吸困难等慢性心功能减退的表现，无颈静脉充盈，心脏超声检查提示心室舒张、收缩功能正常，二尖瓣反流（少量）。腹部超声检查提示门静脉、脾静脉、下腔静脉及肝静脉内径正常，血流通畅。可排除心源性肝硬化、布加综合征等淤血性疾病。

（3）肝脏肿瘤：包括原发性和继发性。原发性肝脏恶性肿瘤可为原发性肝癌和肉瘤，转移性肝癌则来源于全身其他器官，均可出现肝脏体积增大、肝功能损害等。本病例中患者腹部影像学检查未发现肝内占位，亦无肝外肿瘤的证据，可排除上述疾病。

（4）代谢性疾病：如肝糖原累积病、戈谢病和尼曼-皮克病，分别由于 β-半乳糖脑苷脂和鞘磷脂酶的缺陷，致葡萄糖脑苷脂和鞘磷脂沉积在肝、脾组织的巨噬细胞内，形成大量的充满脂质的大型细胞，从而造成肝脾肿大。这类疾病较少见，其临床症状及实验室检查多为非特异性，诊断需依赖肝脏穿刺活检病理检查的特征性表现。本病例中，我们在排除了多种疾病后，考虑患者需行肝脏穿刺活组织检查，最终通过病史、临床表现与肝脏病理结果的结合，得以明确诊断，制定治疗方案。

卟啉病（porphyria）又称紫质病，系由血红素生物合成途径中特异酶缺陷导致卟啉或其前体在体内蓄积并引起组织器官损伤的一组代谢性疾病。在血红素生物合成途径中，从 δ-氨基-γ-酮戊酸合成酶至血红素合成需要 7 种特殊酶的参与，其中任何一种酶的缺陷都可以导致卟啉病的发生（图 61-4）。红细胞生成性原卟啉病是由于血红素生物合成途径中血红素合成酶（又称亚铁螯合酶）缺陷，原卟啉和 Fe^{2+} 结合形成血红素发生障碍，导致血浆中原卟啉增加，红细胞内游离原卟啉过量。原卟啉的光敏感性较强，引起皮肤对太阳光敏感，又由于原卟啉系脂溶性物质，只能经肝脏排泄至胆道，过量的原卟啉可在毛细胆管、库普弗细胞和肝实质细胞中积聚，导致肝功能损害，甚至引起肝硬化[1]。

红细胞生成性原卟啉病（erythropoietic protoporphyria，EPP）大多在儿童期发病，表现为对日光过敏，日光照射后数分钟至 1～3h 内，皮肤疼痛、发痒、烧灼感、红斑、紫癜、水肿。儿童期面部常有线条状和麻点样或虫食状凹陷性瘢痕，掌指伸侧皮肤变厚，成人期皮肤增厚明显，面部呈蜡样，鼻部呈橘样，口周呈放射状裂痕，手背呈卵石样。另可有肝功能损害和肝硬化的临床表现。原卟啉肝病常为原卟啉病的致命并发症。

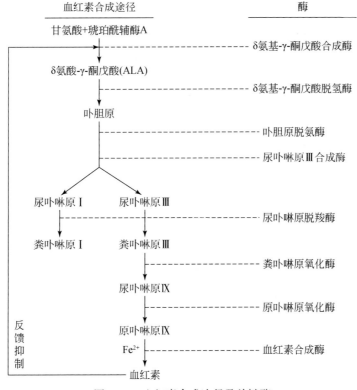

图61-4　血红素合成途径及关键酶

三、诊疗体会

临床上对于肝脾肿大的病例，需注意从多种病因进行排查。对于青少年或者中青年患者，注意先天遗传性疾病或者代谢性疾病的可能。其中，原卟啉病可引起肝损害甚至肝硬化、肝衰竭。如果伴有典型的光敏性皮损，则更支持其诊断。虽然红细胞生成性原卟啉病的光过敏及其他皮肤症状不威胁生命，但肝脏中原卟啉的沉积可导致严重的甚至致死性的肝病，因此，须对本病作出及时的诊断与治疗[2]。患者应定期做非侵入性肝脏检查，如肝功能试验、肝纤维化标志物检测、腹部B超、CT和磁共振等。典型的光敏性皮损对诊断有意义，但是早期多被患者忽视，当患者表现出肝脏或胆道症状时，皮肤症状常会被忽视或被认为与此病无关。因此疾病的诊断常需要临床医师具有警觉性和对该疾病特征的认识。肝活检组织中的色素沉积物可能成为诊断此病的关键。

EPP的肝病组织学表现：双折光性原卟啉结晶沉积于肝脏库普弗细胞内，形成特征性的褐色沉积，可见胆小管膨大，内有无定形物质沉积，肝细胞坏死，肝门和门静脉周围纤维化、胆汁淤积和肝硬化[3]。在常规的光学显微镜下肝脏中原卟啉沉积物没有显著的形态学特征，需使用荧光显微镜在冰冻切片上检测沉积物中有无原卟啉的红色荧光，但此荧光持续时间短，在偏光显微镜下肝脏中原卟啉沉积物具有双折光特性，此方法更敏感且特异性强[4]。由于条件限制，未能对本例患者肝脏穿刺活检组织行荧光显微镜及偏光显微镜观察，但电子显微镜亦较好地显示出肝细胞及库普弗细胞内的沉积物，再结合患者典型病史，可以明确诊断。

治疗上注意避免日光照射，外用可吸收紫外线 A 的防晒剂有一定疗效。药物可选用：β-胡萝卜素片（自由基清除剂）、正铁血红素（反馈抑制 δ 氨基酮戊酸合成酶的活性，减少原卟啉产生）、考来烯胺（结合原卟啉促使其从粪便排泄，使红细胞和血浆中原卟啉浓度下降，改善肝脏损害）、药用炭（有效的非吸收性卟啉结合剂）等。肝移植不能改变患者的基因缺陷，可再次复发。

四、专家点评

红细胞生成性原卟啉病是一种遗传性卟啉代谢障碍疾病，由于血红素合成酶的合成障碍，导致原卟啉在红细胞、血浆、皮肤等全身组织中蓄积，若原卟啉在肝脏中大量积聚，可致肝损害，偶可引起肝硬化，甚至肝衰竭而死亡。本病临床比较少见，容易造成误诊。该文报告了一例以肝脾大为突出表现的红细胞生成性原卟啉病，该患者为青年女性，因腹胀伴双下肢水肿及皮肤、黏膜黄染就诊，有对日光过敏史，皮肤有特殊改变，肝脾大、贫血、肝功异常，B 超提示肝硬化、腹水，经肝脏病理检查诊断为红细胞生成性原卟啉病。

本病例存在肝功异常、肝脾大，符合失代偿肝炎肝硬化的临床特点；但还伴有典型的光敏性皮损，应引起重视。通过进一步做肝脏穿刺活组织病理和电子显微镜检查，及时明确了诊断，确诊为红细胞生成性原卟啉病。经给予针对性治疗，病情好转。该病例提示，对于临床诊断为肝硬化的患者，不能仅满足于临床诊断，应积极查找病因，从临床伴随症状中找到蛛丝马迹，并拓宽思路，少见的代谢性肝病也应考虑到。

作者：董旭旸　孟秀琳　李娜　周新民（第四军医大学西京消化病医院八科）；

　　　　黄晓峰（第四军医大学基础医学院中心实验室）

点评者：王磊（山东大学第二医院）

参 考 文 献

[1] 许小平. 卟啉病//陈灏珠. 实用内科学 [M]. 第 14 版. 北京：人民卫生出版社，2013：1055-1060.

[2] Reisenauer AK, Soon SL, Lee KK, et al. Erythropoietic pmtoporphyria presenting with liver failure in adulthood [J]. Dermatology, 2005, 210 (1)：72, 73.

[3] Lecha M, Puy H, Deybach JC. Erythropoietic protoporphyria [J]. Orphanet J Rare Dis, 2009, 4 (1)：19.

[4] 陈锦飞，张平. 红细胞生成性原卟啉病 1 例患者肝组织的显微结构研究 [J]. 南京医科大学学报，2001, 21 (6)：552, 553.

病例 62　疑诊丙型肝炎肝硬化伴脾脏淋巴瘤 1 例

关键词：淋巴瘤；脾；治疗；病例报告

一、病例介绍

患者男，49 岁，农民，主因腹胀、乏力 1 个月入院。患者缘于 1 个月前无明显诱因出现左上腹胀满、乏力，进食有所减少，偶伴有恶心、无呕吐，无尿黄，以"胃病"自行服用健胃药物（具体药物及剂量不详），上述症状不能缓解，且逐渐加重，遂至笔者所在医院治疗。既往无饮酒史，有输血史，家族史无特殊。入院查体：T 36.5℃，P 76 次/分，R 20 次/分，BP 123/62 mmHg。慢性肝病面容，无肝掌及蜘蛛痣，周身浅表淋巴结未触及肿大，巩膜无黄染，颈软，无抵抗感，无颈静脉充盈，气管位置居中，胸廓外形正常，无肋间隙增宽，叩诊双肺呈清音，呼吸音呈清音，未闻及干湿啰音，未闻及哮鸣音，心界叩诊无扩大，心率 76 次/分，节律齐，各瓣膜听诊区未闻及杂音，腹部平坦，无腹部压痛、反跳痛及肌紧张，肝脏未扪及，脾明显肿大，甲乙线 18 cm，甲丙线 24 cm，丁戊线+3 cm，腹水征阴性，双下肢无水肿。

入院诊断：脾大原因待查——①肝硬化？②特发性非硬化性门静脉高压症？③血液病？④脾脏恶性肿瘤？

辅助检查：入院后查血常规示红细胞 $2.33×10^{12}$/L，血红蛋白 80 g/L，白细胞 $1.8×10^9$/L，中性粒细胞百分比 47.6 %，淋巴细胞百分比 39.8 %，血小板 $21×10^9$/L。肝功能示总蛋白 67 g/L，白蛋白 43 g/L，谷丙转氨酶 128 U/L，谷草转氨酶 85U/L，碱性磷酸酶 42 U/L，γ-谷氨酰转移酶 21 U/L，总胆红素 11.9 μmol/L，直接胆红素 3.4 μmol/L，间接胆红素 8.5 μmol/L，总胆汁酸 13.5 μmol/L。HAVM、HBVM、HEVM、肝病自身抗体均阴性、抗-HCV 阴性、HCV RNA $1.0×10^5$ 拷贝/ml。肝肿瘤标志物：甲胎蛋白、癌胚抗原、糖类抗原-125 不高，铁蛋白 560.3ng/ml（正常值为 30～400 ng/ml）。肝胆脾 B 超提示肝实质受损表现，脾明显肿大；食管钡透未见食管胃底静脉曲张；骨髓穿刺检查示骨髓增生活跃，未见明显异常骨髓象。

给予患者保肝降酶治疗 10 天，转氨酶基本恢复正常，为进一步明确诊断，予患者行 B 超引导下经皮肝穿刺活组织病理学检测，肝组织病理提示 G2S1，且不考虑存在特发性

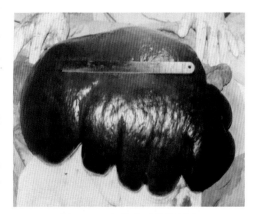

图 62-1　患者术后脾脏标本

门静脉高压症。进一步行脾脏 CT 检查示脾脏恶性肿瘤可能。患者存在明显的脾功能亢进表现，遂转入肝胆外科行脾切除术，术后脾脏大体标本如图 62-1 所示。病理提示为原发于脾脏的恶性淋巴瘤，B 淋巴细胞来源，大细胞型。

二、临床诊治思维过程

患者因腹胀、乏力入院，查体突出的表现为脾脏明显肿大，入院时诊断尚不能明确，考虑到的疾病有：①肝硬化？②特发性非硬化性门静脉高压症？③血液病？④脾脏恶性肿瘤？根据辅助检查、肝组织病理、脾脏病理结果，最终明确诊断。

鉴别诊断：

（1）肝硬化：是由多种因素（包括嗜肝病毒、酒精、药物、毒物、代谢、自身免疫、充血性心力衰竭、血吸虫等）引起的慢性进行性肝病。可表现为食欲减退、恶心、上腹部不适、肝区痛、乏力及门静脉高压症（脾大、脾功能亢进、侧支循环的建立和开放）。实验室检查示肝功能损害（转氨酶升高和黄疸指数升高，白蛋白、PTA 下降等）。本病例中，患者存在恶心、乏力、腹胀症状，且丙型肝炎抗体及 HCV RNA 均阳性，存在明显的脾大，以及因脾功能亢进引起的全血细胞减少，B 超提示肝实质受损，很容易误诊为肝硬化，但患者临床体征以明显脾大为突出表现，肝功能无白蛋白降低、球蛋白升高，且 B 超无肝脏右叶缩小、左叶代偿性增大表现，似与典型肝硬化不符，肝穿刺活组织检查证实患者的诊断为慢性丙型肝炎，轻度，故可排除肝硬化。

（2）特发性非硬化性门静脉高压症：又名肝内型窦前阻塞性门静脉高压症。门静脉血栓形成、门静脉狭窄等因素是引起本病的重要原因。临床表现为反复呕血及黑便，对消化道出血有较好的耐受性，而无腹腔积液、黄疸、肝性脑病等肝功能失代偿期的表现；实验室查肝功能可正常。肝组织病理：①不规则肝包膜增厚；②门静脉区纤维组织增生，有纤维隔向小叶内伸展，需网状染色才能发现；③小叶结构轻度变形，中央静脉被挤压或不规则。本患者存在明显的脾大，但无食管静脉曲张、反复上消化道出血，且肝穿刺不支持该病的诊断。

（3）血液病：在各种急慢性白血病时由于未成熟白细胞的浸润及异常增殖而致脾大，尤以慢性粒细胞白血病明显，脾脏可重度甚至极度肿大达盆腔，与本例患者脾大程度相似，但本例患者行骨髓穿刺检查未见明显异常，血常规未见明显异常，故可除外白血病；此外淋巴瘤、恶性组织细胞病患者均可有不同程度的脾大，淋巴瘤患者一般存在淋巴结（颈部、腋下和腹股沟）无痛性、进行性肿大，同时伴有消瘦、发热和盗汗等，本例患者浅表淋巴结未触及肿大，故不考虑淋巴瘤。

（4）脾脏恶性肿瘤：脾恶性肿瘤包括原发性和转移性。脾原发性恶性肿瘤较良性者多见，且均为肉瘤，如淋巴肉瘤、霍奇金病、网织细胞肉瘤、血管肉瘤、纤维肉瘤等。主要表现为脾迅速肿大，表面有时呈硬结状，可有压痛、左上腹闷胀或疼痛、胃肠受压等症状，体重减轻、消瘦、贫血也常见。脾转移性恶性肿瘤极少见，原发灶多为肺、肾、胰腺，其次为绒癌、乳癌、恶性黑色素瘤等。除血行转移外，亦可由邻近脏器直接侵入或经淋巴逆行转移。本例患者无其他脏器病变，可除外脾转移性恶性肿瘤；原发于脾脏的淋巴瘤诊断困难，通常均为病理证实，本例患者最终通过脾脏病理证实为原发性脾脏恶性淋巴瘤（primary splenic lymphoma，PSL）。

三、诊疗体会

本例患者为中年男性，以腹胀、乏力起病，尤以左上腹胀满症状为著，同时偶伴有消化道症状，病史不长，既往有输血史，体格检查可见慢性肝病面容，周身浅表淋巴结无肿大，脾脏高度肿大作为突出表现，实验室检查示肝功能轻度异常，HCV RNA 阳性，加之脾脏明显肿大，存在脾功能亢进表现，很容易误诊为丙型肝炎肝硬化，但脾脏肿大程度与典型肝硬化不符，遂考虑行肝穿刺术，进一步明确肝脏情况，肝组织病理为慢性轻度肝炎，从而除外丙型肝炎肝硬化诊断。同时肝组织病理结果及食管钡透结果亦除外了特发性非硬化性门静脉高压症。患者以巨脾为突出表现，调整诊断思路，以巨脾为线索，考虑血液病，尤其是慢性粒细胞白血病、淋巴瘤等可能，行骨髓穿刺术，但临床表现、骨髓象结果及血常规结果不支持上述诊断。因脾功能亢进持续存在，考虑脾切除术既能明确诊断，又能同时治疗脾功能亢进，遂转入外科手术治疗，通过脾脏病理结果最终使诊断得以明确。

原发性脾脏淋巴瘤是一种罕见的恶性淋巴瘤，是指病变首发于脾脏，而无脾外淋巴组织受侵。脾脏原发性恶性淋巴瘤较少见，Ahmann 等[1]分析恶性淋巴瘤 5100 例中 49 例为原发性恶性淋巴瘤，占 0.96%。脾脏肿瘤的起因至今尚未完全阐明。但近 30 年的研究发现了一些脾肿瘤发生的可能相关因素，如感染因素（某些病毒、分枝杆菌、疟原虫等）、遗传因素及其他脾脏慢性疾病等。本例患者存在 HCV 感染，由于 HCV 的嗜淋巴性，所以其在原发性脾脏恶性淋巴瘤的发生上起着重要的作用。故亦有人将原发性脾脏恶性淋巴瘤称之为 HCV 感染的肝外病变。本病的临床症状不特异，左上腹部疼痛及肿块是最常见的表现，部分患者伴有低热、食欲减退、恶心、呕吐、贫血、体重减轻或乏力，少数患者可表现为胸腔积液、呼吸困难、急腹症等。体格检查可见脾脏明显增大，而浅表淋巴结多无异常。肿大的脾脏多失去原来形状，常呈不规则形，边缘钝，脾切迹多摸不清。有时脾表面可触及硬性结节，有触痛。此种脾肿大的特点有利于和门静脉高压的淤血性脾大相鉴别，也是其与一般脾大性疾病的显著区别。原发性脾脏淋巴瘤临床诊断较困难，尤其早期不易发现。Das-Gupta 等曾提出诊断原发性脾淋巴瘤的 4 项标准[2]：临床主要症状为脾大及伴有腹部不适、受压症状；临床生物化学指标、血液学及放射学检查能排除其他处病变的存在；肝活组织检查阴性，且肠系膜或主动脉旁淋巴结无淋巴瘤；诊断脾淋巴瘤后到其他部位出现淋巴瘤的时间至少 6 个月。这一诊断标准过于严格，因患者就诊时间有早有晚，可能会导致部分病例漏诊。Kehoe 等在 20 世纪 80 年代末提出新的诊断标准[3]：病变首发于脾及脾门淋巴结，可以有脾脏局部淋巴结、肝或骨髓的累及，但要根据受累部位的大小和情况来推断脾脏是否是原发。Martins 等指出，原发性脾脏淋巴瘤的预后与首发部位、分期、病理类型有关，尤其后两者，病理类型为低、中度恶性者，其 3 年、5 年生存率分别为 75% 和 60%；而高度恶性者其 3 年生存率仅 20%，分期属 Ⅰ～Ⅱ 期者，其 2 年、5 年生存率分别为 71% 和 43%；而 Ⅲ 期者则分别为 21% 和 14%。本例患者存活 7 年，存活期间能从事轻体力活动。

由本病例可见，在临床工作中，若遇到诊断不明确的病例，病理检查仍是诊断的金标准，而早期的诊断及治疗对延长患者生存期、提高生活质量也起着非常重要的作用。

四、专家点评

原发性脾脏淋巴瘤临床比较少见，症状又不典型，由于早期比较隐匿，后期由于脾脏的增大及三系减低，容易被消化及感染的医生误诊为肝硬化。也容易被血液科医生误诊为慢性淋巴细胞白血病、幼淋细胞白血病及毛细胞白血病，从而失去脾脏切除及其他治疗的时间。本病例患者有纳差、腹胀症状，查体发现慢性肝病病容，脾脏增大。血常规检查三系减低，肝功能异常，慢性丙型病毒感染，很容易诊断为丙型肝炎肝硬化，医生有可能会创造条件启动干扰素联合利巴韦林针的针对病因治疗，阻止病情进一步发展。然而，在进一步的检查中，发现患者食管静脉没有明显曲张，B超发现肝脏损伤程度也较轻，肝脏组织病理仅为G2S1，与肝硬化门静脉压力增高导致的脾脏增大程度不符。提示巨大的脾脏不完全是由于肝脏病变引起，可能是由于血管及血液病变引起。于是，进行骨髓穿刺检查，结果不支持恶性血液系统疾病的诊断。腹部CT检查除外了血管异常及血栓导致的疾病，提示是由于脾脏自身的恶性肿瘤导致的巨脾。最终，经外科行脾脏切除，病理证实为大B淋巴细胞淋巴瘤。这个病例提示我们，在临床上遇到脾脏明显增大的患者，且与肝脏病变程度不相符时，要注意除外血管及血液恶性肿瘤的可能。由于一些病毒的嗜淋巴性，特别是丙型肝炎病毒，脾脏在受到感染后发生非特异性免疫反应，刺激脾脏炎症区域内B淋巴细胞或T淋巴细胞的聚集和增生，淋巴细胞或整合人病毒的突变基因或自身基因发生突变而发展为肿瘤。因此，在临床遇到病毒性肝炎的患者，发现与疾病进展不相符的血象变化、淋巴结肿大及脾脏异常肿大时，要考虑有恶性淋巴瘤的可能。

作者：刘英辉（河北医科大学第三医院感染二科）

点评者：韩英（第四军医大学西京医院）

参 考 文 献

[1] Ahmann D'L, Kiely JM, Harrison EG, et al. Malgnant lymphoma of the spleen [J]. Cancer, 1996, 19 (1)：461-469.

[2] Das- Gupta T, Coombes B, Brasfield RD, et al. Primary malignant neoplasms of the spleen [J]. Surg Gynecol Obstet, 1965, 120：947-960.

[3] Kehce J, Straus DJ. Primary lymphoma of the spleen：clinical features and outcome after splenectomy [J]. Cancer, 1988, 62：1433-1438.

病例 63 成人巨细胞病毒感染致
亚急性肝衰竭 1 例

关键词：巨细胞病毒感染；肝衰竭；病例报告

巨细胞病毒（cytomegalovirus，CMV）感染所致肝炎多见于儿童和免疫功能低下的成人，免疫功能正常的成人感染 CMV 并导致肝衰竭的病例临床少见，现将笔者所在科室收治的 1 例成人 CMV 感染导致亚急性肝衰竭的病例报道如下。

一、病历资料

患者男，45 岁，汉族，农民，因"发热、乏力、腹胀、尿黄 20 天"于 2008 年 12 月 9 日入院。入院前 20 天无明显诱因下患者出现发热，体温在 37～38℃，四肢乏力、腹部饱胀不适，尿色逐渐加深至呈浓茶水样，厌油腻，伴有皮肤瘙痒，大便正常。当地医院检测肝功能提示血清转氨酶和胆红素升高，诊断为急性肝炎，给予甘利欣等治疗，因症状、体征持续加重，转笔者所在医院诊治。患者既往身体健康，无肝病史，无免疫性及代谢性疾病病史，无长期饮酒和服用肝毒性药物史，无手术、外伤和输血史。

入院时查体：体温 37.5℃，呼吸 20 次/分，脉搏 76 次/分，血压 110/82 mmHg。全身皮肤、巩膜重度黄染，浅表淋巴结未触及肿大，心肺听诊未闻及明显异常，腹部平软，肝脾肋下均未触及，肝区叩击痛明显，肝相对浊音界在正常范围，腹部移动性浊音阴性，双下肢均无水肿。胸片、心电图检查均正常。

腹部彩色多普勒超声检查：右肝斜径 147 mm，肝内回声增强，分布均匀，肝静脉走向清晰，脾脏略大，长径 133 mm，实质回声均匀，未见腹水。实验室检查：TBil 557.6 μmol/L、DBil 362.6 μmol/L、ALT 407 U/L、AST 328 U/L、GGT 85 U/L、ALB 33g/L、PTA 38.2%。

血常规：白细胞 $6.43×10^9$/L，中性粒细胞 $3.88×10^9$/L，血红蛋白 129 g/L，血小板 $337×10^9$/L。甲型、丙型、戊型肝炎标志物均为阴性，抗–HBs 阳性，其余均为阴性，HBV DNA<1000 拷贝/ml。CMV IgM 阳性、HIV 抗体阴性，抗核抗体、抗线粒体抗体、抗平滑肌抗体均为阴性。入院后给予异甘草酸镁、还原型谷胱甘肽及思美泰等治疗，第 3 天开始加用更昔洛韦，在入院的第 5、7、10 天给予人工肝血浆置换治疗 3 次（每次应用 3000 ml 血浆）。入院 1 周后，体温恢复正常，乏力、腹胀不适有所减轻，食欲好转，尿色减轻，复查肝功能：TBil 315.3μmol/L、DBil 237.1μmol/L、ALT 97 U/L、AST 94 U/L、GGT 60 U/L、ALB 35 g/L、PTA 43.5%。入院 2 周后，消化道不适症状基本缓解，食欲佳，尿色黄染较前进一步减轻，肝功能：TBil 157.0μmol/L、DBil 118.2 μmol/L、ALT 153 U/L、AST 120 U/L、GGT 150 U/L、ALB 37 g/L、PTA 62.6%。入院 3 周后，尿色仍

有黄染，无明显消化道不适，食欲佳，2008 年 12 月 30 日行肝穿刺，病理学结果为巨细胞性肝炎，轻度肝细胞，毛细胆管及小胆管性淤胆，见图 63-1。入院 4 周，临床症状基本消失，肝功能：TBil 57.2μmol/L、DBil 43.6μmol/L、ALT 84 U/L、AST 59 U/L、GGT 242 U/L、ALB 39 g/L、PTA 92.4%，病情好转出院。出院 1 个月随访肝功能：TBil 24.3μmol/L、DBil 13.1μmol/L、ALT 134 U/L、AST 47 U/L、GGT 68 U/L、ALB 42 g/L、PTA 96.4%。

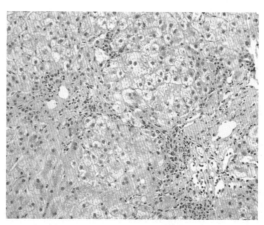

图 63-1　病理学结果：巨细胞性肝炎，轻度肝细胞、
毛细胆管及小胆管性淤胆（HE 染色，×100）

二、临床诊治思维过程

患者既往无病毒性肝炎病史，起病过程较急，主因"发热、乏力、腹胀、尿黄 20 天"入院，诊断需考虑到以下几种疾病可能：①急性病毒性肝炎（嗜肝病毒）；②自身免疫性肝病；③梗阻性黄疸；④肝脏肿瘤；⑤遗传性肝病等。该例患者经过入院后给予完善各种检查，并行肝穿刺病理活检及免疫组织化学检查，最终明确诊断，并取得了理想的疗效。该例患者入院时需考虑到以下几种疾病可能：

（1）急性病毒性肝炎（嗜肝病毒）：在疾病的初期可有发热、食欲缺乏、四肢乏力、恶心、呕吐等不适症状，部分患者可逐渐出现黄疸。实验室检查可见 ALT、AST 和 TBil 升高，肝炎病毒标志物阳性。该例患者入院后实验室检查示甲、乙、丙、戊型肝炎标志物均阴性，故可排除该类疾病。

（2）自身免疫性肝病：多发人群为女性，常合并溃疡性结肠炎，可有乏力、右上腹疼痛、皮肤瘙痒及黄疸等症状，实验室检查可见 ALP 升高明显，TBil 升高。磁共振胆胰成像和内镜逆行胰胆管造影检查可见肝内外胆管不规则狭窄和扩张，可呈串珠样表现。肝穿刺病理检查可见"洋葱皮"样纤维化。该例患者 ALP 升高不明显，起病时间较短，并且自身免疫性肝炎各项指标均阴性，故不考虑此诊断。

（3）梗阻性黄疸：患者入院后行肝脏超声检查未见胆道系统梗阻性病变，故此诊断可排除。

（4）肝脏肿瘤：该例患者有发热、食欲下降、黄疸等症状，诊断时需考虑到原发性肝癌的可能性。但该患者无慢性病毒性肝炎病史，无长期饮酒史，AFP升高不明显，肝脏超声检查未见肝脏占位性病变，故肝癌诊断可排除。

（5）遗传性肝病：该类疾病常为长期黄疸，发病年龄较轻，以儿童期和青少年发病为主，临床常以无痛性黄疸为主，消化道不适症状不明显，肝功能检查可有胆红素明显升高，肝酶升高不明显，该患者起病过程较急，有明显的消化道不适症状，并且肝功能检查示ALT、AST均明显升高，故该类疾病可排除。

三、诊疗体会

患者因为发热、乏力、腹胀、尿黄等20天入院，入院时TBil>10倍正常上限，PTA<40%，亚急性肝衰竭诊断可成立[1]。患者既往身体健康，无慢性肝病史，无长期饮酒和服药史，常见肝炎病毒标志物均阴性，自身抗体阴性，可排除甲、乙、丙、戊型肝炎、酒精性肝炎，药物性肝炎，自身免疫性肝炎等，无细菌感染依据。血清检测CMV IgM阳性，肝穿病理学检测提示巨细胞性肝炎，轻度肝细胞、毛细胆管及小胆管性淤胆，据此，患者诊断可明确为巨细胞性肝炎。经给予更昔洛韦抗病毒和人工肝血浆置换、护肝等对症治疗后，病情逐渐好转。入院治疗4周后复查肝功能示ALT、TBil轻度升高，PTA正常，基本治愈，于2009年1月10日办理出院。出院1个月随访，肝功能基本恢复正常。CMV感染导致的肝脏等器官损害大多为自限性，但少数患者可出现肝衰竭[2~4]。臧红等[5]曾对北京302医院CMV感染的116例病例进行分析，发现116例患者中有7例（6.0%）发展成急性或亚急性肝衰竭，治疗无效或死亡病例12例。但该研究数据未表明加用更昔洛韦抗病毒治疗可明显提高临床疗效。CMV感染导致的巨细胞肝炎临床症状主要有发热、乏力、腹胀、尿黄等，与其他病毒性肝炎临床表现无明显差别，普通病例预后较好，但如病情进展至肝衰竭，则治疗效果较差。临床在遇到不明原因的急性肝炎时，需考虑到CMV感染可能，及时进行CMV相关检查，以达到早期诊断、早期治疗的目的。

四、专家点评

巨细胞病毒感染临床非常常见，多见于儿童和免疫功能低下的成人，部分患者可有肝功能异常、ALT升高，但都比较轻。随着病情和症状好转，肝功能自动恢复正常。该病例为巨细胞病毒感染引起的亚急性肝衰竭，临床比较少见。本病例临床实验资料齐全，CMV IgM呈阳性，排除了其他病因引起的肝病。治疗采用了人工肝、抗病毒和保肝治疗，诊断治疗都较及时。本案提示临床医生要重视巨细胞病毒引起的重型肝炎，有一定的临床意义。在本病例的血清病原学诊断方面如采用PCR法检测巨细胞病毒DNA，诊断准确率更高。病理资料方面要进一步细化，HE染色病理报告中要重点描述亚急性肝坏死的病理特点及有无发现巨细胞包涵体。如有特异性巨细胞病毒免疫组化肝炎病理诊断更好，不能写巨细胞性肝炎。

作者：李莎莎　谭林　高学武　王金玲　李风成（安徽省阜阳市第二人民医院肝病科）

点评者：赵伟（南京市第二人民医院）

参 考 文 献

［1］中华医学会感染病学分会肝衰蝎与人工肝学组，中华医学会肝病学分会重型肝病与人工肝学组．肝衰竭诊疗指南［J］．中华肝脏病杂志，2006，14（9）：643-646.

［2］Yu YD，Park GC，Park PJ，et al. Cytomegalovirus infection-associated fulminant hepatitis in an immuno-competent adult requiring emergency living-donor liver transplantation：report of acase［J］．Surg Today，2013，43（4）：424-428.

［3］张福奎，张俊勇，赵新颜，等．巨细胞病毒感染导致亚急性肝衰竭一例［J］．肝脏，2007，12（5）：431，432.

［4］牛应林，魏洪涛，于永征，等．巨细胞病毒感染致亚急性肝衰竭一例［J］．中华内科杂志，2010，49（6）：523，524.

［5］臧红，朱冰，游绍莉，等．成人巨细胞病毒性肝炎临床表现及病理特点分析［J］．实用预防医学，2012，19（11）：1684-1686.

病例64 胃癌术后肝转移致血清甲胎蛋白明显升高1例

关键词：肝转移癌；胃癌；甲胎蛋白；胃肝样腺癌

一、病例介绍

患者男，77岁，退休人员，温州人。因"胃癌术后4年余，复查发现肝肿瘤半年"入院。患者4年多前因胃癌在笔者所在医院行胃癌根治术，行胃癌手术前检查即发现甲胎蛋白（AFP）升高（1645μg/L），术后1个月降至正常，此后门诊规则随访。14个月前起发现AFP逐渐升高，半年前MRI检查示"左肝占位，建议增强；脂肪肝；两肾多发囊肿"，予保肝治疗。1周后查MRI增强示"左肝占位，恶性可能，建议穿刺"。为求进一步治疗，门诊拟诊为"肝肿瘤，胃肿瘤术后"收住入院。

入院查体：T 36.6℃，P 64次/分，BP 140/80mmHg，R 20次/分，皮肤、黏膜无黄染，巩膜无黄染。全身浅表淋巴结未触及。两肺呼吸音清，未闻及啰音。心率64次/分，心律齐，各瓣膜区未闻及杂音。专科查体：腹平坦，中上腹可见一长约12cm手术瘢痕，腹壁静脉无曲张，胸式呼吸，未见胃肠型和蠕动波。腹壁柔软，无压痛，无反跳痛，未触及肿块，肝脾肋下未触及，胆囊未触及，胆囊区无压痛、Murphy征阴性。肝浊音界在正常范围，肝区、肾区无叩击痛，移动性浊音（-）。肠鸣音正常，4~6次/分，未闻及血管杂音。双下肢无水肿。

辅助检查：2009-3-12：AFP 1645μg/L（正常值0~20μg/L），CEA、CA-199每次检查均正常。HBsAg阴性，抗-HBs阳性，HBeAg阴性，抗-HBe阳性，抗-HBc阳性（以后复查均如此），HBV DNA阴性（以后复查均如此）。2009-3-23病理（胃癌术后）：胃体低分化腺癌，结合免疫组化，部分呈肝样腺癌分化，AFP（梁状片状区阳性）。2009-3-23（胃癌术后第7天）：AFP 528μg/L，2011-1-12：AFP 5μg/L，2011-4-20：AFP 5μg/L，2011-12-28：AFP 5μg/L，2012-5-28：CT平扫未发现异常。2012-8-20：AFP 43μg/L（正常值0~13μg/L），2012-10-17：AFP 71μg/L，2013-1-16：AFP 114μg/L，2013-4-9：AFP 165μg/L，2013-5-8：MR增强发现左肝恶性病灶（图64-1）。2013-7-24：AFP 169μg/L，2013-8-20：AFP 212μg/L，2013-9-26：AFP 281μg/L。2013-10-11CT：左肺上叶散在纤维钙化灶；冠脉钙化；胃肿瘤术后：左肝占位，考虑转移（图64-1）。

治疗：2013年10月15日在连续硬膜外麻醉加全麻下行左肝癌切除，术中见腹腔内少量腹水，右上腹粘连明显，肝脏色红质软，左肝内叶下段见约4cm×3cm大小肿块，包膜完整。其余肝未及明显结节，腹腔内未见转移，门静脉未见癌栓。术中快速病理报告为转移性腺癌。术后诊断：左肝转移癌，胃癌术后。

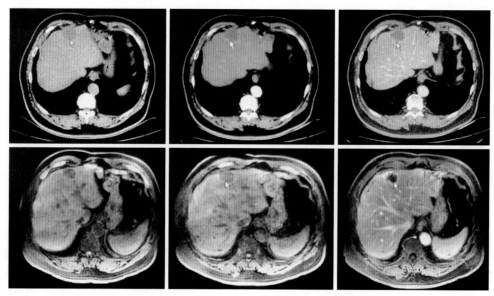

图 64-1　肝脏 CT 及 MR 影像学特点均符合左肝转移性恶性肿瘤

　　术后随访情况：2013 - 10 - 22（肝转移癌切除术后 7 天）：甲胎蛋白（CLEIA）54.14ng/ml；2013-10-10：白蛋白 40.6g/L，葡萄糖 5.0mmol/L，总胆固醇 3.80mmol/L，天冬氨酸氨基转移酶 24U/L，丙氨酸氨基转移酶 10U/L，肌酐（酶法）76μmol/L，总胆红素 5μmol/L，总蛋白 71.5g/L，直接胆红素 3μmol/L，血清钠 141mmol/L，间接胆红素 2μmol/L，血清钾 3.98mmol/L，谷丙谷草比值 0.4；2013 - 10 - 10：甲胎蛋白（CLEIA）243.82ng/ml；糖类抗原 19-9（CLEIA）4.9U/ml；癌胚抗原（CLEIA）1.5ng/ml；2013-10-22 病理："左"肝低分化腺癌，符合转移性。

二、临床诊治思维过程

　　患者既往胃癌根治手术前即发现其 AFP 极度升高，再结合其胃癌的病理免疫组化结果，应诊断为典型的胃肝样腺癌（hepatoid adenocarcinoma of the stomach）或 AFP 阳性胃癌。患者术后 AFP 下降至完全正常，说明肿瘤已经根治。但仍需严密随访。该患者依从性很好。以 AFP 作为动态随访指标，结合乙肝"两对半"及 HBV DNA 检测，该患者无慢性肝炎病毒感染，且影像学检查示肝脏形态正常，故该患者基本排除因肝炎活动所致的 AFP 升高。14 个月前起发现 AFP 逐渐升高，2012-8-20：AFP 43μg/L，后逐渐升高，虽然不是很高，结合前面提到已基本排除肝炎活动等因素，AFP 超过上限就应当警惕肿瘤复发转移，应当尽早做腹部影像学检查明确。首次影像学检查未发现，再次复查后发现有左肝占位，本次入院前最高达到 281μg/L，故根据胃肝样腺癌的临床特点，术后肝内转移最常见，结合影像学表现增强后肿瘤为相对低密度，符合肝转移癌特点，故术前胃癌术后肝转移基本明确。

三、诊疗体会

　　胃肝样腺癌（hepatoid adenocarcinoma of the stomach）是具有腺癌和肝细胞样分化的

胃癌，Ishikura[1]1985 年首次报道。发病率文献统计占胃癌的 2% ~ 15%。目前 AFP 仍是诊断原发性肝癌（primary hepatic cancer，PHC）的特异性标志物，现已广泛用于 PHC 的普查、诊断、判断治疗效果和预测复发。各种来源于内胚层的胃肠道恶性肿瘤包括胃癌、胰腺癌、十二指肠癌、胆囊肿瘤等均已报道有部分病例血清 AFP 升高，特别是胃癌。但是现在临床一般不把 AFP 常规作为胃肠道肿瘤术后检测的肿瘤学指标。本例患者原发肿瘤是胃腺癌，手术后 4 年发现肝转移，其 AFP 明显增高而 CEA 不高，手术切除肝脏转移病灶后，AFP 明显下降，疗效明显。患者没有肝病背景，乙肝五项及丙肝抗体测定等相关病毒性肝炎检测指标均阴性，结合术后病理报告，排除原发性肝癌可能，说明血清 AFP 由胃腺癌细胞产生，其机制目前暂无相关研究报告。回顾患者治疗过程，第 1 次胃癌术后复诊即开始监测 AFP，术后 AFP 降至正常，而 CEA 一直都在正常范围，且该患者 AFP 下降符合典型的 AFP 的半衰期，7 ~ 10 天。术后予艾素加艾恒化疗 1 次。后因该患者依从性好，平均每半年复查 AFP 一次，术后约 3 年发现 AFP 逐步上升，结合影像学诊断为胃癌术后肝转移。及时予肝恶性肿瘤切除手术治疗。术后 AFP 明显下降，AFP 下降依然符合典型的 AFP 的半衰期规律下降。本例因对胃肝样腺癌认识充分，且患者依从性好，治疗效果满意。

国内以往较少诊断和报道胃肝样腺癌的原因是对胃癌患者一般不检测血清 AFP，病理形态观察忽视了胃癌中那些肝细胞样分化的特征及免疫组化检测，往往将此形态仅认为是低分化腺癌[2]；血清 AFP 阳性时，病理检查可能仅注意到肝细胞样分化区，而诊断为肝癌转移到胃等，尤其在冰冻切片病理检查中受取材等限制，以及对此病病理特点缺乏认识，更易作出错误的诊断。

胃肝样腺癌的临床及组织病理学特点以多发生于男性、胃窦部多见，血清 AFP 明显升高为特点。胃肝样腺癌肿瘤细胞有两种组织学形态，在肿瘤细胞巢之间有丰富的小血管，并可见 PAS 阳性的均质透明小球，更具特点的是癌细胞大，呈多边形，嗜伊红性细颗粒状红染之胞质或透明样胞质，肿瘤细胞呈髓样或梁索状排列，含有丰富的血窦，免疫组化染色 AFP 强阳性，在腺癌区和肝细胞样区均可见到阳性表达的 α_1-抗胰蛋白酶（AAT）、α_1-抗糜蛋白酶（ACT）、白蛋白等，CEA 和上皮膜抗原多分布于腺癌区。

血清 AFP 升高的胃癌患者可高度怀疑为胃肝样腺癌，但也存在 AFP 阴性的胃肝样腺癌，也应将胃肝样腺癌与 AFP 阳性的胃癌区分开，诊断主要依靠病理形态观察，在胃腺癌中存在分化程度不一的肝细胞样区，免疫组化染色对确定诊断有很大意义，CEA 及上皮膜抗原阳性是区别于肝癌胃转移的重要标记。AFP 具有免疫抑制作用，AAT、ACT 是由肝细胞产生的糖蛋白，是一种血清蛋白酶抑制因子，也是肿瘤生长的促进因子，这些均使胃肝样腺癌具有很大的侵袭性，极易发生肝脏转移，对肝脏造成多发性损害，患者预后均较差。原则以根治术为主，应尽早行肿瘤根治术，肝及其他转移灶切除和转移淋巴结切除；无法切除的转移灶，应积极给予介入治疗。Adachi 等[3]对 270 例 AFP 阳性的胃癌患者分析显示，手术根治的可能性和肿瘤分期是与 APGC 患者生存率相关的两个因素，尽管其恶性程度高，常发生肝转移，对于 1 和 2 期患者行根治切除术后可以有较长生存期。本例表明 AFP 可以作为很好的随访指标，若 AFP 升高，应尽快行腹腔影像学检查，若有复发转移癌，可以手术的应尽早手术切除，可以取得较好的疗效。

四、专家点评

根据患者 AFP 的动态检测结果，以及肝癌术中快速病理报告结果，胃癌肝转移诊断明确。该例个案胃癌起病，结合其胃癌的病理免疫组化结果，诊断为典型的胃肝样腺癌或 AFP 阳性胃癌。胃癌切除术后再发肝占位病变，时间上有先后顺序，会使人联系到胃肝样腺癌肝转移。然而临床上疾病千变万化，不乏一些患者首先发现肝内占位的表现，再加上 AFP 升高明显，往往易误诊为原发性肝癌，而忽略了胃内的原发病灶。

另一方面，胃肝样腺癌或 AFP 阳性胃癌大量分泌 AFP，具有免疫抑制作用；AAT、ACT 是由肝细胞产生的糖蛋白，是一种血清蛋白酶抑制因子，也是肿瘤生长的促进因子，这些均导致肿瘤细胞极易发生肝脏转移。因此早期诊断胃肝样腺癌或 AFP 阳性胃癌，同时需尽早发现肝内转移病灶，才能取得较好的疗效。通过此篇个案报道，提醒我们，面对 AFP 升高的患者需追踪 AFP 的来源，明确其产生的过程和意义。如有胃内病变合并 AFP 升高的患者，需考虑到胃肝样腺癌或 AFP 阳性胃癌的可能，尽早诊断（排除诊断）。一旦确诊胃肝样腺癌或 AFP 阳性胃癌，肝脏的影像学检查应该成为患者的随访体检项目。

作者：曾其强　施红旗（温州医科大学附属第一医院肝胆外科）
点评者：盛吉芳（浙江大学医学院附属第一医院）

参 考 文 献

[1] Ishikura H, Fukasawa Y, Ogasawara K, et al. An AFP-producing gastric carcinoma with features of hepatic differention [J]. A case report. Cancer, 1985, 56 (4): 840-848.

[2] 宋惠芳，李素琴，杨毅，等. 胃肝样腺癌的病理研究 [J]. 中华肿瘤杂志，1995，17 (1): 56-58.

[3] Adach i Y, T suchihas hi J, Shiraishi N, et al. AFP-producing gastric carcinoma: multivariate analysis of prognostic factors in 270 patients [J]. Oncology, 2003, 65 (2): 95-101.

病例 65 顽固性腹水为主要表现的
特殊性淋巴结增生 1 例

关键词：淋巴系统疾病；腹水；肝硬化

一、病例介绍

患者男，39 岁，农民，既往体健。因"腹部胀满不适反复 4 月余"入院。患者诉 4 个月前无明显诱因出现腹部胀满不适，伴尿少、色黄，量约 400ml/d，食欲缺乏，进食明显减少，无恶心呕吐，无发热恶寒，无腹泻，无身目黄染，发病后患者曾于多家医院住院治疗，期间查 PET/CT 提示：①腹腔、盆腔大量积液（肝源性？肾源性？）；②双肺下叶炎症；③肝大、脾大；④胃刺激性炎症；⑤扫描范围其余部位未见明确的结构和葡萄糖代谢异常，扫描范围也未见有符合恶性肿瘤特征的病灶存在。腹部血管 B 超未见血栓及阻塞。肝吸虫酶标阴性，大便未找到虫卵。在数字减影血管造影下，下腔静脉造影示肝后段下腔静脉至右心房段通畅，无狭窄，无闭塞，经导管置入肝中静脉，造影示肝中静脉肝左静脉主干通畅，排除布加综合征。诊断考虑"肝硬化腹水"，经保肝护肝、利尿消肿等治疗后病情稍改善出院，出院后前症反复，遂来笔者所在医院求治。既往史、个人史、家族史无特殊。

入院查体：肝病面容，颈部淋巴结轻度肿大，巩膜及皮肤、黏膜无黄染，肝掌（-），蜘蛛痣（-），腹部膨隆，腹壁静脉无曲张，未见胃肠型及蠕动波，腹肌软，全腹未触及包块，剑突下压痛（±），脐周压痛（-），反跳痛（±），肝脾触诊不满意（大量腹水干扰），肝区叩痛（+），莫菲征（-），肝颈回流征（-），腹部移动性浊音（+），双肾区无叩痛，肠鸣音 4~6 次/分。双下肢无凹陷性水肿。舌质红，苔薄，脉弦细。

入院诊断：①腹水查因：肝硬化肝功能失代偿期并自发性腹膜炎？右心功能不全？肾病综合征？其他？②门静脉高压症；食管静脉曲张Ⅲ度；门静脉高压性胃病。

入院后辅助检查：血常规示 WBC 5.35×10^9/L，N 71.6%，RBC 4.12×10^{12}/L，Hb 115.0g/L，PLT 164×10^9/L；小便常规示隐血（±）；C 反应蛋白 6.70 mg/L；血沉 111mm/h；肾功能示 K^+ 4.93 mmol/L，Na^+ 134 mmol/L，Cl^- 103 mmol/L，CA 2.03 mmol/L，P 1.77 mmol/L，Mg^{2+} 1.45 mmol/L，CREA 245.1μmol/L，BUN 16.78 mmol/L，URCA 1004 μmol/L；血脂 CHO 2.01mmol/L，TG 0.64 mmol/L，HDL 0.44 mmol/L，LDL 1.04 mmol/L；CA-125 65.87 U/ml；甲状腺功能示 T_3 1.1nmol/L，T_4 94.4nmol/L，$FT_3$2.4 pmol/L，FT_4 11.21 pmol/L，TSH 6.65 μIU/ml；血氨、凝血功能、血糖、肝功能、大便常规、AFP、CA-199、CEA：正常；输血前四项、抗核抗体、抗核抗体谱阴性。腹部超声提示：①肝大，脾大；②门静脉内径正常值高限；③脾门旁实质性稍强回声——副脾？④胆囊壁稍厚、稍毛糙声像；⑤胰声像图未见异常；⑥腹水。心电图诊断：窦性心律，Ⅱ、Ⅲ、AVF 呈 qr（qR）型。胸部正侧位片提示：右下肺部感染、并

节段性肺不张？建议进一步检查排除其他。肝动脉造影及下腔静脉造影提示：①肝动脉闭塞，不除外先天性变异可能；②下腔静脉、肝静脉造影未见异常。骨髓穿刺活检提示：考虑增生性骨髓象，请结合临床诊断。B超提示：双侧颈部多发轻度肿大淋巴结。

　　为进一步明确诊断，在入院1周后，与患者及家属充分沟通，给患者行颈部浅表淋巴结活检。颈部淋巴结病理组织诊断：（左颈部淋巴结）特殊性淋巴结增生性疾病。免疫组织化学：CyclinD1（−）、CD20滤泡（＋）、CD79a滤泡（＋）、CD3间区（＋）、CD45RO间区（＋）、Bcl−2（＋）、Bcl−6（−）、Ki−67滤泡（＋）、CD21显示FDC网，符合Castleman病。淋巴组织HE染色示淋巴结内许多增大的淋巴滤泡样结构，呈散在分布，有数根小血管穿入滤泡（图65-1）。

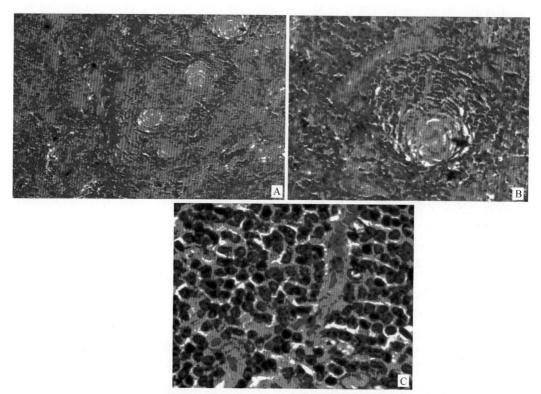

图65-1　淋巴组织HE染色示淋巴结内许多增大的淋巴滤泡样结构，
呈散在分布，有数根小血管穿入滤泡（×400）

二、临床诊治思维过程

　　患者因"腹部胀满不适反复4月余"入院，入院时诊断尚不明确。分析病情：

　　（1）患者目前门静脉高压症的诊断明确（脾大、食管静脉重度曲张），门静脉高压症形成的原因分肝前型、肝内型和肝后型3类。肝内型在我国最常见（占95%以上），按病理形态的不同又分为窦前阻塞（常见于血吸虫性肝硬化）、肝窦和窦后阻塞（常见于肝炎后肝硬化）两种，此患者目前检查可以排除肝内型门静脉高压症。肝后型门静脉高压症又称布−加综合征，由先天或后天原因引起肝静脉和（或）其开口以上的下腔静脉段狭窄或阻塞所致，在亚洲国家以下腔静脉发育异常多见，其他原因尚有真性红细胞增多症、腔外肿瘤、肥大的肝尾叶压迫等。该患者已经行肝静脉及下腔静脉造影，排除布-加综合征的可能。肝前型门静脉高压症常见原因有：①多为先天畸形，如门静脉主干的闭锁狭窄或门静脉血管瘤样变；②新生儿脐静脉炎；③腹腔内感染或门静脉、脾静脉附近的创伤都可以引起门静脉主干的血栓形成；④肝动脉与门静脉系统之间动-静脉瘘形成。

（2）患者入院查肾功能不全。肾功能不全分慢性肾功能不全和急性肾功能不全，急性肾功能不全者血尿素氮和血肌酐分别以每日 >14.3mmol/L 和 170μmol/L 的速度递增，结合病史，本患者考虑为慢性肾功能不全。慢性肾功能不全的病因有：慢性肾小球肾炎类如 IgA 肾病、代谢异常所致的肾脏损害如糖尿病肾病和痛风性肾病等、血管性肾病如高血压病、遗传性肾病如多囊肾、感染性肾病如肾结核、全身系统性疾病如狼疮性肾炎和多发性骨髓瘤、中毒性肾病及梗阻性肾病等；同时患者生化检查提示血沉快、CRP 增高、血脂低（消耗快）及高尿酸血症，考虑全身性疾病（系统性红斑狼疮）和恶性肿瘤（淋巴瘤）的可能。系统性红斑狼疮临床诊断依据：①蝶形红斑或盘状红斑；②光敏感；③口腔黏膜溃疡；④非畸形性关节炎或多关节痛；⑤胸膜炎或心包炎；⑥癫痫或精神症状；⑦蛋白尿、管型尿或血尿；⑧血细胞减少；⑨抗核抗体阳性；⑩抗双链 DNA 抗体阳性或狼疮细胞阳性；⑪抗平滑肌抗体阳性；⑫皮肤狼疮带试验阳性或肾活检阳性。符合上述中任何 4 项者可确诊。淋巴瘤，即淋巴细胞发生了恶变，其最典型的表现是浅表部位的淋巴结无痛性、进行性大，表面光滑，质地较韧，触之如乒乓球感或像鼻尖的硬度，以颈部和锁骨上淋巴结肿大最常见，同时进行性肿大的淋巴结可能对周围的组织器官造成影响或压迫引起相应的临床症状，故其临床表现千变万化，病理诊断是淋巴瘤诊断的"金标准"。该病例中，患者的主要表现为反复腹腔积液，肝脾大，肾功能损伤，浅表淋巴结肿大，最终通过淋巴结穿刺组织活检确诊为 Castleman 病。病理诊断时需与淋巴结滤泡反应性增生、滤泡型淋巴瘤、胸腺瘤、套细胞淋巴瘤和血管免疫母细胞性 T 细胞淋巴瘤等多种病变相鉴别：①淋巴滤泡反应性增生表现为淋巴滤泡大小、形态不一，正常淋巴结结构存在，滤泡内无增生的血管和血管壁的玻璃样变；②滤泡性淋巴瘤形成的滤泡为肿瘤性的，无生发中心、玻璃样变性的小血管和套区淋巴组织；③胸腺瘤是由肿瘤性上皮和非肿瘤性淋巴细胞组成的肿瘤，可伴有鳞化；④套细胞淋巴瘤由形态单一的淋巴瘤细胞组成，瘤细胞弥漫性生长，无 Castleman 病的浆细胞和血管滤泡状结构；⑤血管免疫母细胞性 T 细胞淋巴瘤的显著特点是小血管增生和血管内皮肿胀，伴有免疫母细胞大量增生和浆细胞等反应，间质有嗜酸性物质沉积，该肿瘤细胞免疫标记显示 T 细胞的标志物。淋巴结某些良恶性病变的诊断和鉴别，一直是临床病理外检工作的难点，能否进行正确诊断，有时取决于临床医生提供的淋巴结手术标本的质量，要求尽量切取深部、较大和完整的淋巴结，如有它处肿大的淋巴结，则应尽量避免取检腹股沟区淋巴结（因其易受炎症影响），而破碎、不完整的淋巴结组织不利于明确诊断。

三、诊疗体会

Castleman 病（Castleman's disease，CD）属原因未明的反应性淋巴结病之一，临床较为少见。CD 的病因未明。浆细胞型则认为可能和感染及炎症有关，有作者提出免疫调节异常是 CD 的始发因素，临床上 25% 的中心型病例证实伴 HHV-8 感染，还认为至少部分CD 处于 B 细胞恶性增生的危险中，少数多中心型可转化为恶性淋巴瘤。

CD 临床上分为局灶型及多中心型[1,2]。肿大的淋巴结活检显示上述 CD 的特殊病理改变[3]。病变主要累及身体任何部位的淋巴组织，偶可波及结外组织。

CD 的临床表现无特异性，凡淋巴结明显肿大，伴或不伴全身症状者，应想到 CD 的可能，淋巴结活检获上述典型的 CD 病理改变才能诊断，即 CD 的确诊必须有病理学证据，然后根据临床表现及病理，做出分型诊断[4,5]。确诊前还需排除各种可能的相关疾病。

局灶型 CD 均应手术切除，绝大多数患者可长期存活，复发者少[6]。病理上为浆细胞型的局灶性 CD，如伴发全身症状，在病变的淋巴结切除后也可迅速消失。多中心型 CD，如病变仅侵及少数几个部位者，也可手术切除，术后加用化疗或放疗，病变广泛的多中心型 CD 只能选择化疗，或主要病变部位再加局部放疗，大多仅能获部分缓解。化疗通常选用治疗恶性淋巴瘤的联合化疗方案。自体造血干细胞移植也是一种治疗选择。

本病为局灶性病变，预后较好，而多中心性并伴单克隆高丙球蛋白血症时，预后较差，易发性恶变转化或淋巴瘤等。

四、专家点评

特殊性淋巴结增生性疾病也称 Castleman 病，又称巨大淋巴结增生症或血管淋巴性滤泡组织增生，是一种以不明原因淋巴结肿大为特征的慢性淋巴组织增生性疾病。临床上，按肿大淋巴结的分布分为局灶型和多中心型；病理学上，按组织学特征分为透明血管型、浆细胞型和兼有二者特点的混合型。该病病因和发病机制不清，诊治困难。近年的病因和发病机制研究多集中于人疱疹病毒型感染、抗原提呈细胞功能异常及细胞因子调节异常等方面。

该病例以顽固性腹水为首诊，作者打破定向诊疗思维，发现患者有外周淋巴结肿大，并根据淋巴结活检报告确诊为 Castleman 病，同时用一元论很好地解释了患者没有肝硬化却有肝大、脾大、腹水等门静脉压力增高的原因，在临床上属于难能可贵的。

作者：殷小兰　周晓玲　杨得志（广西柳州市中医院脾胃病科）

点评者：甘建和（苏州大学附属第一医院）

参 考 文 献

[1] 安慧敏，郭德超，潘升华，等. Castleman 病 13 例临床病理分析 [J]. 中华全科医学，2014，12 (5)：711，712.

[2] 李雪莲，王岚，周力，等. POEMS 综合征 3 例报告及其临床特征分析 [J]. 贵州医药，2012，36 (8)：734，735.

［3］陈青青 . Castleman 病的研究进展［J］. 中国肿瘤临床，2014，41（17）：1135-1137.

［4］高然，张蕊，曲艺，等 . Castleman 病 82 例临床特征分析［J］. 现代肿瘤医学，2013，21（8）：1843-1845.

［5］隋燕霞，王鸿雁，杨 喆，等 . Castleman 病合并肾脏损害 5 例临床病理学分析［J］. 临床与实验病理学杂志，2013，29（8）：859-861.

［6］Jo JH，Park YS，Jeon YK，et al. Comparison of plasma cell type of Castleman's disease and IgG4- related sclerosing disease：a histopathological and immunohistochemical study［J］. Pathobiology，2011，78（4）：227-232.

病例 66　淋巴瘤相关噬血细胞综合征 1 例

关键词：淋巴瘤；噬血细胞；综合征

一、病例介绍

患者男，55 岁，因"腹胀、皮肤黄染 18 天"2014 年 1 月 12 日入院。既往史：3 年前因鼻腔非霍奇金恶性淋巴瘤，在耳鼻喉科放化疗后病情好转。因发现左颈非霍奇金恶性淋巴瘤，2013 年 10 月左颈部淋巴结活检病理报告：瘤细胞中等大小，核大小不一、不规则，弥漫分布。免疫组织化学染色结果：CD3、TIA－1、CD45RD、CD38 阳性表达，CD30、CyclinD1 散在（+），CD20、Pax－5、CD79a、CD3ε、CD21、ALK、CD138、CD7、CD56、Bcl－6、Mum－1、CD10、CD15、CD5、CD23、Bcl－2、CD4、CD8、AE1/AE3、EMA 均阴性，Ki–67 阳性指数约 30%。根据免疫组织化学染色结果及形态，符合 T 细胞非霍奇金淋巴瘤（图 66-1）。于 2013 年 10、11 月 2 次行 COAP 方案化疗，肿块缩小，出院后在当地中药治疗 1 周。2013 年 11 月 15 日起停用一切药物。2013 年 12 月 25 日起出现腹胀，皮肤、巩膜黄染，尿黄加深，食欲差，无发热、血尿，大便正常，腹胀渐重，腹部见隆起，原症状进行性加重，且出现皮肤瘙痒。查体：生命体征正常，消瘦；皮肤、巩膜重度黄染，鼻中隔缺损，鼻梁塌陷；左颈部触及一 3cm×4cm 肿块，质硬固定，无压痛，无潮红；心肺（－），腹膨隆，腹壁软，肝大，右肋下 8cm，质地中等，脾左肋下 4cm，肝脾区轻叩痛，移动性浊音（－），肠鸣音正常；下肢不肿。

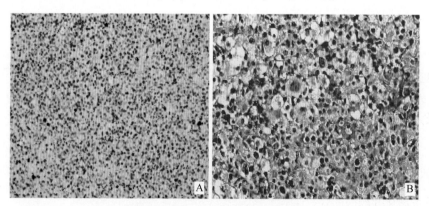

图 66-1　淋巴结免疫组织化学结果

A. HE 染色，×200；B. HE 染色，×400

入院后查：各肝炎病毒标志物阴性；血常规：Hb 125g/L，WBC 6.96×10^9/L，N% 78.2%，PLT 69×10^9/L；尿常规：Bil 4+；出凝血时间正常、ALB 31.4 g/L，ALT 169 U/L，AST 179 U/L，TBA 201.3 μmol/L，GGT 1006 U/L，ALP 1011 U/L，TBil 319.2μmol/L，

DBil 270.6μmol/L，TCHO 13.53 mmol/L，TG 3.95 mmol/L，血清铁蛋白 753μg/L，肾功能正常；人类免疫缺陷病毒抗体、梅毒螺旋体抗体均阴性，胸片未见异常，B 超及 CT 均示肝大、脾大，少量腹水。

入院诊断：①药物性肝炎；②非霍奇金淋巴瘤。予积极护肝、退黄、泼尼松 40 mg/d，并予输血浆及血浆置换，黄疸稍好转但不久再度加重。

1 月 18 日起每天有发热，最高体温 39.6℃，血培养阴性，血常规示白细胞不高，有日渐下降趋势，血小板下降，抗生素治疗不显效，疑感染致血小板减少，出凝血功能变差，疑 DIC，但 3P 试验阴性。1 月 24 日患者出现呕血 800 ml，急诊胃镜示胃窦病灶，上钛夹止血成功。复查血常规：Hb 60 g/L，PLT 37×10⁹/L，RBC 2.12×10¹²/L，Ret% 3.50%，WBC 0.68×10⁹/L；肝功能：ALB 24.9 g/L，ALT 101 U/L，AST 220 U/L，TBil 490.3μmol/L，DBil 380.0μmol/L，CRP11.44 mg/L，血清铁蛋白 815μg/L。予输红细胞、血浆。

血液科会诊建议骨髓检查，骨髓检查示：①骨髓有核细胞增生明显活跃，粒系、红系、巨核系未见明显异常；②片中易见吞噬性组织细胞，约占有核细胞的 8%，其胞体较大，为成熟细胞的 2～4 倍，边缘不规则，核较小，呈圆形或椭圆形，偏位，染色质疏松呈粗网状，核仁不明显，胞质丰富，呈灰蓝色，内可见被吞噬的成熟红细胞或其碎片、血小板等；③骨髓可见淋巴瘤样细胞占 8.5%，见图 66-2。结合患者有血细胞减少、高三酰甘油、高铁蛋白、肝脾大，淋巴瘤相关噬血细胞综合征诊断明确。转血液科后予甲泼尼龙 1.5g/d 静脉滴注冲击治疗 4 天，辅以免疫球蛋白静脉

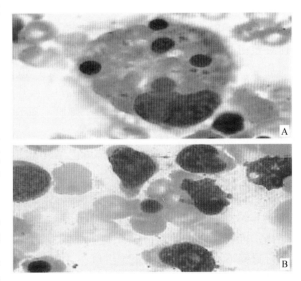

图 66-2　骨髓涂片
（瑞氏染色，×1000）

滴注。复查血常规：Hb 114 g/L，PLT 55×10⁹/L，RBC 3.90×10¹²/L，WBC 3.36×10⁹/L；肝功能：ALT 160 U/L，AST 202 U/L，TBil 671.9μmol/L。患者及其家属不愿化疗、大量激素治疗及人工肝等积极治疗，患者出现病情恶化，2 月 5 日死亡。

二、临床诊治思维过程

（1）患者原有鼻腔淋巴瘤、颈部淋巴结淋巴瘤行放化疗后 1 个月出现黄疸、伴肝脾肿大，门诊考虑化疗药引起药物性肝炎而收住入院。入院后查血常规仅有血小板稍少，肝功能示胆红素明显升高、转氨酶轻度损害，腹部 CT 见肝脾肿大，无梗阻性黄疸依据。入院诊断：药物性肝炎。后经临床观察及血细胞、骨髓检查后明确诊断淋巴瘤相关噬血细胞综合征。

（2）鉴别诊断

1）病毒性肝炎：患者既往住院查各肝炎病毒标志物均阴性，故不考虑。

2）酒精性肝病：患者有饮酒史，但不能正确提供饮酒年限、饮酒量，不排除。

3）梗阻性黄疸：患者经 B 超及 CT 检查无梗阻依据，可排除。

4）溶血性黄疸：患者无溶血依据，肝功能胆红素不符合溶血规律，可排除。

5）药物性肝炎：患者出现黄疸前多次化疗，方案相同，停止用药 1 个多月后才出现黄疸，且进行性加重，入院时血常规示嗜酸粒细胞不高，药物性肝炎无明确依据。

（3）诊断依据

1）噬血细胞综合征（hemophagocytic syndrome，HPS），又称噬血细胞性淋巴组织细胞增多症（HLH），是由多种致病因素导致的单核–吞噬细胞系统反应性增生，伴有活跃的吞噬自身血细胞的现象，引起严重的炎症反应[1]。持续发热常为本病最常见症状，体温在 39℃ 左右，其余依次为肝脾肿大、呼吸系统症状、浅表淋巴结肿大、黄疸、皮疹、浆膜腔积液、皮肤瘀斑或出血点、中枢神经系统症状、肾功能损害。HPS 临床表现复杂，进展迅速，病死率高，临床少见[2]。诊断标准：HPS 的诊断参照 2004 年国际组织细胞学会制定的 HLH–2004 方案的诊断标准，以下 8 项指标中符合 5 项即可诊断：①发热超过 7 天，热峰 ≥38.5℃；②脾脏肿大（肋缘下 3 cm 以上）；③外周血中两系或三系减少（包括血红蛋白 <90 g/L，血小板 <100×10^9/L，中性粒细胞绝对值 <1.0×10^9/L）；④高三酰甘油血症（三酰甘油 ≥3.0 mmol/L）和（或）低纤维蛋白原血症［纤维蛋白原（FIB）<1.5 g/L；⑤血清铁蛋白升高（≥500μg/L）；⑥血浆可溶性 CD25 升高（≥2400 U/ml）；⑦NK 细胞活性下降或缺乏；⑧骨髓、脾脏、脑脊液或淋巴结活检发现组织细胞增生并伴噬血细胞现象，且无恶性疾病证据[2]。

2）本患者有鼻腔淋巴瘤并颈部淋巴结转移基础病，出现黄疸时并有肝脾肿大，相继出现发热、血细胞三系进行性下降，有高三酰甘油、高铁蛋白，骨髓涂片见大量噬血细胞，故诊断淋巴瘤相关噬血细胞综合征成立。

（4）治疗与结局：入院后主要予护肝、退黄、血浆置换，效果不佳，病情进展，出现发热，抗生素治疗无效，白细胞、红细胞、血小板进行性减少，后又出现上消化道出血，行胃镜下止血，因患者拒绝继续人工肝治疗、化疗、激素等治疗措施，病情未得到控制而死亡。

三、诊疗体会

HPS 分为原发性和继发性两类。原发性又称家族性噬血细胞淋巴组织细胞增生症，为常染色体隐性遗传或性染色体隐性遗传，以儿童为主，预后差[3]。继发性 HPS 多发生于成人，最多见于病毒感染尤其多见于 EB 病毒感染，其次继发于恶性肿瘤、风湿免疫疾病、器官移植等，病死率高达 20%～70%[4]。免疫调节异常在 HPS 的发病机制中起核心作用。感染等因素作用于机体，导致 T 淋巴细胞、单核–吞噬细胞等过度活化并处于失控状态，分泌大量炎性细胞因子。HPS 的临床表现由炎性细胞浸润及高细胞因子血症引起：活化的炎性细胞浸润肝、脾、淋巴结、骨髓及中枢神经系统造成组织损伤；细胞因子引起发热；噬血现象造成血细胞减少；肿瘤坏死因子引起脂蛋白活性下降导致高三酰甘油血症；活化的巨噬细胞表达纤维蛋白溶解酶原活化因子，导致低纤维蛋白原血症。在实验室检查中，肝功能受损是本病突出的表现，常表现为肝功能急剧恶化，出现急性肝衰竭，可能是与肝脏内炎性细胞大量浸润并分泌大量的 γ-干扰素有关。HPS 多进展迅速，病死率高，确诊后应立即开始治疗。目前 HPS 的治疗指南主要依据 HLH-2004 推荐的治疗标准，即免疫治疗结合化疗。对于继发性 HPS 治疗首先要明确病因，结合原发病以对症治疗，原发病的缓解对于 HPS 的治疗有着积极意义。单纯激素治疗对于继发性 HPS 有一定效果，但对于激素治疗不敏感的患者需及时调整为 VP-16 为基础的化学治疗，同时结合环孢素和 IVIG 的系统化治疗。风湿免疫性 HPS 可给予激素、环孢素和免疫球蛋白的联合治疗[5]。继发性 HPS 患者对于判断是否完全缓解主要参考症状和体征的缓解、实验室检查正常、影像学和骨髓噬血现象消失。目前对于细菌感染性 HPS 治疗预后较好，肿瘤相关性 HPS 治疗预后较差，病死率接近 100%。该疾病预后不良，早期识别、积极正确的治疗、将患者及时转至综合医院血液科治疗是十分必要的。本病例因有鼻腔淋巴瘤（进一步有颈部转移）在耳鼻喉科治疗，后出现肝脾肿大、黄疸而入住消化科，非血液病专科医生对 HPS 认识较少，以为患者无病毒性肝炎，经化疗及中药治疗后出现严重肝损害是药物性肝炎，病情进展后病死率更高，应吸取教训。

四、专家点评

该患者 T 细胞霍奇金淋巴瘤诊断成立。骨髓检查发现淋巴瘤样细胞，故患者的分型、分期及治疗方案，需根据相关诊治指南进一步规范，提高治疗效率。

根据患者在病程中出现发热，肝、脾、淋巴结肿大以及骨髓检查发现噬血现象，淋巴瘤相关噬血细胞综合征（HPS）诊断基本成立。结合患者的其他辅助检查结果，HPS 可能是患者发热的主要原因。

患者出现肝损害是由 HPS 所致吗？病例中提供的证据尚不充分。虽然 HPS 可引起肝损害，但患者入院时即有明显的黄疸，但无发热，外周血红细胞、白细胞数量基本正常，血小板仅轻度下降，因此不能排除淋巴瘤细胞浸润肝脏导致肝损害的可能性，如有肝组织病理检查结果，有助于进一步明确诊断。遗憾的是，该患者未进行肝活检，对判断肝损害的原因带来一定的困惑。

作者：陈广林（玉林市红十字会医院消化科）

点评者：张大志（重庆医科大学附属第二医院）

参 考 文 献

[1] Filipovich AH. Hemophagocytic lymphohistiocytosis（HLH）and related disorders [J]. Hematology Am Soc Hematol Educ Program，2009：127-131.

[2] Gupta S，Weitzman S. Primary and secondary hemophagocytic lym-phohistiocytosis：clinical features，pathogenesis and therapy [J]. Expert Rev Clin Immunol，2010，6（1）：137-154.

[3] 中华医学会感染病学分会肝衰竭与人工肝学组，中华医学会肝病学分会重型肝病与人工肝学组. 肝衰竭诊疗指南 [J]. 国际流行病学传染病学杂志，2006，33：217-221.

[4] Shmada A，Kato M，Tamura K，et al. Hemophagocytic lymphohistiocytosis associated with uncontrolledinflammatory cytokinemia and chemokinemia was caused by systemic anaplastic large cell lymphoma：a case report and review of the literature [J]. J Pediatr Hematol Oncol，2008，30（10）：785-787.

[5] Imashuku S. Clinical features and treatment strategies of Epstein-Barr virus-associated hemophagocytic lymphohistiocytosis [J]. Crit Rev Oncol Haematol，2002，44（3）：259-272.

病例 67 血栓性血小板减少性紫癜 1 例

关键词：紫癜，血栓血小板减少性；肝功能衰竭；治疗

一、病例介绍

患者女，59 岁，汉族，广西籍，农民。因"目黄、身黄、小便黄 1 周"于 2012 年 2 月 15 日以"黄疸"收入笔者所在医院科室住院。患者 1 周前无明显诱因出现身目、小便黄，伴发热恶寒（体温 38℃）、肌肉酸痛、乏力、精神差、食欲不振、恶心欲吐，无胁痛，小便如酱色。发病后于 2012 年 2 月 11 日在广西柳州市某医院住院治疗，查肝功能：TBil 73.5μmol/L、DBil 23.7μmol/L、IBil 49.8μmol/L、ALT 17 U/L、AST 80 U/L、GGT 26 U/L；血常规：WBC $8.5×10^9$/L，RBC $3.24×10^{12}$/L、Hb 89.6g/L、PLT $7×10^9$/L；腹部彩超：肝、胆、脾、胰未见异常。诊断考虑"急性肝炎"，经保肝、利胆治疗 2 天病情未见好转而出院，遂来笔者所在医院以"黄疸"收入住院。既往史：10 年前有"甲亢"病史，手术治愈，否认其他系统慢性病史。

入院查体：T 38.6℃，P 86 次/分，BP 110/72 mmHg。神志欠清，表情淡漠、时有谵妄，计算力、定向力、理解力均下降，全身皮肤、巩膜轻度黄染，全身皮肤散见多处瘀点、瘀斑；腹部平软，肝、脾肋下未触及，莫菲征（－），肝颈回流征（－），腹部移动性浊音（－），肝区叩痛（－），肠鸣音 4~6 次/分，双下肢无水肿。神经系统查体：双瞳孔等大等圆，对光反射存在，生理反射存在，病理反射未引出。

入院诊断：①黄疸查因：溶血性黄疸？急性肝衰竭？②贫血查因：DIC？

治疗方案：连续血浆置换，每次置换血浆 2500~3000 ml（血浆置换终止指征：外周血血小板正常、乳酸脱氢酶正常）。激素治疗，甲泼尼龙 40mg，每日一次，至外周血血小板正常、乳酸脱氢酶正常时换用同等剂量泼尼松顿服，并以每周减 5mg，减至 20mg 时维持半年至 1 年。患者于 2012 年 2 月 16 日凌晨 2 点开始行第 1 次血浆置换，至 2012 年 3 月 4 日行第 8 次血浆置换后复查血小板、乳酸脱氢酶均正常，在血浆置换治疗过程中同时联用甲泼尼龙 40 mg 每日一次。住院观察至 2012 年 3 月 13 日出院，期间多次复查血小板、乳酸脱氢酶均正常，其中 2012 年 3 月 13 日复查结果：LDH 209 U/L、血液分析 PLT $208×10^9$/L。出院继续服用泼尼松片并以每周减 5 mg，减至 20 mg 时维持半年，再以每半个月减 5 mg 至停用，并始终随访复查 PLT、乳酸脱氢酶均未反复，2014 年 1 月 15 日复查，LDH 202 U/L、PLT $215×10^9$/L。

二、临床诊治思维过程

患者因"黄疸"入院，首先需要行黄疸鉴别诊断。根据黄疸的病因发病学分类，黄疸可分为溶血性黄疸、肝细胞性黄疸、梗阻性黄疸和先天性非溶血性黄疸。

患者入院时见黄疸、神志障碍，计算力、理解力、定向力下降，从肝病角度首先考虑

急性肝衰竭并肝性脑病；患者紫癜，外院理化检查提示血小板及血红蛋白下降，考虑为肝衰竭并 DIC 导致血小板消耗及血管内溶血，似乎可以从一元论解释患者所有症状及生化表现。作为肝病科医生往往容易先入为主走进误区，起初我们也是这样。入院后完善凝血功能检查，提示无异常，凝血障碍（出血倾向明显，PTA≤40%）是诊断肝衰竭的必要条件[1]，遂推翻"肝衰竭"诊断，因此陷入诊断困境。入院完善辅助检查，并回顾病史、结合症状、体征，患者黄疸以间接胆红素升高为主、酱油色尿、贫血、乳酸脱氢酶异常升高，而 ALT、ALP 及凝血功能、腹部超声无异常，可除外肝细胞性、梗阻性黄疸，考虑溶血性黄疸明确。患者血小板异常降低，全身皮肤散见多处瘀点、瘀斑，但患者凝血功能、D-二聚体无明显异常，除外 DIC；患者神志异常，诉有头痛、表情淡漠、时有谵妄，头颅 CT 未见异常，除外急性脑血管意外；发热不恶寒，无咳嗽咳痰、无腹痛腹泻，无尿频、尿急、尿痛等感染证据。综上所述，患者为中年女性，存在"发热、神经精神症状、紫癜、溶血性黄疸、肾功能不全"表现，从一元论考虑，患者具备"血栓性血小板减少性紫癜（TTP）"典型五联征表现，TTP 诊断明确。

三、诊疗体会

血栓性血小板减少性紫癜（TTP）是一种少见的弥散性微血管血栓-出血综合征。临床以血小板减少性紫癜、微血管病性溶血、神经精神症状、肾损害及发热典型五联征表现为特征。

多数获得性 TTP 病因不明，少数继发于妊娠、药物、自身免疫性疾病、严重感染、肿瘤、造血干细胞移植等。现已证实 TTP 患者血管性血友病因子裂解酶（vWF-cp）缺乏或活性降低，不能正常降解超大分子 vWF（UL-vWF），聚集的 UL-vWF 促进血小板黏附与聚集，在微血管内形成血小板血栓，血小板消耗性减少，继发出血，微血管管腔狭窄，红细胞物理性破坏，受累组织器官损伤或功能障碍。遗传性 TTP 患者多为基因突变所致的 vWF-cp 缺乏和活性降低；获得性 TTP 患者存在抗 vWF-cp 自身抗体；或存在抗 CD36 自身抗体，刺激内皮细胞释放过多的 UL-vWF。

出血和神经精神症状为该病最常见的表现，以皮肤、黏膜和视网膜出血为主，严重者可发生内脏及颅内出血；神经精神症状可表现为头痛、意识紊乱、淡漠、失语、惊厥、视力障碍、谵妄和偏瘫等，变化多端；微血管病性溶血表现为皮肤、巩膜黄染，尿色加深；肾脏表现有蛋白尿、血尿和不同程度的肾功能损害；发热见于半数患者。因为少见，而且并非所有患者均具有五联征表现，常因经验不足造成诊断困难，延误病情。TTP 发病快、病情凶险，常并发消化道、皮下、颅内等脏器出血，尤以颅内出血最为致命。TTP 治疗目标是移除 vWF-CP 抗体和补充 vWF-CP 活性，通过血浆置换可达到这一目标[2]。在血浆置换术用于治疗此病之前，病死率达 90%；自血浆置换用于治疗此病后，80%~90% 的患者能长期存活[2]。

四、专家点评

TTP 是一种少见的暴发性、多系统、消耗性凝血障碍性疾病，既往报道 TTP 患者以女性多见，且女性的发病年龄多位于育龄期，男性患者的平均发病年龄明显高于女性。TTP 根据病因可分为遗传性和获得性，后者又可根据诱发因素是否明确分为特发性和继发性。

遗传性 TTP 是一种罕见的常染色体隐性遗传病，继发性 TTP 的发病与自身免疫性疾病、病毒或细菌感染、妊娠、产后、药物、器官移植、酒精、胆囊疾病、恶性肿瘤等因素有关。

　　其实该病例在临床尤其是血液科并不少见，但在感染科能够诊断此疾病亦不易。作者没有因患者同时存在黄疸及神志不清就诊断为肝衰竭，值得赞赏。但该文亦有以下几点尚需完善：①诊断依据不足，无尿量及肾功能的体现，无外周血涂片见破碎红细胞，无自身免疫性溶血的排除诊断；②同时尚需排除引起神志不清的其他原因如中枢神经系统感染、脑血管意外等；③患者有自身免疫性疾病"甲亢"的病史，此可能为发生 TTP 的高危因素。

　　作者：刘礼剑　周晓玲　李灿　韦金秀（广西柳州市中医院脾胃病科）

　　点评者：甘建和（苏州大学附属第一医院）

参 考 文 献

[1] 中华医学会感染病学分会肝衰竭与人工肝学组，中华医学会肝病学分会重型肝病与人工肝学组. 肝衰竭诊疗指南 [J]. 中华肝脏病杂志，2006，14（9）：643-646.

[2] 王吉耀，廖二元，胡品津. 内科学 [M]. 北京：人民卫生出版社，2005：810.